岭南古籍丛刊

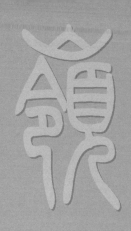

清末岭南五种卫生典籍校注

国家古籍整理出版专项经费资助项目

李永宸　主编

上册

南方传媒

广东人民出版社

·广州·

图书在版编目（CIP）数据

清末岭南五种卫生典籍校注／李永宸主编. —广州：广东人民出版社，2023.4

（岭南古籍丛刊）

ISBN 978-7-218-16100-6

Ⅰ．①清… Ⅱ．①李… Ⅲ．①医学史—史料—汇编—岭南—清后期 Ⅳ．①R-092

中国版本图书馆 CIP 数据核字（2022）第 184752 号

QINGMO LINGNAN WUZHONG WEISHENG DIANJI JIAOZHU

清末岭南五种卫生典籍校注

李永宸　主编

出　版　人：肖风华

责任编辑：李沙沙　柏　峰
装帧设计：瀚文文化
责任技编：吴彦斌　周星奎

出版发行：广东人民出版社
地　　址：广州市越秀区大沙头四马路 10 号（邮政编码：510199）
电　　话：(020) 85716809（总编室）
传　　真：(020) 83289585
网　　址：http://www.gdpph.com
印　　刷：广州市豪威彩色印务有限公司
开　　本：889mm×1240mm　1/32
印　　张：22.875　字　　数：600 千
版　　次：2023 年 4 月第 1 版
印　　次：2023 年 4 月第 1 次印刷
定　　价：248.00 元（上下册）

如发现印装质量问题，影响阅读，请与出版社（020-85716849）联系调换。
售书热线：(020) 85716833

目 录

中外卫生要旨

下册

学校卫生学

卫生指南

卫生至宝图说

清末岭南五种卫生典籍学术思想
（代序）

　　《广州大典》是"迄今为止最为全面的广州历史文化史料著作的集成"①，首次突破四库系列与《中国古籍善本书目》框架，收录了《卫生要旨》《中外卫生要旨》《学校卫生学》《卫生指南》《卫生至宝图说》五种卫生典籍。五种卫生典籍涉及近代西医卫生内容，与《岭南卫生方》等古代治瘴养生著作不同，是近代西方公共卫生思想与中国社会文化相结合的产物，也是近代中国救亡图存运动在医界的反映与中国传统"治未病"思想的延伸和发展。

　　清末岭南五种卫生典籍具有鲜明的中西汇通特色，既注重传统中医方剂在人口繁衍、疾病防治中的作用，又体现西医优生优育思想；既重视小儿家庭护理，又关注学校卫生与体育锻炼之于小儿健康的影响；一方面继承传统慎居处、节饮食的中医"治未病"思想，一方面又认识到择偶关系到夫妻幸福与种族康强。五种卫生典籍大都肯定中医的价值，主张以西医补中医之短，编译者具有中医学基础，又有学习西医的经历。"中西医学各有专长，近数十年来，泰西医学流入中国，华人染病，往往有中医皆穷于术，延西医治之，恒奏奇效。盖西医治证，诚有足补中医之不及者也。然非先通中医之理，而但学西医，

———————

① 陈建华：《传承历史文献典籍推动城市文化建设》，载《图书馆论坛》2014年第11期，第1—4页。

则亦时有偏蔽之患。"①

<h2 style="text-align:center">一</h2>

"卫生"一词始见于《庄子》："卫生之经，能抱一乎?"②意为"养生"，中国近代以前中医典籍之"卫生"多为此义。

"养生"是"研究增强体质，预防疾病，以达到延年益寿的理论和方法"③，是"人类个体有意识的自我调养身心、保养生命的一类自主性活动"④。"养生"本质上是保养元气。"卫生"概念的内涵比"养生"丰富。当"卫生"作"养生"时，含义有三：与"伤生"相对，即"卫生"是保卫生命，而不是伤害生命；与"医"相对，即"卫生"常指预防疾病，而"医"则指治疗疾病；专指生理上的保养，常与"养性"或"养心"相对。此外，"卫生"还包括"医药医疗""卫生保命""济世救民"。⑤

"卫生"作为近代新名词传入中国时，时人没有沿用传统意义的"养生"，而使用"卫生"。其原因有三：一是现代卫生行政制度已在欧美、日本建立起来。与此相应，1905年，清政府在巡警部设立卫生科，"卫生"已成为现代化与时代进步的象征。二是传统"养生"的"保卫生命""预防疾病"内涵，

① 江英华：《卫生指南》，载陈建华、曹淳亮主编：《广州大典》第376册，广州出版社2015年版，第724页。
② 《二十二子·庄子》，上海古籍出版社1986年版，第64页。
③ 李经纬等主编：《中医大辞典》，人民卫生出版社1995年版，第1155页。
④ 李经纬、余瀛鳌、蔡景峰主编：《中医名词术语精华辞典》，天津科学技术出版社1996年版，第790页。
⑤ 杜志章：《解读中国传统文化中的"卫生"》，载《光明日报》2006年8月21日。

已经无法涵括卫生行政、制度管理、公共卫生等新内容。三是近代"卫生"与"种族康强""国之盛衰"紧密相关，甚至把近代中国人口增长出现停滞，归结为"中国男女，迩来不讲卫生"①。因而，近代"卫生"一词被赋予了极为丰富的内涵："它是光绪以降在西方卫生知识的传入、日本近代的'衞生'（eiseyi）用语与卫生制度的引介以及中国士人对传统的重新阐释和利用等诸多因素的共同作用下，逐步登上历史舞台，成为与 hygiene 对应的现代概念的。"②"'卫生'一词被纳入国家正式行政机构名称之中。"③"'卫生'包括了管理医疗活动的行为""（卫生）成了追求合理健康的生活方式和环境的专门学问""（卫生）涉及社会乃至民族国家的公共事务"。④

二

清末，西学日渐溶入中国社会，"洋务运动使近代科学和技术成为我国综合国力的重要部分，是促使中国社会从封建向现代转折的重要力量"⑤。洋务人士开办具有现代意义的制造局，同时翻译各类西方科技著作。"海禁既开，外侮日亟，曾

---

① 卓凤翔：《卫生至宝图说》，载陈建华、曹淳亮主编：《广州大典》第376册，广州出版社2015年版，第762页。

② 余新忠：《卫生何为——中国近世的卫生史研究》，载《史学理论研究》2011年第3期，第132—141页。

③ 张瑞：《论"卫生"在晚清的含义——以〈卫生学问答〉〈中外卫生要旨〉为中心》，载《河北学刊》2013年第3期，第180—183页。

④ 高明慧：《〈中外卫生要旨〉养生思想和特点研究》，中国中医科学院2008级硕士研究生学位论文。

⑤ 张晓：《近代汉译西学书目提要（明末至1919）》导论，北京大学出版社2012年版，第5页。

文正开府江南，创制造局，首以译西书为第一义。数年之间，成者百种。而同时同文馆，及西士之设教会于中国者，相继译录。至今二十余年，可读之书，略三百种。"① 所译之书，包含不少医药学著作。《广州大典》收录了这一时期二十种西医西药学典籍。

　　清末岭南五种卫生典籍成书于 1882—1906 年间，这一时期，一方面，中国受列强侵略，经历了中法战争、中日甲午战争、反对八国联军的战争，民族矛盾空前激烈；另一方面，朝廷与地方大臣推行以富国强兵为目标的洋务运动，以康有为、梁启超为代表的维新派人士倡导学习西方科学文化，改革政治、教育制度，发展农工商业的资产阶级改良运动，爱国救亡运动风起云涌。五种卫生典籍频频出现"公益同胞，救吾同种""种族康强""国家之强弱，国力之消长""民种魁伟，国富兵强""国之盛衰"等强种、强国词汇，这与 19 世纪末 20 世纪初中国救亡图存运动的社会历史背景有关，五种卫生典籍的出现是近代中国救亡运动在医界的反应。郑观应受到中法战争失败的刺激，主张建立新式学校，"主以中学，辅以西学"②，其医学教育"不分中外"的思想在《中外卫生要旨》中得到充分体现，"余阅海昌王君士雄所纂《随息居饮食谱》，有益于卫生者不浅，爰复将西医格致卫生之理补入，以备卫生者考察焉"③。受 1894 年中日甲午战争失败与穗港鼠疫大流行的影响，

---

① 梁启超：《西学书目表序例》，载《饮冰室合集》"文集之一"，中华书局 1989 年版，第 122 页。

② 郑观应：《盛世危言》，载夏东元编：《郑观应集》，上海人民出版社 1982 年版，第 276 页。

③ 郑观应：《中外卫生要旨》，载陈建华、曹淳亮主编：《广州大典》第 376 册，广州出版社 2015 年版，第 617 页。

江英华"纂集《卫生指南》一书，出而问世，实欲公益同胞，救吾同种。深望阅者，通达卫生，遵守其法。虽曰不能尽免危亡，或可藉此补救于万一，从此种族得而康强，同享益寿延年之幸福"①。落后的卫生状况导致近代岭南疫病频仍。岭南 879 年至 1911 年共有年代明确的疫情记录 991 县次，其中光绪（1875—1908）、宣统（1909—1911）年间的 37 年内，共有疫情记录 645 次，占全部岭南古代疫情记录的 65.1%。② 1894 年穗港鼠疫流行，"省会毙于此劫者，不下 10 万余人，其间贫苦者居多，大都因其饮食不佳，房屋狭隘之故"③。《申报》亦报道 1893 年广州的卫生状况，"城厢内外，人烟稠密，各街道粪草垃圾堆积如山，一至炎天，秽气熏蒸，闻之易生疾疫"④。1894 年以后，岭南疫情不断，疫死者众。"比年以来，疠疫流行，传于各埠，朝发夕亡，不可救药。计自甲午至今十余年来，未之或息，白杨瑟瑟，类多惨死之魂，荒冢累累，半是疫亡之骨。触目伤心，曷其有极。呜呼！天之虐待斯民，顾如是哉！然要非天之故为虐待也，实人之不自卫其生，有以致之也。"⑤染疫而死者华人远多于西人，"近见天灾流行，历年疫症不绝，

① 江英华：《卫生指南》，载陈建华、曹淳亮主编：《广州大典》第 376 册，广州出版社 2015 年版，第 725 页。

② 赖文、李永宸：《岭南瘟疫史》，广东人民出版社 2004 年版，第 69—70 页。

③ 法来格：《光绪二十年广州口华洋贸易情形论略》，载广州市地方志编纂委员会办公室、广州海关志编纂委员会编译：《近代广州口岸经济社会概况——粤海关报告汇集》，暨南大学出版社 1995 年版，第 352 页。

④ 《羊城游屐》，载《申报》1893 年 7 月 21 日。

⑤ 江英华：《卫生指南》，载陈建华、曹淳亮主编：《广州大典》第 376 册，广州出版社 2015 年版，第 724 页。

遭此不幸，西湾之青冢累累，逢此危亡，南山之白坟叠叠，兴言及此，谁不伤心。又即年中，染此症而丧命者，中西相较，华人每居十之七八，而西人仅得十之二三"①。

清末瘟疫频仍，既有"天之虐待斯民"的自然因素，更有"人之不自卫其生，有以致之"的人为因素。染疫而死者华人远多于西人，其原因为"西人之所幸免此灾者，总因卫生有法，善顾卫生，而华人常多不知卫生，每视卫生之例为畏途"②。

中国人口居世界之冠，"中国四万万人之数，其说始自乾嘉之时"③。迄 19 世纪末 20 世纪初，中国人口应在 10 亿以上，然而，近百年来，中国人口仅增长 2000 余万，卓凤翔把这一百年中国人口增长出现停滞归于"中国男女，迩来不讲卫生"。"中国四万万人之数……迄今已越百年，以理论之，当一衍而为四五，是中国今日之人数，当在十余万万以上矣……李文忠通饬各省，一律统查，合东三省计之，于四万万外，所增只二千余万，是此百数十年中，生民之少，实出人意料之外。虽盗贼水旱疾疠，近三四十年内，人之死亡者，不可数计，然亦何至欲一衍为二而不可得？推原其故，盖由中国男女，迩来不讲卫生，有以致之也。"④

一百年后的人口史研究印证了卓凤翔的推测。自咸丰元年（1851）至宣统二年（1910），战争、灾荒与瘟疫使中国人口的

① 江英华：《卫生指南》，载陈建华、曹淳亮主编：《广州大典》第 376 册，广州出版社 2015 年版，第 725 页。

② 江英华：《卫生指南》，载陈建华、曹淳亮主编：《广州大典》第 376 册，广州出版社 2015 年版，第 725 页。

③ 卓凤翔：《卫生至宝图说》，载陈建华、曹淳亮主编：《广州大典》第 376 册，广州出版社 2015 年版，第 762 页。

④ 卓凤翔：《卫生至宝图说》，载陈建华、曹淳亮主编：《广州大典》第 376 册，广州出版社 2015 年版，第 762 页。

增长停滞了六十年之久。①

　　至于广东人口，经历顺治、康熙、雍正朝的缓慢发展和乾隆年间的大发展，以及嘉庆、道光年间的持续增长，至鸦片战争前的道光十九年（1839），已达 2286.4 万；自鸦片战争以后，社会环境出现剧烈动荡，各地灾害接连不断，人口增速明显下降。从道光二十年（1840）到 1911 年内，年平均递增率由鸦片战争前的 1.81% 降至 0.33%；加之吸食鸦片、卖淫、赌博成风，在 1800—1849 年间，广东人口平均寿命为男性 33.7 岁，女性 38.8 岁，可见早夭也是人口增长放缓的原因之一。到了 20 世纪 30 年代，人口年平均增速进一步降至 0.28%，呈明显的停滞状态。②

　　由于特殊的历史地理因素，有清一代，岭南与海外交往最为频繁，西方国家最早在此地建立医院。鸦片战争后，由于一系列不平等条约的签订，西方国家在中国通商口岸建立的医院如雨后春笋。据王吉民考证：第一所天主教医院（澳门，1569 年）、第一所基督教医院（广州，1835 年）、第一所外人在华的施诊所（澳门，1820 年）、第一所私立医院（澳门，1827 年）、第一所麻风医院（汕头，1867 年）、第一所中西医院（香港，1872 年）、第一所精神病院（广州，1898 年）③ 均设立于岭南。医学传教士培养本土西医，形成了新医群体。他们或著书立说、或翻译西医著作，形成了数量可观的早期西医著作。《广州大典》所收录外籍寓贤医籍，不仅包括外籍名人寓居广州期间所

① 曹树基：《中国人口史》第五卷《清时期》，载葛剑雄主编：《中国人口史》，复旦大学出版社 2001 年版，第 703—707 页。
② 朱云成：《中国人口·广东分册》，中国财政经济出版社 1988 年版，第 55—61 页。
③ 王吉民：《中国新医事物纪始》，载《中华医学杂志》1944 年第 5—6 期，第 284—290 页。

撰写或翻译的医学著作，也包括广州人翻译的外文医籍。据统计，《广州大典》所辑外籍寓贤医籍共二十种，以博济医局和博医会出版，以及嘉约翰及其华人学生单独或共同编撰、译述者为最。它们既是西学东渐的产物，也是近代中国救亡图存与自强自立运动在医界的反应。维新派领袖梁启超研究发现"西人教会所译者，医学类为最多，由教士多业医也"①。

儿童是国家民族的未来，学校卫生的普及关系到国家民族的未来。粤人周起凤所译《学校卫生学》是"我国首次完整翻译外文的学校卫生著作"②。该书认为"教育为立国之本，国运之盛衰系之"，欧美各国，国富兵强，是因为"数百年以来，注意体育，儿童有坚忍不拔之气象，敏捷锐迈之智识也"。因此，"学校卫生者，国民之强弱系之。学校卫生之普及与否，国家之强弱、国力之消长应之，岂非教育之基础哉"。③ 中国公共卫生的重要先驱李廷安站在国家民族与生存竞争的高度，来认识学校卫生的重要性，指出"欲求国家之强盛，须先有健全之民族，而健全民族之培植，宜从学童入手"④。李廷安将学校卫生的重要性概括为三点：第一，欲求国家之安存，先须有健强之民族。而健全人民之培养，宜从青年入手。因此学校卫生之重要，皆为列强政治大家所公认。第二，学校卫生为必须事项，例如儿童健康之养成，校内传染病之预防，校舍之卫生设

①　梁启超：《西学书目表序例》，载《饮冰室合集》"文集之一"，中华书局 1989 年版，第 124 页。

②　张丹红、张苏萌：《20 世纪前叶我国以学校卫生为书名的著作概述》，载《中国学校卫生》2005 年第 26 卷第 4 期，第 293—295、297 页。

③　［日］三岛通良著，周起凤译：《学校卫生学》，载陈建华、曹淳亮主编：《广州大典》第 376 册，广州出版社 2015 年版，第 810 页。

④　李廷安：《学校卫生概要》绪言，商务印书馆 1930 年版，第 1 页。

备，卫生教育之实施等事，皆不能忽略。第三，公共卫生为一经济问题。教育卫生机关有完善之学校卫生设备，学生疾病自然减少。种种因病而起之损失均能挽回。①

近代以前，"卫生"一词之义是通过调饮食、慎起居、适寒温、节喜怒等方式，达到身体健康、延年益寿的理论、方法，与"养生"义同。杜志章将其内涵概括为预防疾病、治疗疾病、养性养心、医药医疗、卫生保命、济世救民。② 近代"卫生"的外延不断扩大，不再局限于"养生"的概念，而是与国家、民族发生紧密联系，赋予了"保种""强国"的内涵，甚至将近百年中国人口增长出现停滞的原因归于"中国男女，迩来不讲卫生"，国人体弱是因为"未知卫生之法"，如果国人明白"卫生之理"，讲究卫生，"则中国无弱民，而中国且成为强国"③。可见，"卫生"一词含义的变迁与近代中国的救亡图存、疾疫流行、人口增长停滞、西学东渐、健全国民的培植等社会历史背景密不可分。五种卫生典籍的产生既是民族救亡运动在医界的反应，也是西方公共卫生理论与近代中国社会的客观实际相结合、中西医两种文化碰撞的产物。

三

清末岭南五种卫生典籍的成书年代正是岭南传染病最为频

---

① 李廷安：《学校卫生概要》，载《医学周刊集》1931 年第 4 期，第 11—14 页。

② 杜志章：《解读中国传统文化中的"卫生"》，载《光明日报》2006 年 8 月 21 日第 11 版。

③ 卓凤翔：《卫生至宝图说》，载陈建华、曹淳亮主编：《广州大典》第 376 册，广州出版社 2015 年版，第 761 页。

发的阶段，岭南医家与寓贤目睹鼠疫、霍乱等传染病对国家、民众造成的危害，思考有以消弭疫情之法，达到"公益同胞，救吾同种"，他们或撰著、或翻译卫生著作，这是五种卫生典籍译著的重要原因。

传染源是指体内有病原体生存、繁殖并能将病原体排出体外的人和动物。吴又可把"戾气"作为病原体，感染不同的"戾气"产生不同的传染病，这是古代传染病学说发展的一个里程碑。《卫生指南》把传染病病原体归为"微虫""秽浊""毒虫""病苗""毒气""毒秽""秽质"。"疫症毒人，屋亦为之不洁，毒秽、微虫、损人之臭气，必聚其内，若不即行涤除毒虫，熏洗秽物，其患必能延及多人。危险之机，千钧一发，其祸始由一人累及其同居，由同居能延及一方，由一方可传至无限量人数。噫！伊可畏也！凡病人所用之房位、睡褥、床帐、衣服、巾帽、大小二便盆桶器具，不论其症是否凶险，果系传染时症，均属不洁之物，病苗、毒秽气质、微虫难保不藏其中，莫轻小视，能生大害。即口泉痰唾中，微虫必多，传染与人，最为急速，务宜将所有秽物，立即焚烧之为妥。"①《卫生要旨》则把"病毒"（非专指后世之"virus"）视为传染病病原体，是对中医典籍传染病病源学说的发展。基于对病原体的上述认识，嘉约翰认为乡村传染病防控要做好六点：清积秽以肃观瞻，免发毒染；禁病猪坏牛，认真严罚，以免生病；引导山泉，以饮以濯，免井水苦咸杂质之弊；设医局以重民命；挑清粪溺，祛除病毒，以免传染；所司责成乡正、保正。② 其中第一条，就

---

① 江英华：《卫生指南》，载陈建华、曹淳亮主编：《广州大典》第 376 册，广州出版社 2015 年版，第 751 页。

② ［美］嘉约翰：《卫生要旨》，载陈建华、曹淳亮主编：《广州大典》第 376 册，广州出版社 2015 年版，第 542 页。

是要消灭病原体"病毒"。

实施对患者的隔离，是基于对传染病危害的认识。若发现病人染疫，家人可回避患者，迁居别处，或将患者隔离，再将患者居室与一应物件加以消毒。"于时症初发时，家人回避别处，加意提防，立即穷求传染之由，清除秽质。"① 隔离医院或宽敞偏僻之所是收容传染病患者的理想之地。"倘有天行痘疮瘟疫，容易传染之病，亦宜早为之所，令病者迁往医局或宽僻之处，不致合家传染。"②

传染病患者尸体处理及其物件消毒，是近代卫生学的重要内容。"凡染恶毒症而死之人，其尸必能生恶毒之气，故宜设法避之，即收殓安葬有方，藏毒有法，然后可能免其害，不致传染生人，所于择地葬尸，尤为切要。"③ 尸体埋藏之地宜"远隔居民之屋，切勿近于住场，近于水井，近于溪涧、河傍、居人取水而食之处，恐防尸骸溶化之秽汁，渗入地中，随地脉清泉流出人所必需之水，若饮此朽物秽质混杂之水，毒病必由之丛生，人当慎之"④。消毒在近代岭南卫生著作中亦称"洁净"，"洁净"是卫生学"一大关要"。⑤ 染疫者物件包括住址、衣服、食物、日用器皿等，均需消毒。"屋不洁，自然便生病苗，

① 江英华：《卫生指南》，载陈建华、曹淳亮主编：《广州大典》第 376 册，广州出版社 2015 年版，第 746 页。
② ［美］嘉约翰：《卫生要旨》，载陈建华、曹淳亮主编：《广州大典》第 376 册，广州出版社 2015 年版，第 541 页。
③ 江英华：《卫生指南》，载陈建华、曹淳亮主编：《广州大典》第 376 册，广州出版社 2015 年版，第 727 页。
④ 江英华：《卫生指南》，载陈建华、曹淳亮主编：《广州大典》第 376 册，广州出版社 2015 年版，第 748 页。
⑤ 江英华：《卫生指南》，载陈建华、曹淳亮主编：《广州大典》第 376 册，广州出版社 2015 年版，第 726 页。

衣不洁，亦能生病苗，天气不洁，食品不洁，无不生病。"①

嘉约翰鉴于"出痘传染，或全家难免，或沿坊沿村者有之"②，主张建立专门预防天花的机构——痘局。"即痘疮之患，传染甚危，若不创设痘局，以调理此症，不知伊于胡底。"③ 卓凤翔认为西洋牛痘接种术已趋成熟，种痘方便、安全性高、效果确切，"不避风，不禁口，行所无事……夫粤东行此近三十年，予所见所闻，从未有复出者。粤东三十年来，所生之人，在外省仕宦商贾者不少，未闻有再染天行痘子者"④。种痘以预防天花，郑观应称之为近代医学中"数种大有益于人之事"⑤。

探望病人需做好防护。最好自制口罩或从西药房购买口罩，探视病人时带上，以防感染病菌。"幼铁丝织成炭筒面笠，覆住口鼻，而毒气、微虫亦不能透入伤人，而口鼻亦可以呼吸，此器西药房或可买之。"⑥

空气、水、食物、接触、虫媒、土壤均可以成为传染病借以传染的途径，所以，环境卫生与传染病传播关系至密。人口过于稠密，聚集于狭小空间，四周垃圾堆积，空气污浊，水源

① 江英华：《卫生指南》，载陈建华、曹淳亮主编：《广州大典》第 376 册，广州出版社 2015 年版，第 727 页。

② ［美］嘉约翰：《卫生要旨》，载陈建华、曹淳亮主编：《广州大典》第 376 册，广州出版社 2015 年版，第 527 页。

③ ［美］嘉约翰：《卫生要旨》，载陈建华、曹淳亮主编：《广州大典》第 376 册，广州出版社 2015 年版，第 524 页。

④ 卓凤翔：《卫生至宝图说》，载陈建华、曹淳亮主编：《广州大典》第 376 册，广州出版社 2015 年版，第 799 页。

⑤ 郑观应：《中外卫生要旨》，载陈建华、曹淳亮主编：《广州大典》第 376 册，广州出版社 2015 年版，第 670 页。

⑥ 江英华：《卫生指南》，载陈建华、曹淳亮主编：《广州大典》第 376 册，广州出版社 2015 年版，第 751 页。

污染，则易于疫症播散。"穷民居处，房屋破小，街道狭隘，无阴沟与自来水之便，而周围积有腐臭之物，气味不堪，人过掩臭，此等住处，即为百病之根，瘟疫起发。"① 居家屋宇要建排污渠道，否则秽气熏蒸，易于染疫。"凡人欲建久居之屋宇，宜先造好地基、渠道，免至建成后，难以更改，遂使该屋常有秽气，由渠而升，居人之时常沾喉症、疴呕、霍乱等症，多由此起。倘渠道不足通流秽水，日久该屋地基必藏秽质，由秽质则生微毒虫，恶气由之而升，若人吸之入肺，百病藉此丛生。"②

　　近代以来，频发的传染病疫情促使岭南医家思索防疫治疫之法。他们善于吸收、借鉴外来科技之长处，将传统防疫思想与西方防疫新知相互融合，为岭南民众提出了适应该地自然气候与社会经济特点、具有创新性和实践性的传染病防治办法。清末岭南五种卫生典籍承载的传染病防治思想，正是岭南"得风气之先"之地域风格在医疗卫生领域的具体表现。民国初期，广州成为国内最早建立专职卫生行政机构的城市，可以说与前面几十年防疫经验的积累不无关系。

四

　　优生优育思想主要体现在粤人卓凤翔所撰著的《卫生至宝图说》里。优生优育思想包括配偶的身心健康、适时婚嫁、药物饮食、孕前期保健、性健康性文明、"胎教"等内容。明代张景岳与清代吴宁澜的《宜麟策》均强调配偶的身心健康对优

---

① 郑观应：《中外卫生要旨》，载陈建华、曹淳亮主编：《广州大典》第376册，广州出版社2015年版，第711页。
② 江英华：《卫生指南》，载陈建华、曹淳亮主编：《广州大典》第376册，广州出版社2015年版，第734页。

生优育的重要性，吴宁澜明确了其内涵，即男子重"仁"、女子重"德"；两人都主张适时婚嫁，反对早婚。吴宁澜在此基础上，提出"种子须知纲缊之时"的观点；药物饮食之于受孕影响为两人共识。所异者，张景岳强调因人辨证用药，吴宁澜承认"药饵之功，正复不浅"，但反对"兴阳壮热之品"。最大的差异在于吴氏在张景岳优生优育思想基础上，有两大发展：一是提出了"胎教"概念，即妊娠期间，深入体察孕妇情感，调理好孕妇情绪，营造好舒适安宁的孕育环境。"曲体母情，适其自然之性，使子气安和，是即所谓胎教也。""安间宁静，即是胎教。"① 二是形成了较完善的优生优育理论。"蓄德""培元"强调做好孕前期保健，"布种"则提倡性健康性文明，"胎教"则突出妊娠期卫生。

乾嘉时期人口4亿，至光绪末年理应增至10亿以上，而实际仅增长了2000万，当时的卫生家将此期人口增长停滞归结为"中国男女，迩来不讲卫生"。可见，近代"卫生"包含了优生优育思想。优生优育思想到了近代得到强化，并上升到关系种族康强、民族复兴的高度。②

岭南医家卓凤翔优生优育思想包括：孕前期的夫妻双方寡欲静养，选择合适的婚配年龄，避免饮酒；妊娠期孕妇在保持情绪稳定的同时，需配合一定的低强度运动，尤须注意个人生理卫生，防止生殖泌尿感染；临产期的产妇保持心态平和，并在临产之际保证日常饮食的质量；产后期要提高对婴幼儿天花、惊风和破伤风等高发疾病的防范意识，科学喂养，并及时接种

---

① 吴宁澜：《宜麟策》，载裘庆元编：《珍本医书集成》，中国医药科技出版社2016年版，第1087—1088页。

② 吴宁澜：《宜麟策》，载裘庆元编：《珍本医书集成》，中国医药科技出版社2016年版，未标页。

预防。《卫生至宝图说》贡献有三：第一，涵括了男女卫生与婴儿卫生，不乏真知灼见："（月经）依期消长为安，色红不结为正，来去失时为弱，色杂而凝为病""护胎以绝欲为首""生子性情和顺，有孝友之心，无乖戾之习……无不由胎教得之""子嗣有无，全在男子""好饮者，子多不育""儿之气血未充，而一生盛衰之基，全在幼时培养之得失"，体现了近代优生优育思想。第二，站在强种强国的高度，阐明男女卫生的重要，如果讲究卫生，"则中国无弱民，而中国且成为强国"。第三，重视发挥传统中医方剂在繁衍人口、强种强国中的作用。

五

中国传统卫生思想的内核是"治未病"思想，旨在"教人养心性，寡嗜欲，慎寒暑，节饮食，戒恼怒，兼行按摩导引之法"①，达到预防疾病的目的，突出培植正气、传授养生法则。西医常借助实验仪器，分析食物成分构成、饮水卫生、空气清新及其对人体的影响。郑观应指出中医"只知讲究水与饮食，而不知房屋中宜通日光，更不知养气、空气与人生之关系"②，即中医忽视物质科学研究。中医融合儒、释、道思想，将卫生思想上升至心性道德的精神层面，而西医"虽精求卫生之道，全在形质上考求，不知无质生质、无形生形之妙"③，即西医不

① 郑观应：《中外卫生要旨》，载陈建华、曹淳亮主编：《广州大典》第376册，广州出版社2015年版，第692页。
② 郑观应：《中外卫生要旨》，载陈建华、曹淳亮主编：《广州大典》第376册，广州出版社2015年版，第691页。
③ 郑观应：《中外卫生要旨》，载陈建华、曹淳亮主编：《广州大典》第376册，广州出版社2015年版，第692页。

明精神卫生之理。中医卫生思想在传染病预防方面强调"正气存内，邪不可干"，西医除了隔离、洁净、消毒外，还设立卫生行政制度，强调以"法"治疫，实现传染病防治的制度化、法制化。

中西医均认同饮食劳倦、情志失调在发病学上的作用。所异者，中医强调"正不胜邪"是疾病发生的关键，西医强调"卫生失度"对疾病的影响，突出环境卫生，如空气、光照等对人体健康的意义。中医认为疾病多由"不能养性"① 所致，劳逸、饮食、起居、房事、喜怒不节，导致正气日渐内虚，招来疾恙。西医则认为"人所患诸疾恙……多由卫生失度，保养防患无方"② 所致。"卫生失度"在于"不明养身之理"③，具体表现在"吸污秽之气，或食害人之物，或常居暗室中，或坐定不行动，或令身体过于出力，或常劳神思虑，或为狭邪之事，则不免于夭折"④。

对于居室条件，郑观应辑录孙思邈观点，认为居室"必须周密，勿令有细隙，致有风气得入。小觉有风，勿强忍之。久坐必须急急避之，久居不觉，使人中风"⑤。相较中医，西医更重视居处环境的洁净，着力研究居处光照、水源、空气、地基、沟渠等居处环境与人身健康的关系。"大凡人择地建屋，必须择

① 郑观应：《中外卫生要旨》，载陈建华、曹淳亮主编：《广州大典》第376册，广州出版社2015年版，第558页。
② 江英华：《卫生指南》，载陈建华、曹淳亮主编：《广州大典》第376册，广州出版社2015年版，第725页。
③ 郑观应：《中外卫生要旨》，载陈建华、曹淳亮主编：《广州大典》第376册，广州出版社2015年版，第668页。
④ 郑观应：《中外卫生要旨》，载陈建华、曹淳亮主编：《广州大典》第376册，广州出版社2015年版，第668页。
⑤ 郑观应：《中外卫生要旨》，载陈建华、曹淳亮主编：《广州大典》第376册，广州出版社2015年版，第570页。

其干爽洁净之土，无生物、禽兽、尸骸埋葬其间，无秽土，无塘泥，无园泥，无沟渠泥之类，方可无后患，而有益以居人。"①

中外皆认可"德善"对人身的益处。郑观应辑录吕祖师语云："世称积德可以延年。欲延年益寿者，卫生之理固当讲求，而德业不可不进修也。"② 提出保身延年之法，不仅在于讲究"卫生之理"，还在于修业积德。郑观应所辑泰西卫生要语亦认为"择善而习，惯自为之，则有益于本身"③。至于积善之法，中医认为首先不可"诈善"，"诈善，以悦于人……为人所嫌"④，即发心不诚，即使行善，也会为人所嫌，且行善不能为求回报，"勿言行善不得善报，以自怨恨"⑤。西方则提出"勤则善心生，佚则恶心起"⑥ 的观点，倡导民生勤劳，以利善念生起，亦指出"不可惯作恶事，至为害于本人或众人"⑦。因"恶事习惯后，甚难改易"⑧，这不利于积善成德。

① 江英华：《卫生指南》，载陈建华、曹淳亮主编：《广州大典》第 376 册，广州出版社 2015 年版，第 729 页。
② 郑观应：《中外卫生要旨》，载陈建华、曹淳亮主编：《广州大典》第 376 册，广州出版社 2015 年版，第 579 页。
③ 郑观应：《中外卫生要旨》，载陈建华、曹淳亮主编：《广州大典》第 376 册，广州出版社 2015 年版，第 719 页。
④ 郑观应：《中外卫生要旨》，载陈建华、曹淳亮主编：《广州大典》第 376 册，广州出版社 2015 年版，第 558 页。
⑤ 郑观应：《中外卫生要旨》，载陈建华、曹淳亮主编：《广州大典》第 376 册，广州出版社 2015 年版，第 558 页。
⑥ 郑观应：《中外卫生要旨》，载陈建华、曹淳亮主编：《广州大典》第 376 册，广州出版社 2015 年版，第 691 页。
⑦ 郑观应：《中外卫生要旨》，载陈建华、曹淳亮主编：《广州大典》第 376 册，广州出版社 2015 年版，第 719 页。
⑧ 郑观应：《中外卫生要旨》，载陈建华、曹淳亮主编：《广州大典》第 376 册，广州出版社 2015 年版，第 719 页。

生殖卫生关系到后代的健康，而儿童健康关系到国家的未来。"今日有健康的儿童，明日就有强盛的国家。"①　"育种""保种"为各国所重视。稽考清末岭南五种卫生典籍，发现中外生殖、儿童卫生思想存在差异：第一，中医注重儿童的饮食穿衣，西医侧重学校卫生与体育锻炼。第二，中医重视儿童疾病的个体诊治，而西医则注重公共场所传染病的群体预防。第三，中医突出妇女在"育种""保种"中的重要性，妇女身心健康与否影响到后代的健康。尽管近代中医认识到"子嗣有无，全在男子"，但妇女在孕育、抚养中起主导作用。西医则认为"儿之性质，皆父母所遗传"②，将父母二人对后代健康、性格的影响置于同等重要的位置。第四，西医较早将生殖、儿童卫生的实施视为强种、强国的必要之举，"学校卫生之普及与否，国家之强弱、国力之消长应之"，而中国精英在中国人口增长出现停滞、传染病流行频仍、国人被视为"东亚病夫"的近代社会历史背景下，接收西医的两性卫生、妇幼卫生、学校卫生思想，此举可视为近代救亡图存在医界的反应。第五，五种卫生典籍的生殖、儿童卫生思想，既体现了房事、种子、胎教等中医传统养生思想，又吸收了人体解剖、生理功能、传染病预防、婚姻保健等西医公共卫生理念，是一种融合了中外卫生理论、具有中国本土特色的新式卫生思想。

---

① 李廷安：《儿童健康的要义》，载《卫生月刊》1936 年第 7 期，第 329—330 页。
② 郑观应：《中外卫生要旨》，载陈建华、曹淳亮主编：《广州大典》第 376 册，广州出版社 2015 年版，第 689 页。

六

甲午战争是中国向西方学习的分水岭。此役战败，中国士大夫认识到列强所强不仅为船坚炮利，而强于学术。"乙未和议成后，士夫渐知泰西之强由于学术。"① 中国开始全面学习西学。西方医学、公共卫生思想、卫生行政管理经验属于梁启超所言之"学术"，所译西学著作，以医学为最。

广州经济发达，三教九流汇集，存在一些不良的社会风俗。"岭南自古通商，地称富庶，虽歌舞流花，繁华消歇，而珠江夜月，弦管咿哑，往往花柳钟情，致倾家产。"② 嫖娼、赌博、吸食鸦片等不良风气泛滥，不仅腐蚀精神、使人丧志，还败坏家业、危害健康，"又有败家浪子，观剧斗牌，饮花酒，吸鸦片，赌棋谈谑，或通宵达旦，或废寝忘疲，以致丧心荡魄，骨立形枯。此诚沉迷邪僻，伤身尤甚，而无药可救治者"③。

卫生不仅事关个人健康，更关系家庭、族群、国家甚至全球人口繁衍与预期寿命。"卫生之学，关乎一身一家一族一国一地球上人类之存亡，疾病、年寿、种类之加减均在焉。若人不知卫生，百体因之减强，疾病因之丛集，死亡因之加增，人数因之少除。若此生死关键，岂不紧要防患于未病乎！"④ 讲究卫生是下

① 梁启超：《戊戌政变记》，载《饮冰室合集》"饮冰室专集之一"，中华书局 1989 年版，第 27 页。

② ［美］嘉约翰：《卫生要旨》，载陈建华、曹淳亮主编：《广州大典》第 376 册，广州出版社 2015 年版，第 543 页。

③ ［美］嘉约翰：《卫生要旨》，载陈建华、曹淳亮主编：《广州大典》第 376 册，广州出版社 2015 年版，第 539 页。

④ 江英华：《卫生指南》，载陈建华、曹淳亮主编：《广州大典》第 376 册，广州出版社 2015 年版，第 726 页。

自个人，上至国家、全人类的职责所在。"人生于世，当求自
卫其身，兼求卫其家人，更卫一乡一族，乃人人之责任。"① 履
行卫生义务，可以强身，可以延寿，可以益智，可以强种。②

　　家庭卫生是卫生行政管理的基础。家庭为卫生的基本单位，
家长为卫生之负责人。若家长失责，小则居家环境脏乱、家庭
生活无序，大则病患与灾祸丛生。嘉约翰强调从个人、家庭卫
生做起，进而推广到乡邑、国家。由一家到一乡、一城，乃至
一国，卫生管理难度逐步加大，"管理一乡之事，较难于一家，
管理一城，更难于一乡"③。正如"家有千口，主事一人"④，
乡、城、国层面，亦需要主事之机构与管理者，这是近代广州
卫生行政管理思想产生的最直接原因。

　　诸如传染病的防控、海港检疫、城市公共卫生建设、社会
风气的改良等措施，非一人一家一乡之力所能办到。卫生行政
管理成为国家、社会、民众亟待解决的问题，卫生行政是社会
历史发展的必然结果。卫生学则成为国家卫生行政管理的理论
基础。清末广州卫生家呼吁政府建立卫生行政管理的相关机构
和机制，履行国家维护国民健康的职责。嘉约翰深信国家卫生
行政管理能在中国实行。"保卫之法，想西国、中邦，人同此
心，心同此理，良方善法，弭病卫生，既可行之西邦，谅必可

---

①　江英华：《卫生指南》，载陈建华、曹淳亮主编：《广州大典》第 376
　　册，广州出版社 2015 年版，第 726 页。

②　江英华：《卫生指南》，载陈建华、曹淳亮主编：《广州大典》第 376
　　册，广州出版社 2015 年版，第 726 页。

③　[美] 嘉约翰：《卫生要旨》，载陈建华、曹淳亮主编：《广州大典》
　　第 376 册，广州出版社 2015 年版，第 542 页。

④　[美] 嘉约翰：《卫生要旨》，载陈建华、曹淳亮主编：《广州大典》
　　第 376 册，广州出版社 2015 年版，第 541 页。

行于中国。"①

广州为近代中国五大通商口岸之一，频繁的商贸往来增加了霍乱、鼠疫传入的危险，海港检疫是防止传染病入境的重要保障。海港检疫不是乡绅所能办理，要采取国家行为。嘉约翰建议清政府效法西国，建立海港检疫部门，"每有货船入港，人未上岸之先，即派医生到船查问有无瘟疫霍乱之症。倘有此，速令该船泊出港口远些，不准拢近别船，向一定之处所湾泊（西国章程每一埠岸，有一定泊病船之所），暂停起货。船内人等，一概不许上岸，岸上人亦不准下船，俟七八日间，或十日后，病情如何，再为定夺，以免外来之坏症，骤染此地平民"②。

嘉约翰将国家卫生职责归纳为六条，涵括做好个人卫生、处理病畜、洁净水质、建设医院、治理环境卫生、协调城乡各级管理者共同落实卫生措施。③ 江英华建议政府设立洁净局，运用医学手段对饮用水源进行检验。"年来疠疫、霍乱、痢疾、痾呕、虫积等症，流行遍处，常多由水之传染而来也。西人考究独精，凡有益于身心者，无不推求其极，如有损于身心者，莫不毅然改革。西人立洁净局之初心，得非为卫生而设也乎？"④

种痘以预防天花，要在国家层面设立总痘局，各地及口岸设立分局，痘局须设于离城 10 里之外。"国家设立医痘局，兼

---

① ［美］嘉约翰：《卫生要旨》，载陈建华、曹淳亮主编：《广州大典》第 376 册，广州出版社 2015 年版，第 544 页。

② ［美］嘉约翰：《卫生要旨》，载陈建华、曹淳亮主编：《广州大典》第 376 册，广州出版社 2015 年版，第 543 页。

③ ［美］嘉约翰：《卫生要旨》，载陈建华、曹淳亮主编：《广州大典》第 376 册，广州出版社 2015 年版，第 542 页。

④ 江英华：《卫生指南》，载陈建华、曹淳亮主编：《广州大典》第 376 册，广州出版社 2015 年版，第 729 页。

种洋痘。每年按期施赠，大乡大埠，人烟稠集之处，多设分局，以拯济斯民。"①

实行食品卫生监督，非一家一人所能为，需要有严格执法的管理者，加大违纪者的惩罚力度，提高违法成本，杜绝违法行为，确保民众饮食卫生。②

当时广州贫民居住之地大多房屋紧挨，空间狭窄，人员拥挤，"一人染疫，可传及一家居人，若不早为涤除，亦能传及一方一埠"③。嘉约翰提出为贫民建造租金低廉的公屋以改善起居卫生的设想。这种公益性住房需有良好的通风条件和充足的人均居住面积，"建宽阔合住之屋，为贫者租住，而租价极平。盖非为利，亦便益于贫者耳"④。

推行医师资格考试与建立传染病上报制度是国家卫生行政管理思想的重要内容之一。国家卫生政策有赖于医师群体具体实施。推行医师资格考试，是为甄选合格的卫生防疫专门人才。清末广州，"人自为医"。与此同时，西方国家已实施医师资格考试制度，"西国医生，皆有大医院考准文凭，切实保结，并不敢虚窃混充"，嘉约翰呼吁"望中国如是考取医生"。⑤ 一般民众难以察觉传染病的早期传播，政府卫生部门应当安排专人

---

① 〔美〕嘉约翰：《卫生要旨》，载陈建华、曹淳亮主编：《广州大典》第 376 册，广州出版社 2015 年版，第 544 页。

② 〔美〕嘉约翰：《卫生要旨》，载陈建华、曹淳亮主编：《广州大典》第 376 册，广州出版社 2015 年版，第 542—543 页。

③ 江英华：《卫生指南》，载陈建华、曹淳亮主编：《广州大典》第 376 册，广州出版社 2015 年版，第 750 页。

④ 〔美〕嘉约翰：《卫生要旨》，载陈建华、曹淳亮主编：《广州大典》第 376 册，广州出版社 2015 年版，第 541 页。

⑤ 〔美〕嘉约翰：《卫生要旨》，载陈建华、曹淳亮主编：《广州大典》第 376 册，广州出版社 2015 年版，第 522、543 页。

稽查和上报传染病情况，"每有见闻，辄报各医生"；组织医生
定期交流传染病防治方法，"各医生每礼拜会集参议各种殟病
之方，预防祛毒传染之法"。①

　　对嫖娼、赌博、吸食鸦片等不良风俗加以整饬，净化社会
风气，非国家行政力量介入难有成效。针对此类场所，"从重
究办，其奸诱媒婆，置之极典，使国人皆畏法而不敢犯。淫风
革绝，明德日新，则烟赌消除，贪污敛迹。认真保甲，奸盗潜
踪，将见风化端淳，民趋正道"②。

　　清末，广州卫生家基于对城乡卫生现状的整体考察与对西
方卫生管理经验的研究，认识到实施政府卫生行政管理，可以
更有效地管控传染病、改善环境卫生、整饬社会不良习俗、促
进民众健康。他们站在卫生与国家、人类命运的高度，倡导
"家—乡—国—全球"的卫生观，阐述国家卫生行政管理的构
想：强调国家在卫生防疫事业中的主导地位，主张建立卫生管
理机构，完善卫生防疫制度，强化政府部门的卫生执法。清末
广州卫生行政管理思想，是西方卫生学新知与广州社会现状相
结合的产物，推动"卫生"一词内涵由延年益寿的个人追求向
提高国民健康的国家职责延伸。

七

　　三岛通良的《学校卫生学》是"我国首次完整翻译外文的
学校卫生著作"。《学校卫生学》出版后，由粤人周起凤在留日

① ［美］嘉约翰：《卫生要旨》，载陈建华、曹淳亮主编：《广州大典》
　　第376册，广州出版社2015年版，第543页。
② ［美］嘉约翰：《卫生要旨》，载陈建华、曹淳亮主编：《广州大典》
　　第376册，广州出版社2015年版，第544页。

期间翻译成中文，于 1903 年由上海广智书局出版。①

学校卫生关系儿童的身体发育、智力开发、精神培植。儿童作为国家民族的未来，学校卫生的实行与普及关乎国家、民族未来的兴盛，"学校卫生者，国民之强弱系之。学校卫生之普及与否，国家之强弱、国力之消长应之"。三岛通良认为仅仅认识到学校卫生的重要性还不够，重要的是实践学校卫生。实施学校卫生，国家层面要"以卫生学列于会议"，省府县要"知卫生要旨"，学校要"特置卫生委员"。② 具体做法："每月必察其生徒之健否，测其视力、听力，与前月比较，察其增减如何。聘通晓卫生者，以为顾问。"③

身体健康关系精神健康，学校设体操课，实为学生身体健康计。"肉体为精神之容器，精神之良否，一视身体之健否为标准。故欲精神健康，则必先调护身体……学校设体操一科，以为健康身体之计。"④ 体育有益于培养学生毅力智力，"注意体育，儿童有坚忍不拔之气象，敏捷锐迈之智识也"。体育训练不仅可以增强体质，对他日立足于社会亦有助益。"他日立社会，或职工业，或振槌切铁，或驾扁舟，探险地，折冲怒涛激浪之中，自若也。"⑤ 三岛通良认识到学生普遍存在营养不良。其原因有六：一是学生的生活环境发生变化。二是学校空

① 骆伟：《广东文献综录》，中山大学出版社 2000 年版，第 354 页。
② ［日］三岛通良著，周起凤译：《学校卫生学》，载陈建华、曹淳亮主编：《广州大典》第 376 册，广州出版社 2015 年版，第 810—811 页。
③ ［日］三岛通良著，周起凤译：《学校卫生学》，载陈建华、曹淳亮主编：《广州大典》第 376 册，广州出版社 2015 年版，第 810 页。
④ ［日］三岛通良著，周起凤译：《学校卫生学》，载陈建华、曹淳亮主编：《广州大典》第 376 册，广州出版社 2015 年版，第 833 页。
⑤ ［日］三岛通良著，周起凤译：《学校卫生学》，载陈建华、曹淳亮主编：《广州大典》第 376 册，广州出版社 2015 年版，第 809、833 页。

气不良，运动不足。三是学生恒牙萌生期，影响营养吸收。四是就学年龄过早。五是生理变化。六是消化不良。①

学校教育者与学校卫生专家要重视学校传染病预防。具体预防措施有四：一是种痘。二是闭校、停课以预防传染病。三是消毒。四是通报家长，延医诊治。三岛通良认为"学校传染病最可畏者结核也"。结核病传染极易，预防方法措施有：禁患者登校；禁随地吐痰。②

近视眼在学校普遍存在，年级越高近视人数越多、度数越高。"学校者，近视眼之大制造厂也。"③ 大多数近视眼因处于生长发育期的学生日常饮食起居不健康、长时间低头视物所致。另一重要原因是视力正常的学生爱戴眼镜，导致近视眼，"欲表示学者状貌，以为美观，故往往有正视眼而变为近视眼者"④。预防措施为"改良桌椅之构造，纠正读书习字时之姿势，及慎于采光而已。矫接近物体之弊，改正书籍文字之印刷，整理学科之配合"⑤。

① ［日］三岛通良著，周起凤译：《学校卫生学》，载陈建华、曹淳亮主编：《广州大典》第376册，广州出版社2015年版，第831—832页。
② ［日］三岛通良著，周起凤译：《学校卫生学》，载陈建华、曹淳亮主编：《广州大典》第376册，广州出版社2015年版，第832—833页。
③ ［日］三岛通良著，周起凤译：《学校卫生学》，载陈建华、曹淳亮主编：《广州大典》第376册，广州出版社2015年版，第829页。
④ ［日］三岛通良著，周起凤译：《学校卫生学》，载陈建华、曹淳亮主编：《广州大典》第376册，广州出版社2015年版，第830页。
⑤ ［日］三岛通良著，周起凤译：《学校卫生学》，载陈建华、曹淳亮主编：《广州大典》第376册，广州出版社2015年版，第830页。

八

习医者皆知中医方剂含药物组成、用法、功用、主治、方解等，探究医家遣药组方特色与学术思想亦是当今中医方剂学的重要研究内容。方剂既能反映社会历史背景、社会习俗与人群疾病谱，以方剂为视角，亦可解读医学典籍。以卓凤翔所著《卫生至宝图说》所载方剂为视角，研究近代男女卫生与胎前产后卫生，揭示中国近代优生优育思想。卓凤翔，清代广东香山（今中山）人，精通岐黄之术，游历各国二十余年，与各国名医素有交往，"考较中西医学之同异"，采用"西医精绘之图"，说明"男女全体之功用，生育之机械"，数易书稿，写成《卫生至宝图说》。① 番禺李启祥评价是书"中国言卫生之书所未及者，得此书以补其憾，是诚为不朽之业也"②。

《卫生至宝图说》的贡献之一就是重视发挥传统中医方剂在繁衍人口、强种强国中的作用。"撞红方""保胎丸""生化汤""通脉汤"承载着保障妇女孕产保健的使命。"老疳疗方""夹色验方"发挥着对男子非健康性行为所致身体与家庭伤害的"补救"作用。"逐寒荡惊汤""加味理中地黄汤""清热镇惊汤""加减凉膈散""宣风散"治疗小儿惊风，为护婴良方。可见，《卫生至宝图说》是一部体现优生优育思想的近代卫生佳作。

---

① 卓凤翔：《卫生至宝图说》，载陈建华、曹淳亮主编：《广州大典》第376册，广州出版社2015年版，第761页。

② 卓凤翔：《卫生至宝图说》，载陈建华、曹淳亮主编：《广州大典》第376册，广州出版社2015年版，第761页。

前　言

清末岭南五种卫生典籍涉及近代西医卫生内容，近代以前中医典籍之"卫生"多指"养生"，近代"卫生"不是单纯的"养生"，是传统中医"治未病"理论的延伸与发展，既包含传统医疗与健康的内涵，又赋予了社会与文化的外延；既保留了传统儒道释的养生思想，又汲取近代维新人士的养生观与西洋医学的卫生内容；既注重个人日常卫生，又突显国家社会的卫生职责。

嘉约翰为了向中国民众宣传西方卫生理念，译成《卫生要旨》，该书于清光绪九年（1883）由益智书会刻本刊出。全书1卷10论，内容包括"总论""论寿考康宁""论内外集益""论各病之由""论病赖良医""论饮食养身之要""辨正《食物本草》""论整饬全家""论推爱乡邑""论为国培元"，论述饮食、起居卫生等日常之事，并从一身之修正、一家之整饬，延伸论及一国卫生之治理，突出卫生行政管理在卫生防疫中的作用。《中外卫生要旨》由广东香山（今中山）人郑观应编撰于清光绪十六年（1890），二十一年（1895）增补卷五，同年铅印本出版。卷一多为道家养生言论，卷二为"却病延年动功"，卷三辑录清代王孟英的《随息居饮食谱》，卷四为"泰西卫生要旨"，卷五"续编"主要涉及西医生理学、卫生学常识。该书是一部集中国传统养生方法与西方卫生思想为一体的养生著作。《学校卫生学》为日本学校卫生专家三岛通良所著，由广

东番禺人周起凤所译，于 1903 年由上海广智书局出版。全书共
10 篇，第一篇 "总论" 阐明学校卫生的意义；第二至第七篇，
细述校址选择、校舍与教室建筑、采光、空气流通、暖气、桌
椅书籍及黑板等规格要求，第八篇论述学生常见病与校医职责，
第九篇为 "体操及游戏"，第十篇介绍授课科目与课时、假期。
《卫生指南》为清末新安（今深圳宝安）人江英华所撰。全书
分 19 章，第一章 "卫生总论" 提出 "卫生之学，关乎一身一
家一族一国一地球上人类之存亡，疾病、年寿、种类之加减均
在焉" 的观点。全书强调：卫生要旨为慎居处、节饮食；防疫
以洁净秽居、涤除虫毒为要；重视婚姻健康，反对早婚不婚；
注重突发伤害的救治。《卫生至宝图说》为广东香山（今中山）
人卓凤翔所著，成书于清光绪三十二年（1906），由中华印务
有限公司铅印出版。全书虽不分卷，仍可分为两部分：上半部
分节选自合信氏《全体新论》，属解剖生理学范畴，阐明脑、
膀胱、男女生殖器等器官的形态、功能，以及人体血液循环、
消化吸收、体温调节、泌尿生殖等过程的运作机制，同时配以
相应的解剖图像。下半部分撷取历代妇幼专著中的内容，陈说
生殖孕育的相关知识。该书被誉为 "中国言卫生之书所未及
者"。

　　近代以前中医典籍之 "卫生" 多指 "养生"。清末岭南五
种卫生典籍既保留了中医传统养生思想，又增补生育、环境、
学校卫生、卫生制度、生理生化等西医卫生内容，具有鲜明的
中西汇通特色。肇自《黄帝内经》的 "治未病" 思想在清末卫
生典籍中演变为卫生思想，这不仅是名称的变更，而是对传统
健康观念的重新定义，探究清末卫生思想是开展近代公共卫生
与当代预防医学史研究的 "前奏"，即研究预防医学史，需了
解近代公共卫生史，欲了解公共卫生史，需研究清末卫生典籍。

研究清末岭南五种卫生典籍，旨在探讨"卫生"一词含义的变迁及其社会历史背景，分析岭南近代传染病预防思想与卫生行政管理思想的产生、发展，介绍近代学校卫生与学校传染病的防控，比较中外卫生思想尤其是中外生殖、儿童卫生思想的异同，挖掘传统中医方剂在繁衍人口、强种强国中的价值，阐明清末岭南五种卫生典籍不仅是公共卫生思想与近代中国社会实际相结合的产物，也是近代中国救亡运动在医界的反映。

推进健康中国建设，要坚持预防为主。中国传统的"治未病"思想强调"未病先防""有病早治""既病防传"；近代卫生思想更突出环境、生理、卫生行政管理，拓展了"治未病"内涵与外延。挖掘利用卫生典籍资源，有助于丰富预防医学思想、助力健康中国建设。

相关国家卫生行政、传染病防控、学校卫生、优生优育思想等研究成果，可资近代城市公共卫生与人口史研究的学者使用，亦可为全国医史文献与预防养生学科学者提供原始回顾性资料。

清末岭南五种卫生典籍存在一些问题。《中外卫生要旨》《卫生至宝图说》引用文献不标出处；脱文、错简、文字讹误亦不少；《卫生要旨》虽然反对"服气采炼""茹素乔禅"来达到长生不死，却又认为"不得以尽其天年"，是由于"违神诚命"；《中外卫生要旨》掺杂着"返老还童""神仙之道"内容；《卫生至宝图说》尚存在某些认识上的不足，认为新生儿破伤风是由于"冷气内侵"，"产妇既分娩毕，不问腹痛不痛，有病无病，随服生化汤一二剂"，有失中医辨证论治的思想。读者需捐其砂砾，掇其翠羽。

《中外卫生要旨》校注由李永宸、林曦负责，《学校卫生学》《卫生指南》校注由何钰怡负责，束永康、李佳琪分别负责《卫生要旨》《卫生至宝图说》，相关负责人深入挖掘相应卫生著作的学术观点、学术特色，撰写学术论文。李永宸则全程参与其中，参加每本卫生典籍的校注与修改、学术论文的撰写与修改。

　　书稿虽经细勘研审，恐有诸多舛错，恳请读者批评指正，相成之德，幸何如之！

　　广州中医药大学中医医史文献系李美辰老师为疑难字的注释提供帮助；三岛通良生平简介资料，蒙就读于日本兵库医科大学产妇人科专业的麦楚娴提供，特此表示感谢。

校注说明

　　本次校注以《广州大典》所收录的五种卫生典籍影印本为底本。具体如下：《卫生要旨》为国家图书馆所藏清光绪九年（1883）益智书会刻本，《中外卫生要旨》为广东省立中山图书馆所藏清光绪二十一年（1895）铅印本，《学校卫生学》为广东省立中山图书馆所藏清光绪二十九年（1903）上海广智书局铅印本，《卫生指南》为广东省立中山图书馆所藏清光绪三十年（1904）香港中华印务有限公司铅印本，《卫生至宝图说》为广州图书馆所藏清光绪三十二年（1906）中华印务有限公司铅印本。

一、版本与校勘

　　1.《卫生要旨》1卷，未著撰者，由在粤美籍传教士医生嘉约翰译成。现存版本仅见清光绪九年（1883）益智书会刻本，藏于国家图书馆。《广州大典》据此影印。

　　本次校注以《广州大典》影印本为底本，以他校为主，辅以本校和理校。他校本包括嘉约翰所译的同治九年（1870）博济医局刻本《化学初阶》、何其言编辑的清广州守经堂刊本《增补食物本草备考二卷》。

　　2.《中外卫生要旨》为清末广东香山（今中山）人、改良主义思想家、实业家郑观应所编撰。考《全国中医图书联合目

录》，《中外卫生要旨》版本有二：一为清光绪十九年癸巳
（1893）刻本，四卷；一为清光绪末年铅印本，五卷。[1] 五卷本
与四卷本的区别主要在于：将卷二与卷四位置对调，并辑录
《延年益寿论》为第五卷。卷三辑录王孟英《随息居饮食谱》。

　　本次校注以广东省立中山图书馆所藏清光绪二十一年
（1895）铅印本为底本，以清光绪十九年癸巳（1893）刻本为
主校本，参校本有二：清光绪九年（1883）益智书会刻本《卫
生要旨》、盛增秀以清同治二年（1863）上洋吉乐斋刻本为底
本整理的《王孟英医学全书·随息居饮食谱》。

　　3.《学校卫生学》为日本的三岛通良所撰。三岛通良 1889
年毕业于日本帝国大学医学院，随后在研究生院主修儿科医学。
1891 年，三岛通良受日本文部省委托，作为医务人员参与教育
部的行政工作，调查学校卫生事务。三岛通良把办理学校卫生
的心得写成《健康儿童发育论》，取得博士学位。[2]《学校卫生
学》出版后，由粤人周起凤在留日期间翻译成中文，于 1903 年
由上海广智书局出版。

　　本次校注以广东省立中山图书馆所藏清光绪二十九年
（1903）上海广智书局铅印本为底本。由于该书是我国首部学
校卫生译著，又未见其他版本。因此，对本书的校勘以本校和
理校为主。

　　4.《卫生指南》为江英华所撰。江英华，清末新安（今深
圳宝安）人，生于美国檀香山，通晓中西医，"吾友江君英华，

---

①　薛清录：《全国中医图书联合目录》，中医古籍出版社 1991 年版，第
　　614 页。

②　［日］近藤幹生：《三島通良（みしまみちよし）の論文「学制調査
　　資料・就学年齢問題」（1902 年）に関する一考察》，《保育学研究》
　　2005 年第 43 卷第 1 期，第 51—58 页。

少通脉理，壮习西医"①，曾与孙中山在雅丽士医学院（即香港西医书院）一起习医。② 该医学院首届学生 12 人，经多次考核淘汰，于 1892 年 7 月 23 日毕业的只有孙中山和江英华二人。③ 学院为仅有的两名首届毕业生，即孙中山和江英华，举行了隆重的毕业典礼，并颁发优等学员奖品及毕业执照。④ 江英华毕业后，取得在香港行医的资格，又被新加坡总督任命为军医。⑤《全国中医图书联合目录》未收录此书，所收《卫生指南》⑥，由五洲大药房编辑，内容为医药商品广告，属同名异书。现存版本为广东省立中山图书馆所藏清光绪三十年（1904）香港中华印务有限公司铅印本，《广州大典》据此影印。

本次校注以《广州大典》影印本为底本。对本书的校勘以本校和理校为主。书中俗写的中药别名，改成现行标准的药名。

5.《卫生至宝图说》为卓凤翔所编撰。卓凤翔，字岐山，清代广东香山（今中山）人，生卒不详，编著《卫生至宝图说》《脚气症方》等书。《卫生至宝图说》成书于光绪三十二年（1906），凡一卷。《卫生至宝图说》收藏于广州图书馆，《广州大典》据此影印。该版本也是《全国中医图书联合目录》所收

① 江英华：《卫生指南》，载陈建华、曹淳亮主编：《广州大典》第 376 册，广州出版社 2015 年版，第 724 页。
② 彭全民：《深圳掌故漫谈》，深圳报业集团出版社 2015 年版，第 44 页。
③ 康捷：《孙中山轶事》，广东人民出版社 2011 年版，第 35 页。
④ 盛永华：《孙中山的青少年时代》，河北人民出版社 2015 年版，第 71 页。
⑤ 江英华：《卫生指南》，载陈建华、曹淳亮主编：《广州大典》第 376 册，广州出版社 2015 年版，第 756 页。
⑥ 薛清录：《全国中医图书联合目录》，中医古籍出版社 1991 年版，第 359 页。

的唯一版本。①

　　本次校注以《广州大典》影印本为底本，以他较为主，本校和理校为辅。他校本主要为清道光咸丰间海山仙馆刻本《全体新论》，其余校本包括明经纶堂刻本《寿世保元》、清咸丰八年（1858）刻本《增广大生要旨》、清乾隆七年（1742）武英殿本《医宗金鉴》、《达生编》、1986 年上海科学技术出版社《宜麟策》、1959 年上海科学技术出版社《证治准绳·女科》、清嘉庆十年（1805）得生堂刊本《急救广生集》、清雍正十年（1732）程树滋堂刻本《医学心悟》、清康熙四年（1665）蜩寄刊本《济阴纲目》、清光绪四年（1878）杭州东壁斋刻本《验方新编》、明万历二十四年（1596）刻本《赤水玄珠·医旨绪余》等。

二、校注方法

　　1. 据国家新闻出版广电总局 2015 年 1 月 29 日发布的《学术出版规范　古籍整理》（CY/T 124—2015）要求，通假字、古今字、异体字、误刻字一般径改不出校记。

　　2. 原书繁体竖排，改为简体横排，并在原书的句读基础上，加以现代标点。根据文意，对原稿进行适当分段。

　　3. 医药学名词的注释借助《中医大辞典》。近代生物化学名词的翻译与现行有异，借助相关学科的研究成果对相关名词进行注释，主要参考季鸿崑的《〈化学卫生论〉的解读及其现

---

① 薛清录：《全国中医图书联合目录》，中医古籍出版社 1991 年版，第 442 页。

代意义》①，张子高、杨根的《从〈化学初阶〉和〈化学鉴原〉看我国早期翻译的化学书籍和化学名词》②。

4. 原文中引用的成语、典故、俗语，尽可能注明出处。

5. 原文误、脱、衍、倒之处，予以保留，出校说明据改、据补、据删、乙正之由。

6. 字句残缺或难以辨认者，用"□"表示。

7. 竖排本以"右"特指上文某些内容，"左"特指下文某些内容，横排本改为"上"和"下"。

8. 原书中双行夹注的小字及括注文字，改为楷体，另加括号予以区别。

9. 底本中的处方单独成段，每药之间以空格间隔，不标点。药后的炮制等附注以下标置于药名下半部，加以标点，末字不加句号。中药的俗名或记音字予以保留，出校说明。

10. 五本卫生典籍成书于清末，书中出现的解剖学、生理学等自然科学术语与现代不甚相同，予以解释、说明。

11. 凡底本无误而校本有误，不出校记；底本征引他书文献，内容有所更改而不失原意者，为保持本书面貌，不做更改；若底本征引的内容更改后有损文义，原文不改，出校说明；若底本征引的内容与校本不一，但难以确定二者是非，原文不改，出校说明，或给出倾向性意见；若底本已有校勘记，则据此辅助底本校注。

12. 原书部分数据以表格形式列出。

─────────────

① 季鸿崟：《〈化学卫生论〉的解读及其现代意义》，载《扬州大学烹饪学报》2006 年第 1 期，第 18—25 页。

② 张子高、杨根：《从〈化学初阶〉和〈化学鉴原〉看我国早期翻译的化学书籍和化学名词》，载《自然科学史研究》1982 年第 4 期，第 349—355 页。

13. 五本卫生典籍据出版时间先后依次排序。

14. 删去原书目录，将五本卫生典籍合刊，统一排序，新增合刊目录，方便读者检阅。

15. 原书中以"一"标识序号的，改为"一、二、三……"。

卫生要旨

［美］嘉约翰口译，海琴氏校正

《卫生要旨》小序

天上至尊至善之主，创造人类肉躯，赋以灵魂，命为一身之主。极其荣贵，得以管摄四肢五官，非礼勿动，宰制七情，百行中节平和，又能察物明伦，见微知著，穷理尽性。尊主爱人，造化之恩，功大备于一身者，岂浅鲜哉！试思婴儿，自出母胎，蠢然蠕动，上帝即赐权伊母，能任抚养之职，又具慈爱之怀，不惮劬劳，以顾育之。长成之后，知识日开，自应保惜身灵，无忝生我，兢兢业业，各尽本分，当为之事，以归荣上帝之罔极鸿施也。至服气采炼，便云：却病延年，或茹素氽禅，即可长生不死。此左道惑世诬民之说，僭神权而自欺，固为获罪之端，一无可取。但放纵情欲，误食伤生，不知自爱者，亦属违神诫命，而不得以尽其天年。《卫生》一书所言，皆日用平常之事，并非惊奇炫博，随在推勘入微。内多事款，西国行之，而获益者，中土人民，尚未知其善法。故不惮谆谆而道之，更望贤仕大夫，读书明理之俊秀，由有形之万类，以推崇无形无象之真神，由孑然之外体以尊事。夫自然而然之主宰，则人之身灵，听命于神，动静云为日用食息，自无过不及之差。诚如是，不仅旅居之生命，藉世物以保全，而不朽之永生，将蒙恩而宠锡矣。是为序。

光绪八年　月　日嘉约翰译序于羊城博济医局

凡例

一、是书专重日用饮食，不尚珍奇，只论平常牲畜，各物取其有益人身，贫家皆易采用，识者谅之。

二、住居通气，为人生坐卧所关，最属要紧，再三论及，以免起病之原。至西国富室，建屋以便贫民一事，足见淳朴未漓，不异桃源景象，望中邦踵而行之，诚美事也。

三、是书先防未病，有徙薪曲突之情，不但饮食精详，即洗浴琐屑，一一叙述无遗。细微之处，至理即存其中，阅者慎勿轻忽。

四、是书有见于致病之由，多从口入，有病则生死攸关，故于食物一节，反复谆详，不妨迭见，亦以村市细民，习然不察，不得不大声疾呼，唤醒群迷，以符卫生之本旨。

五、书内有西名之物，如初高辣①，血内所函之辉啤连②，烟叶所函之泥哥颠③，油质肉（阿连④、士的亚连⑤、巴蔻颠⑥、甘油），香料花泥拿等类，中土无名，故仍之。

六、西国医生，尽由考取，不同中国，人自为医。书亦公评，不能人自著述。是以君民推重，兼任察理地方民瘼情形。

---

① 初高辣：即巧克力。
② 辉啤连：纤维蛋白（fibrin）的音译。下文"连"写作"嗹"，亦同意。
③ 泥哥颠：即尼古丁。
④ 阿连：油酸（oleic）的音译。
⑤ 士的亚连：硬脂酸（stearin）的音译。
⑥ 巴蔻颠：棕榈酸（palmitate）的音译。

故所论乡邑一国之整治，未雨绸缪，率皆据实之谈，亦望中国如是考取医生，助国家保佑军民，同跻仁寿也。

七、是书本爱人如己之心，由一身以及家国，不禁推广长言，代诉民间疾苦，几同舂陵之咏、郑侠之图。果能坐谈起行，期月三年之效，复见于今日，有揽辔澄清，关心民瘼者，当不河汉余言。

八、广东滨海而居，地本低湿，暑热炎蒸，毒疠倍甚。百工夜作，劳苦逾恒。住居秽杂，饮食不佳。村乡耕樵，难图温饱。大半鹄形菜色，染病殊多。书中再三言之，不啻垂涕而道。切望在上，善举倡行。民被其泽，与泰西诸仁政之国，并驾齐驱。若终于徒托空言，大非素愿。

九、书内所云新净雨水，须屋瓦高洁，初雨、暴雨勿取。俟雨落过一半日后，方可接取入坛封固，用时再以布袋滤隔极净为妥。倘破屋低檐，虫秽殊多，洗濯不可，况饮食乎，误用无不被其害者。

十、书内言精黄牛肉、牛乳之有益，亦须牧养得地。肥壮无病之牛，方为有用，牛乳亦然。又不可灌水搀水，始有真味。若病坏老瘦之牛，反为有毒。禽兽亦然，败蛋亦然，不可不知。

十一、书内多言造物之原，本乎天帝。欲世人用物思原，不敢暴殄。随时随事，神赐常偕，从此可以悟道，得入永生。

十二、书内屡言油炒干韧难化之物，切戒勿食者，实见近地之人，无不嗜此，故不得不恺切长言之。

十三、燕窝海味鳞介之类，西国罕食，多有未详，考核续列，请俟将来。

十四、西国儿童男女，读书有时，工艺有候。一日之中，必有一时之休息，以舒活筋骸，而多收天气。一年之中，又有一月之期，得以出外游观，迁换水土，领略风光。七日安息，听讲神国奥义，身心获益。有过改之，无则加勉。故行动一节，为中国静坐之人，更宜加意深玩。

十五、西国妇女，知书识理者多，有天道以慰其内心。纵外遇艰辛，亦能忍受。不比无知妇女，因小事辄忿激，投缳服毒，或呕血成痨。故七情一节，最宜属目。

十六、西国无论贫富，食息皆能按时，无甚差迟之弊。脏腑血脉调匀，消化合度。此地则否，日久损益自分，幸勿视为小故。

十七、常饮凉水，常洗凉水，有益甚多。中国一时未惯，亦须随渐而知，不便骤为强用。

十八、书内辞多率直，不尚艰深，以冀村市共明，非徒文藻之炫，阅者谅之。

十九、卷终极言乡邑省会之弊，关乎政治之得失，赏罚之权衡，不外革旧污而兴善举，两大端尽之矣。是乃治国卫民之经济。凡先民之忧而忧者，当虚心审察而采纳之。

总论

卫生一书，何为而作也？盖继西医内科大成而作也。不仅欲预救形病之先，亟思拯脱心病之本，且官骸壅累，有形之病易知，性分乖违，无形之病难治也。而况贪杯者，有伯伦①沉湎之癖；媚内者，有长卿②消渴之羸；逐利者，有阿堵膏肓之瘁；尚气者，有贲育斗狠之危。不知大块之内，缘情皆幻，靡镜非虚。有动乎外，心摇其中。细玩苏子赤壁之游，欧阳秋声之感，无怪乎曾几何时，不禁槁木星星之叹息耳。其余军政之忧劳，机智之竞巧，或浮沉宦海之艰危，或羁旅天涯之憔悴。大半情逐事迁，年随境迈，感慨系之。至若畏谗害者，喻等含沙，遭嫉妒者，毒同豺虎。又有妄想不义之财，昏沉赌博，思索过分之事，极意经营。以上种种幻因，同归魔障。惊心慑魄，非药石所能瘳，荡志迷魂，非针砭可能治者也。又如妇女之横生产厄，婴孩之失乳违遭，皆当预为筹备，以免临事仓皇，则妇婴新说之书，所宜熟读也。又有爱财不爱命之愚，信巫不信医之弊，此又当归依真理，博考天人之奥义。新约福音急宜讲习也。盖古人瞬养息存，无渐衾影，尚且衣带有铭，盘盂有诫。触目惊心之处，至严且备矣。而何致贪饕中病，纵欲丧躯之咎也哉！噫！用世之志，未识何时，爱世之心，聊尽于此。虽不敢自谓成一家之言，然医济重洋，肱经三折，或读书有得，或阅历余闲。凡得之师传集益者，毕生心藏心写，无不披沥宣露，绝无一毫私秘

---

① 伯伦：刘伶，字伯伦，西晋沛国人，好酒，"竹林七贤"之一。
② 长卿：司马相如，字长卿，西汉蜀郡人，素有消渴病。

之云为也。俾千秋同志，如获把晤于一堂，挹其风规，领其旨趣，亦可寿身寿世，更能化而裁之，廓而充之。庶几跻斯民于寿宇，登比户于雍熙者，是殆望诸后之君子矣！

论寿考康宁

乾坤逆旅，过客光阴。大道常存，浮生若梦。盈天地间，凡血气之伦，有情眷属，最钦慕者，乃平生无病一事，而最难得者，亦安然无病之人。何也？凡百同侪，皆须身力强健，然后能有猷有为者焉。是以祝颂君父，则曰福履绥和；存问亲朋，每称安贞无恙。故康宁列五福之中，为富寿德考之征据也。即朝廷有三老五更之典，林泉重齿高德绍之宾。盖颐养与涵养兼优，民命即天命所眷。此书之作，虽曲终奏雅，未敢云然。而海岱涓埃，聊陈一得，又非不合于时，不谐夫俗，故发愤懑之谈，所可比拟者也。正欲挽回流俗，唤醒群迷，顾諟天之明命，以臻夙夜宥密之丕基也，以无负秉彝降衷之懿德也。况生逢尧舜之世，正好乘时敏黾，抖擞精神，整饬纲纪，以光先泽，以垂后昆，则灵台浚发，神赐无疆，乐何如之！此书之旨，不出两端，一以免夭札颠连之苦，一以广维皇锡类之仁也。略言其故，俾识所由。人生无病，则夙兴夜寐。眠食安舒，孩童则耍笑自如。日新月盛，少壮则膂力方刚，耐劳任职。年老则精神矍铄，耳目聪明。或皓首穷经，诲人靡倦，或云礽绕膝，耄耋齐眉，洵人生之乐境，而为斯世所希有者也。否则蒲柳先零，芝兰忽悴，以致情伤莫遣，肠断难回。溯其疾疢之来由，或缘上代所遗传，或受时疫之毒染，或住处湫隘人多，或沟渠停沤发毒，或因感寒受湿，或由作孽自戕，或奔走读作过劳，或饮食七情致病。又有一朝之忿，斗殴伤残，陟险临深，蹉跌肢体。凡身世诸多损害，所贵择善而趋，上识归荣于神，永荷和平之福，庶尽卫生之道耳。

论内外集益

脏腑生血

人欲保养全身，须察识全身内外功用，不可稍有偏缺。所以精调饮食，期与脏腑相宜，易于消化，则血脉流行，身体健旺，非徒八珍五鼎，饰外观而夸侈靡也。假如饮食不察精粗损益，或只图可口而不顾伤身，则气血日亏，精神怯弱，诸病丛生矣。盖人生肢体，目能辨色，耳能听音，呼吸别香臭，而咀嚼食物之功用，则口与舌也。五官皆取益于外而畅于四肢，内适外和，病何从生？至脏腑各部，高下位置不同，功用各别，另有专书备述（查阅《全体阐微》，便知其详），故略言之，以见一斑。心体之下，有膈膜一层，心、肺居隔膜之上，肝与胃、大小肠、内肾、膀胱，居隔膜之下。心体之内有四房，血由左下房而出，行遍四肢，乃从回血管而转入心之右上房，由右上房转入右下房，而传于肺。凡人呼吸之气，至肺则止，血到肺与养气①相合，乃转鲜红色。然后从肺转回心之左上房，而返入左下房，流行周身，以养筋骨皮肉。倘血未经肺，则蓝黑色耳。人可不知耶？

慎防目患

目为司视，职在于明，实为一身之握要，以佐元首之鉴观。故双眸炯照，全身皆光；眸子眊然，全身皆暗。何以护之？自童年始，凡出麻出痘，最宜关顾，其目起膜起点及烂湿眼，盖皮之患。从幼看书，不可将书逼近（约离一尺左右无妨），或

---

① 养气：氧气。

因地方黑暗，或夜间灯火不明，以近观为惯，眼目易坏。又初起眼热，不可再令劳视细微之物，及近光热之旁，静以养之，方易散而痊也。剃头匠于剃发后，以小刀洗眼，云去目之瑕垢，实属有损之事。城市之人，夏天头不戴帽，往来日光之下，冬季帽亦无檐，不能遮额，皆无益于目者。又喜观夜剧者，最为伤目。凡写字俯首，低不及一尺者，及夜间写红纸小楷书者皆然，夜醉尤甚。凡在房内煮食，柴炭熏灼，或点火水灯过猛，无玻罩者，其烟熏久，目必失明。凡忿怒忧郁过度，必坏于目。故妇女家道不和，境况艰苦者居多，是可悯也。

勿损耳聪

耳为司听，职在于聪。明目达聪，听视并重，缺一不可也。童年耳聋者甚少，必因有故，然后成患。有因病热后耳聋者，有误被炮轰而聋者，有因剃发匠取挖耳垢而渐聋者，有因泅水太久水入耳内而聋者，有用掌重拍小儿耳门致掌风撞坏耳底膜以成聋者，儿童戏用小竹签入耳淘挖刺伤耳底而坏者，种种多端，不可不慎。至云社酒可治聋，恐未必然也。

达观

但目有所宜之益，如春园小步，嫩树青葱，芳草杂花，乱飞蝴蝶，雨后看山，苍翠欲滴，或武夷深处，九曲泉飞，或泰岱高峰，五更日出，气象爽然，令人发幽旷之想。

清听

耳有所宜之益，如闻韶乐，如听松风。或夜雨山窗，或高秋爽籁，或琴瑟和谐，宫商迭奏，或柳阴莺啭，或高树蝉吟，或清夜钟声，或晚风渔唱，皆足以醒豁尘心，针砭俗耳。

雅言

口舌之益，则与名人硕士，清谈论道，上下千古，以开拓胸襟。或登高舒啸，或临流咏诗，以写一时之逸兴；或吩咐园丁灌花洗竹，以活万象之生机。至洪宣悔改，福音指示常生大道，诚可谓舌代天工，爱人以德矣。又岂饮食五味之益可同日语哉！

馨闻

鼻观闻之而有益者，则莫如清晨时呼吸温和之天气。或室有芝兰，书丛芸草，自发幽芳。夏则荷沼凉生，花田如雪；秋则菊畦芳逸，岩桂飘香；冬则梅雪争妍，清芬韵致。在山林，则携锄采药，馥郁难名；居廊庙，则正笏垂绅，御炉浓染。此又鼻嗅之益，而非市井鲍鱼之肆所可悬拟者也。

道味

少读儒书，枢机宜慎。守诗礼之训诲，遵四勿之心箴①，其集益良非浅鲜。但推而论之，道味无穷，淡而弥旨。立景无象，大声正希，此乃神国奥义。又非人世所可比及，要在天牖其衷，真光照耀，方能心领神会。默而识之，及信之笃，愈觉全身全灵，充满神益，而非视听言语文字可能形容其万万之一也已。

---

① 四勿之心箴：《论语·颜渊》："非礼勿视，非礼勿听，非礼勿言，非礼勿动。"

论各病之由

遗传

人生最难得者康宁，是人而知之矣。但不幸而有父母贻累之疾，如麻风、疔毒、内伤是已。倘无此患，或因父母不健，童稚谐婚，以致儿女血薄虚羸，易生诸病。多有瘰疬①、内伤、疳积，故此等遗传，随在皆有。但本原之故既知，则保养之功，各宜自勉。

传染

人身所患，每有得自传染者。如疫症、霍乱、出痘、出麻各等，死者不知凡几。在疫症，则有一家十丧七八，或全死者。即出痘传染，或全家难免，或沿坊沿村者有之。亟筹良法，分别保全。如下文所云，祛毒及建痘局是也。即癣疥虽属皮肤之患，传染极多，除免亦关紧要。

杂症

或伤暑，或伤风、痢疾、疮疡、瘢疹、眼疾、砂淋、内痔、疝气、瘫痪、水肿、腐骨②、牙痛等症。或因汗出当风，或由睡卧受湿，或饮食无益，或工作过劳。凡有一端，皆成病患。废时失事，亏体伤财。诚能先病提防，谅为同人晋益。

贫困饥荒

世人贫苦佣工，衣食不足，夏则裸身露体，雨汗淋漓，冬

---

① 瘰疬：生于颈部的一种感染性外科疾病。
② 腐骨：附骨疽。

则赤足短衣，霜肤坼裂。更有狱牢囚犯、乞丐下流，饥寒交逼，食则残羹剩汁，败腐腥膻，住则坐秽眠污，黉缘虮虱。此等致病，谁复相怜？倘遇水旱凶荒之岁，饥馑洊臻，无门乞贷，其流离困苦，疾病颠连，致伤厥生者，不胜枚举。又恐乱民蜂起，杀劫如麻，诚有不堪言喻者，均宜预为警备，设法消除，诚急务也。

自招

人心蒙昧，往往自恃富强，衣食丰足，猖狂纵恣，酗酒宿娼，麻风疗毒，入血、入肉、入骨、入脑，或随得随发，或迟之十年而后发，或骨痛，或恶疮，或四肢永远穿腐。此为自作之殃，原不足惜。外如烟瘾、酒癖，皆属自取，立法严禁，洵不容缓。

邪祟犯病（俗之畲字，字典无此解）

中国各病之外，又有邪祟犯病一事，殊足骇人听闻。无论老幼男女，偶染时疾，或身热头痛，肚痛不安，乃查通书日脚，便知犯着某等邪神，必须急为起犯。以水饭香楮送于门外，或向街外某方祷而送之，则病者自愈。又有热病不退，谵语如狂者，以为邪魔附体，请茅山术士施符念咒，披发仗剑，终夜鼓角喧阗，禹步作法，奉太上老君，或奉雷部急急如律令以驱之，动费多金，不但无益，且令病者惊惶，反增危险。诸如此类，巫觋亦然。若能考察病原，按症施治，并信福音真理，光照人心，庶可免邪妄之获罪也。

论病赖良医

对症用药

凡民生不能无病，各国均赖良医，能察病原药性，便堪按症疗痊。如能洞悉脏腑情形、功用，及因某病而坏之缘由，乃堪称妙手良医。西医首重察确内腑形状，不敢稍涉揣摩，虽拍听声状，呼吸脉息之快慢，身热之高低，皆有准绳，一丝不紊。至考辨药性，则用化学分核各药之质用，与人身之血脉病因相宜相反，加以配制尽善，轻重无差，始能对症发药，药到病除也。

未病先防

泰西良医，不独洞达治病之良方，且明悉免病之善法。盖未病而调养其身，较已病而拯救其苦，功效迥不相侔矣。凡人身既受病，碍事伤财，合家惶惑，复有因病伤生者，更属可悯。是则一人既病，苦累多端，千百人病亦然。统计普世，每年患病之苦，可胜慨惜。爰译集卫生良法，保免一病，则惠及一家，保免千万。其益亦如是而推，岂不伟欤？

著书之益

溯医道之精良，不限于畛域，不拘于古今，只在有志之士，专心学习。首存仁济之衷，勿怀诡利之秘。庶几聪明日启，神助其成。盖普天之下，无非帝心简在之臣民，能体天道以爱恤斯民，皇天无不默眷之者。中国医书，汗牛充栋，代有新增。人人灵珠，家家卞玉。师傅不重，人自为医，相沿以误之也。且医书言经络，而不知有脑筋。言血脉，而不知有回管。论脏腑诸多缺错，论骨部又属不符。营卫三焦之部位，茫然无所指归。《本草纲目》《药性歌赋》，每每方剂杂出，互相矛盾者有之。时医各自擅奇，有全弃古方之药味，用其所不用者有之。西医则不然，必从考确实证，历验多人，方敢将此药公之同道。再加考核，以应效最多、最稳者，始敢刻书通行。今幸中西一家之际，和谊常敦。西学日以昌明，医术得行乎内地。而且著书立说，传授生徒，以垂永久。上年合信先生，先成医书五种。搜罗甚富，煞费苦心，颇为士林所称许。近日福州西医院柯为良先生，有《全体阐微》一书，出而问世。全身骨窍，内脏隐微，皆有图说，解示明白。令学者一目了然，有功于医门甚巨。即本局上年，曾译刊《化学初阶》《西药略释》《内科阐微》，花柳、皮肤、眼科等书。近年又译有《割症全书》《图说》及《内科全书》。另每季刊《西医新报》一本，以公诸世。上海亦有《儒门医学》等书陆续刊成。虽于西医未括其全，尚有许多内地无字无名可译者。然而各要症中，常所经见者，亦略诠其八九耳。倘天假之年，又获良朋相助，则敏龟从事，不敢告劳。医书之成，正未有艾。愿望后之学者，均成国手精良，以体本公会大公无私之仁心，而助朝廷怀保痌瘝之盛治，庶不负生平所学云尔。

论饮食养身之要

饥餐渴饮，生命攸关。而饮先于食，似渴更逼于饥矣。古人冬日饮汤，夏日饮水，乃随时制宜之义，极言不可无者。西国核出牛乳之功用，可兼济饥渴，以养活生身。有病者，更属相宜。但中土向鲜人知，故特阐明其益，俾皆识用也。至饮水，或凉或沸，各有所宜，泉之美恶，不可不辨。附以茶叶、咖啡、初高辣等，均核明其功用若何，以资采择。若陆羽之《茶经》，唐人之惠山泉①，扬子江心水，未免过于好奇，与余之用意不同，识者谅之。

牛乳（乳油乳饼附）

婴儿岁内，只知饮乳，便能长养，牲畜亦然。因人乳牛乳，函有糖、有水、有油、有乳饼，益处甚多。西国农家，专养母牛一二只，至二十余只，为取乳之用。是以家中男女老少，常饮牛乳。城邑难以畜牛者，处处有新鲜牛乳出卖。但恐内中添水，不知水之良否，总宜炖沸而饮之为妥。上等新鲜好牛乳，色洁白，无不好气味者（此等气味，西国惯饮牛乳之人，一闻便知），放数点钟后，查看并无坠底之物，是为上好牛乳也（以上所论乃黄牛乳，但水牛乳尚未核明质用如何，是否相同也）。罐装之牛乳膏，系先将牛乳煎去所函之水，加些白糖，欲分别其好否，当日用好牛乳做者，膏必洁白，究不及新鲜者为有益耳。取牛乳油之法。西国凡取牛乳，以瓦盆乘贮，如早晨取者，晚上乳皮浮起，即将乳皮取出放入木桶，次早其盆乳

———————

① 惠山泉：位于江苏无锡，茶圣陆羽亲品其味，称其为天下第二。

再起皮。又取入木桶，用法舂捣，做成牛乳油。农家一两只母牛者，每礼拜可做乳油一次。有十余只母牛者，按日可做。日常所饮者，即去皮之牛乳。亦有不去皮而饮者。做牛乳饼法。以去皮之牛乳，贮放一二日，自然变酸。或即时加白醋，可凝结成稠。将此放入木架内，以重物压尽其水，便成乳饼。鲜牛乳，每百分内函水八十七分半，油三分半，乳饼质四分，糖及盐类五分。凡提去乳皮之乳饼，每百分只函油六分。若连乳皮做成乳饼者，每百分函水三十分，乳饼质三十九分半，油二十六分，盐四分半。可见乳饼入食料之有益。

水（附滤水、核水之法）

水之为体，活有源头；水之为用，周流不息。外之以濯身涤物，内之以饮食充肠。固人生日用，不能缺乏者也。然味有咸淡之分，质有清浊之别。或溪涧、江河、霖雨、井泉、汽水，有杂质在内，或有草木泥石，或有生物腐烂之质，故杂而不洁。试以番碱①洗手核之，雨水之泡，松滑而浮，可知无杂质在内。山水之泡，结而不滑，因有杂质在内故也。但以目力视之，雨水共山溪之泉无异，非核以碱，不能分也。至江河活流，虽内有雨水山泉，如上法核之，略胜山涧，井泉不及雨水也。验常烹雨水之器，内无水迹，其质洁可知。倘近邑埠之江河，舟航停泊，兼岸上沟渠秽水，污浊难堪。试以天气炎热之时，汲井水放三四天，则变坏而有臭味。至于雨水，入坛封固，虽放多年而不变也。

滤水之法：其法有三，一滤隔，一烹沸，一用药。有原之泉，质本清洁，恐洄洑潆蓄流出，渐觉变浑。用盆载坚炭碎一层，净沙一层，滤隔之，水自洁清，但杂质已与水混合无痕，

---

① 番碱：粤语方言，肥皂。

不过略去其浊而已。

又法：用火烹沸，厥石质自然坠下，或沾渍于水器之底。若属植物腐烂之杂质，既烹沸，其毒亦不致损人。

又法：用苏打粉，或白矾少许，或新石灰，放水内，亦能坠其石质。若清洁雨水，或澄鲜江水，或山壁之泉（若近做石灰处之石壁，则有石质在内，不可不辨），均无此患，以饮以濯，斯为有益。倘初到别境，未知该处水泉好否，须用法核之。内无杂质，方可汲饮。若有生物及植物腐烂等在内，汲饮必致损人。须先滤隔而烹沸用之，方免受其毒也。

核水之法：用鋏锰养①，以水开溶，放水缸内，如水内有生物，则其水浊而不洁。

又法：用苏打粉一钱，入水一斤和匀，再加入铁绿水验之。如有生物杂质在内，则变浊，且坠而不散。凡食物皆函水，然世人尚赖茶汤以佐之。如西国饮咖啡，中土饮茶，且以沸水冲之，可将石质坠底（即烹水器底之水迹是也）。纵有生物杂质，不致损人。

茶叶

茶叶内函有些香油及茶精，兼炭匿酸盐类②等质，但所函之油能飞腾化去。若收贮陈久，或煲滚，其油飞去。所函之炭匿酸，每百分多则十八分，少则不及十八分。所以茶叶浸久，或浓煎，则味涩苦（用青矾少许，加入浓茶内，立变黑色，即炭匿酸之据也）。所函之茶精，可补脑、开胃、提神。若多饮浓茶，则入脑，令人不寐，身弱者心跳有之。中国富户，每于墟市之旁，船只经行峡路，暑月施茶，解行人之烦渴，此则大

---

① 鋏锰养：锰酸钾。鋏：钾的旧译。

② 炭匿酸盐类：碳酸盐。

属有益。因暑天走路，热渴之时，饮水必多，而茶乃沸水冲之，虽有杂质，饮亦无碍。若饮凉水，不知水内所函如何，容易致误也。

咖啡

咖啡树，原出在亚非利加①之北，现在别处亦有。其豆初结实，圆如小苞。长熟时，采之晒干，壳自裂开，筛取其豆，炒至焦黑色。或舂烂，或磨成粗末，用滚水浸之，然后可饮。若淡些饮少，功与茶叶相近。饮多及浓，亦能令人不寐，口干皮燥。咖啡之内，函有咖啡精，与茶叶所函之精无异。另其内函有油，有些糖，惟其油不能飞去，与茶叶所函之油有别耳。

初高辣

其树生热地，叶大，花出树身，不出于枝。出花处苗枝甚短。其果略似黄瓜模样，果之皮肉略坚韧，内有核二三十粒。此核味略甜，有薄衣，去净薄衣，将此炒熟，研细末，加入白糖和匀，或加些米粉、面粉、香料，西名花呢拿等，用水及牛乳各一半，煲滚搅匀而食。或不用水，单用牛乳，沸和而食之。核内所函大半属油之类，内另有树胶有浆，所以加牛乳、白糖食之，能补身，比咖啡、茶叶更为有益也。所函之精，与咖啡、茶叶内函之精相同。

身内水之运化

凡人身之水在血内，每百分有七十九分，随血管行于四肢，以养其骨肉。人身内之水，每日约出七斤，半从溺道而出，半从汗管与呼吸而出。其皮部汗管，每方停一寸，计四千余管，周身统计约二百万之多。用显微镜照之，汗管形状蜿蜒，所出

---

① 亚非利加：非洲。

之汗，是去血内杂质。且水之流灌全体，无处不到。脑浆脑筋，载水甚多，骨及皮、肉、指甲之水略少。菜果之类，无不函水者，如白菜、萝卜、沙梨等物，每百分约函水八十分；番薯、荷兰薯，每百分约函水六十分；面、豆、米，每百分约函水十二分或十五分；鱼肉、牛肉、鸡羊肉等，每百分约函水七十五分。故食物入胃化水者，多流于四肢，而身内杂质随之而出，则清爽无病。若身热不汗，则病生。故每日应出杂质与水七斤，暑天汗多溺少，寒天汗少溺多，此自然之数也。人身日食各物，转为新肉，旧肉随时化为杂质，或从大便而出，或从小便汗管而出。其新旧相换，一定之理也。

养生之要，饮食固不可缺乏。上文已将饮之损益，略为撰述，以资取用矣。而食物之有损有益者，又在所当知。西国深通化学，考核维精。凡食物内函浆、糖、油、蛋白、水者，均有益于养身。米、粟、麦、豆、薯、芋各物，函浆虽多少不同，设以百分而论，米函浆八十分之多，麦则函浆六十六分，小粟函浆七十四分，粟米函浆六十五分，豆函浆五十五分，荷兰薯约函浆二十分。浆色白，入水则坠，冷水不能化，和水受热至沸，则成糊。物之函浆，米为最多，且易化。

米

上文论米函浆最多、易化。兹查中国南边，皆以米为养命之粮。米有赤白之分，又有长腰细米、粳米、糯米之别。广东土田硗薄，有早熟晚熟，两造收成（六月收割为早熟，十月收成为晚熟）。广西山梯之田，但有雨水，随时布种，故有七禾八禾之名。而晚熟之米，胜于早熟之米，晚米即上白油粘也。病人胃弱者，宜用旧油粘米熬粥，或炖软饭最佳。早熟米、赤米、粳米，农夫做粗工者相宜，以其耐饥也，亦如咸鱼、腊味。习武及健壮有气力之人，能消化有益也。糯米只用以磨粉作糕糍，或包粽角，或酿甜酒，其少用以作饭者，多食则难化。在北五省，则食面与小粟者多，以为米之功用不及。但内地所处之米，较外埠所来之米略好，且生长甚易，价值亦廉。故南边之民，以米为食物中之最要，而薯芋瓜菜以佐之。至牲畜，惟富家乃得常食耳。

粟米（俗名包粟）

此物函油最多，每百斤内有黄油六七斤。然烹煮极宜小心，否则难化。宜磨极细，则易烹煮。不磨则宜先以水浸，而煮亦须耐久，乃可。闻广西山峒之民，水田种谷，山田旱地植粟者多，皆食包粟为粮。粜谷以买盐布各物，又有用粟米舂杵为饼者，名粟米巴，有益，亦可滋养身体。是以西江谷多，因本处食之者少。广东昔年，常赖西谷以接济，今外洋海舶流通，米贩不绝，与昔日之低昂不同耳。

小粟（俗名鱼耩①粟）

此亦内函油与浆者也，南方则少用之，北方人则常食此，如阿非利加、印度、吕宋，皆食粟者也。即中国山东省，亦多以粟为食，而不食米面者。以米麦与粟较之，内函之质各别，养人之功力，大略相同。其能经久而不坏者，则以粟为最。而米则易生而价廉，故又各有所长也。

麦

西国种麦多于种谷，将麦磨成面粉（俗名灰面），以面粉做成面包、饼干、鸡蛋糕，与及各样饼饵。麦之外皮（即麦糠），磨成面粉时，将麦糠筛净，计麦一百分内（十四分麦糠，八十六分麦粉）。西国面粉，系用机器磨成，极其匀细洁白。

---

①　耩：粤语方言，卵、蛋。

面粉之内，每百分函水十四分，函浆五十九分七，函胶十二分八，函蛋白一分八，函盐类一分六。一法：可将面粉内之胶浆分开，将面粉加水和匀，做成一团，装入布袋内，不歇放水冲入，用手搓之，将面粉之汁洗出，初则甚白，此便是浆质。久则流出如水之色，则布袋内所剩下者，便是胶，西名辉啤嗹。其形质甚软韧（俗名面筋），水不能化。做面包之法：用灰面二、水一（加盐少许并酵水），和匀，承于器皿，放在近暖气之处。俟其发动（其发动之气即炭养气①），令面包可以松起。发好之后，切开件块，用火焗透，便成面包。所以面包之外皮，近火一边色焦黄，内里白色而松，有大小孔窍玲珑，与水泡相似，面包以里面松起者为佳。倘发酵不透，或焗火太速，则不能如是。西国粗麦粉，和水煮成糊，加入牛乳，最为有益。或熬稠些，加沙糖，或加糖水，好食益人。粉丝乃灰面做成，因麦面胶多，故丝长细不断，亦有粗有细有通心者，平人食之有益，病人食之，能养身，炖鸡汤加粉丝，均为合宜。

豆类

豆每百分有浆约五十五分，有水约十二分，有胶质二十八分，盐之类约三分，油约一分半，匀计各种豆类，或有浆多些，而有函胶质少些者。凡豆所做之食物，如豆干、腐竹等，比米、麦、粟略难消化，惟做粗工之人，可食。煮豆之法，要慢火煮数点钟之久，旧豆先用冷水浸十二个时辰，杵烂再煲，必如此而后可食。各种豆有些少硫磺磷质在内，凡病者，无论煲粥作菜，均不可食（以上论各种干豆，如荷兰豆等，则与菜类同，又有分别耳）。黄豆可制豆腐、豆豉，可造酱，晒以取油为红白酱油。又有上等稠者，名滴珠豉油，均为调和膳馐之用。又

---

① 炭养气：二氧化碳。

有油炸豆腐、腐乳、腐皮、腐竹等。盖豆所函之胶，如米面之胶同，做为腐竹，故可养人发力之肌肉。豆类甚多，有红豆、黑豆、赤小豆、绿豆、眉豆、蚕豆、刀小豆、荷兰豆、龙芽豆、绵豆、荷包豆、豇豆（即豆角）等，或取仁以用，或连嫩皮以煮食者。薯芋亦各种不同，匀计函浆每百分约十六分至二十分，匀计函水七十五分，函盐类二分。番薯函糖一十分，宜连皮炖熟，胜于去皮，但病者均不宜食。荷兰薯，西人用之最多，而中国则以黎洞薯为最。其次以白心番薯为好，红者又次之。芋有黄色、白色、紫牙数种，山芋则略小而滑，和米同煮，可代谷米之半。农人于青黄不接之际，赖薯芋以充饥，采芋苗或醃或晒，以为小菜。至于米、粟、麦、豆、薯芋等，内函浆水、糖多少，若非经西学核出，则中国人虽终身食之，而不知其所以然也。论及此，西学之功，岂容泯没也耶（自米起至此论物函浆）？

糖类

蜂采百花而成蜜，人效之榨蔗而为糖。其味清甜，能调和酸涩苦辣为醇和，故其功用甚大。凡日用五味，各有偏胜之处，赖以相济相需，亦属饮食中不可少之物也。糖类之中，有蔗糖、菩糖、乳糖各样，寻常多以蔗糖入用。蔗糖，榨蔗取水，入铁锅煎成胶，摊冷成块，色红黄。用法：再行熬滤，散者曰沙糖，结球者曰冰糖，味甜。各种浆与糖作食物，能养人身之暖，功用相同。惟常食糖一物，则无益，和食物乃可。菩糖，用菩提子①汁制成，甜逊蔗糖。泰西有用浆制糖，如内地之麦芽糖者，即菩糖之类耳。乳糖、牛乳，每百分原函糖五分，以牛乳贮器内一两日，俟凝定，取面上清者，煎干，投以碎木数块，糖则

---

① 菩提子：粤语方言，葡萄。

相聚成珠，色洁白。凡函糖之物，以百分而论，无花果函糖六十二分，桃函糖十六分，沙梨函糖六分半，麦面函糖四分，荷兰薯函糖三分，萝卜函糖三分，豆函糖二分。凡物具甜味者，即糖质也（此则函糖之物）。

油类

天下润万物者莫如油，故朝廷恩施，比之膏泽。间阎腹削，警彼民脂，良有以也。试观春雨如酥，草木萌动，使严霜朔雪，枯槁之气，消归乌有。大块化醇，万物滋生。故人之全身肢体，皆有薄脂膜一层，以包护其肌肉筋骨。俾之丰满柔滑，现于面目，神采焕然。内能保其气之细缊，外足捍风霜之凛冽焉。即如九华灯焰，非膏油何以赞其光明。鬓发如云，赖膏沐庶免飞蓬之叹。其泽物养火之功用，岂不彰明较著也哉！西国古礼，如封立重典，尚需贵重香膏膏其首，以示神恩之优渥，赐彼流芳不朽，馥泽常存之宠祐也。兹论可食之油，共归两等，有牲畜之油，有植物类之油。质略轻，水能浮而不能化，辨僵及伊打酒（西药名，似火酒）可化，有稀成流质者，有坚凝如膏如蜡者，因所函之质有四种，多寡不同故也。一阿连，一士的亚连，一巴蓂颠，一甘油。阿连，流质，色白，泰西白榄油、中国花生油，均函此质。士的亚连，色白，状如珠，沸火酒能化，火酒煏之，气辛而刺鼻。巴蓂颠，色白，状如珠，沸火酒能化。甘油，无色，流质略稠，味甘，与水易合，煏之，其气可焚。凡猪、牛、羊之油，均函甘油质在内，与上三质相合而成，多少不同。羊油函士的亚连多，其质略硬。牛油函士的亚连最多。猪油函阿连质多，故略软。牛乳油函阿连、巴蓂颠二质，牛乳每百分内函乳油三分。以各种油入食物，较浆糖功用倍二。若天气严寒，食油更妙，缘油内所函之质，能养人身之火也。无论何等油，受热至二百六十度内不能坏（系用百度表以核者）。

若过此，则其气辛辣。凡以油制食物者，当知勿过斯度可也（此则函油之物）。

牲禽纯瘦肉

凡牲禽肥肉函油，上文已述。兹论纯瘦肉所函功用，譬以瘦牛肉一块，冷水洗至白色，用火焙干，然后用伊打酒浸之。至化尽所函之油，所剩纯瘦肉，即血内明汁所生发力之肌肉也。西名辉啤嗹，即血丝，水不能化。与上文所言面粉内所函之胶，性质相同。因面内有胶，是以与各牲畜纯瘦肉，均能养人身发力之肌肉也。凡各牲血内均有血丝，用细树枝十余条，扎做一束，用以鞭新鲜之血，则血丝沾住树枝，刮出以水浮洗，形状可见。盖血内有此血丝，故能凝结。其功用既在血能凝，则能长养人身肌肉。此血丝所函原质，与蛋白所函原质相近。凡牛瘦肉所函，每百分有肉内血液七十一分，纯肉十六分，骨十分，肥网三分。倘纯肉多，则所函之血汁略少。无论猪牛羊，总以肥壮者为佳。若老瘦及未长肉者，血水多而纯瘦肉少也。炖瘦牛肉有两法。一用冷水，渐渐熬滚至熟。但冷水能化去肉内之蛋白，未免丢弃。一将牛肉放入沸水炖之，则四围蛋白先熟，便裹住肉内之蛋白，不致流出。若病人所食之牛肉汤，先将瘦牛肉斫烂，用冷水或暖水，与牛肉斤两相同，和匀浸一点钟，用筛隔出牛肉，将此水炖滚，加盐少许，或加些薏米，或加粉丝炖好为度。

骨胶

除上文所论各牲畜肉外，再将骨所函之质论之，即系胶（如牛皮胶）。先用水将骨炖数点钟，胶甚稀，再用铁器将此骨汤封固，熬至寒暑针一百五十度时，则可以化尽骨内所函之胶。用皮用骨，均可熬胶。暖水能化，每百分化一，可以凝结成块，气味俱无。凡此胶可入食料，不同中土杂货店所卖者，泰西制造皮骨各等胶，精洁合用。或成块，或成条，如粉丝之形者，其中以鱼肚胶为上品。目今所卖之东洋大菜，即胶之类。是以晶滑过光，可入食料。但各骨胶，不及牲畜肉为有益。又并非皮可补皮，骨能补骨也。中国之用鹿筋、牛筋、牛尾炖浓汁，及鹿角、虎骨、龟胶、阿胶等，大略相同。《本草》以为大有功力，补血滋阴，是未知其故耳。化学通行，自当分别无讹也。骨乃人身之柱石，为筋肉之所附丽，必须坚贞强健，方能配合刚柔，任劳不倦。血如川流，运行不息，骨如磐石，巩固不摇，故属要害所关。凡食物函蛋白，或牲畜之纯瘦肉，或麦、米、豆、小粟内所函之蛋白，皆有石、磷二质在内，故能相合而长养人身之骨也，用物者不可不知。凡食物必须加些盐者，其益有二。一为调和百物，适口味长；一为盐内绿气①并鏀②质，能助胃汁及肝所发之胆汁，以化食物。故盐能益胃养肝，为不可缺少之物。

蛋白

核鸡蛋内每百分函稠质三十分（即蛋白质），函水七十分。凡鸡蛋中黄白受热一百度（即二百一十二度），均成定质。蛋黄约函硫磺少许（试验食鸡蛋之银匙羹，经久则黑，及坏蛋之气味，是其据也），故鸡蛋入食料，能生肌补血。凡作精工食品，以蛋为最，可生食，亦可半生熟食，或蒸糕，或调馔，均无不可。试观母鸡伏卵时，将蛋只加入，天气及暖，便成血肉毛骨，足征其功用养人也。鸽、鹅、鸭各蛋略同。复有以碱水、盐水腌制，令可经久不变者，是知此物之用甚宏也。生物血内有蛋白，牛肉每百分函二分，鸡蛋函三十分，乳牛肉函三分，

---

① 绿气：氯气。
② 鏀：钠的旧译。

白鸽肉函四分，牛肝函二十分。以牛肉斫烂浸冷水中，则蛋白自然浮出，煎沸则蛋白坠底，可知凡煮肉忌放冷水中。盖水沸下肉，则蛋白不致流出，俟再沸乃加足冷水，慢火炖之，味全益人。

瓜菜类

上文已略言萝卜、白菜所函糖函水矣。但菜类甚多，中西皆然，难以悉数。兹就其本土所出，而便于日用者言之。土人多以芥菜为有益，常食无妨。芥兰不过爽口，多食无益。苋菜、葵菜、菠菜、豆芽菜、白菜、黄芽、白萝卜，皆凉滑之物，以其函水多也。旱芹、韭菜、荞、茼蒿、咸萝卜、酸笋、火笋、咸芥菜，函水略少，平人食之难化，病者绝不相宜。茄（土名矮瓜）、竹笋、茭笋、葛、藕、茨菇、蕹菜，各种瓜类，或函水多，或函粉多，嫩或相宜，老则粗韧难化。又有海带、金针、木耳、芋苗、榄豉，可佐蔬菜之不足。民间常食之物，病者难于消化，俱不相宜。如西国之椰菜、花菜、生菜、菠菜、红萝卜等，亦为常用之物而已。调和：葱、蒜、芫荽、姜、椒、花椒、胡椒、八角、小茴，以及醋、酱、菱粉、老酒、麻油、香料、芥末、卤虾油、蚝油等，皆用以烹调美馔。官宴中所备，而非贫家小户日用之需。且辛芳过浓，虽一时可口，终必成患。如油炒排骨、炒八块鸡、油饼、锅烧肉等，北人常以之下酒。南人好食糟鱼、糟蟹、醉螃蜞、虾子鲞、卤虾瓜、燻肉、风鸡、火腿、酥鲫鱼等。以绍酒作茶汤，每饮酌以巨觥，以量大者为豪。其热毒入胃入血，每发为痈疽肠痔。或因受风寒，或传染发为热症，倍其危重。故食物总以清润易化为有益，切勿好尚肥浓煎炒。无病生病，遇病增危。即调和之味，虽不可无，适可而止。若偏于咸酸辛烈，终必有损其身，可不慎欤。

鳞介

西北膻肉酪浆，以充饥渴，自古然矣。东南水泽池塘，多畜鱼鳖。近江河者，广设网罟，常以鱼虾为鲜味。滨海之民，以螺、蚬、蚌、蛤、蚶、蚝、虾、蟹、海鲜为常餐之物。又云，鱼能益人身之暖，谓常食猪肉者，不及鱼之美云。又有乡井口服之人，冬至鱼脍，夏至狗肉，往往恣啖生病，何益之有？凡世间可食之物，即应食者，亦不可一顿食多。倘因味美，饱餐过度，或夜食倍多，无不致病者，诚不可不撙节也。尊生者，当三复斯言。

果子

各样果子，入食品者，亦须察识其原，乃能食之有益。果子内函有水，有酸味，但以长熟者为佳，如未成熟，须蒸制方可。西国有桑子、菩提子、乌敛梅、沙梨、苹果、樱桃、蛇梅、珠菩提、李子、杏梅、桃子，以上各果，每函水约百分中有八十分至八十五分之多者，所函糖多少不等。如菩提子每百分有糖十三分零，其余有函糖九分，或七八分至一二分不等。酸质大约每百分有函一分至一分半者。中国果子，有柿子、荔枝、洋桃、龙眼、黄皮、香蕉、枇杷果、葡萄、芒果、柑、橙、菠萝、雪梨、苹果、无花果、桃、李、杨梅、枣、栗、橘、柚、菱薏①、核桃等果，比较西国之果，大概相同（所论中国果子虽未细核所函之水及糖、酸味多少等差，但西国之果既经考核清楚，以彼度此，谅不甚相远）。诸果之中，亦有函水甚多者，亦有函糖多少不等，并有些酸质在内。凡果子应时采取者，所函之水最为清润，故有益于人。所函酸质，亦可开胃、利小便、去毒。近日西国厚资商人，专造果品生理，获利甚多。广植果

---

① 菱薏：即荸荠。

树，俟成熟生卖之外，将各种果蒸熟入罐，或制以糖，以便冬令无果之时，得以应用。或于船上携带远路，虽日久不坏，但无糖制者更好。因有糖便难消化，故发售远方者，每不加糖。况各果原有糖质，味本清甜，若加糖，反失其真。即如粤东之糖姜、苏梅、蜜饯果片、晒焙枝圆，各埠消流甚广。则生果、干果，均益被生民，利通遐迩，有如是之盛者（目米起至此论食物之益）。

以上各等饮食之物，均助益于人身。和合而用之，可以养活生命。又当知非徒藉食物以养生，又须调养得法以却病。故下文将起居、动静、呼吸、七情、嗜好、避病、祛毒，各端逐一详述，俾得保卫其全也。若以地土区别言之，北方严寒，人宜多食油酥，以养肉身之暖。南国炎蒸，人宜多食瓜果，以凉润肠胃而生津液。人地虽南北之殊，皆归主宰化育之中，保存之内。若徒啖世间之物，而忘却造物本原，可乎？且鲜果时花，万般美好，惊奇炫目，莫可名言。是岂人手所能创造者哉？如之何不憬然觉悟，返本穷源，深思为人之道，及早格致存诚，勿为日用之粮而求，当为永生之粮而求，真智慧者，读此可不勉乎。

伤生诸物

上文所言之物，皆为有益于身，但虽能养身，其中亦有应戒者，至不能养身各物，更当戒绝。即平生非素识其物性之良否者，及初到别境，遇罕见之物，亦不宜轻为尝试。今有数等无益之物，不但不能养身，并且伤害其身者，其物为何？一、槟榔。二、生熟烟。三、酒。四、鸦片烟。槟榔及灰之为害，更有以熟烟同吃者。一、嚼时不雅。二、坏牙龈肉。三、损害脑部。生熟烟、水烟之为害：一、令口涎出多。二、伤耗喉咙津液而干渴。三、烟气入血，散及全身，口气焦臭。四、害胃内消化功力。五、起心跳之患。六、损脑及损脑筋功力。且其为害，渐染而不觉，坏延各脏，精血暗亏，终则因此而夭折其生命，或五七年，或十年不等。因烟叶内所函之精有毒，西名泥哥颠，一滴即甚烈，能坏人。酒之为害：一、久渐坏胃，令不能消化。二、坏脑部及脑筋（醉则胡行乱语，是其据也）。三、醉后猖狂，触犯尊长亲朋而不知，以致闯祸招灾，营生难就。四、更有要事当知者，凡酒必须米、麦、粟而酿成，米、粟等皆造物主造以养人生命者，反将各物坏却，而造成伤生之酒，其罪非轻。故史鉴遗传，无不以酒为戒，败国危身，其酷烈岂胜言哉！考酒内所函之酒精（俗名火酒），其功力在此，其毒即在是也。鸦片烟之为害，中土久已习惯，相沿成风，若饮狂泉，严刑莫禁矣。一、坏却各脏功用。二、耗胃内津液。三、大便闭结。四、坏脑部功用（吸多，通宵不寐，是其据也）。五、烟臭发出全身，不可向迩，面目黧黑，口舌秽污。六、生食则醉闷而死。家有此物，往往悍妇殒命，怨婢轻生，至耗财阻事，又其余害也。但罂粟苞浆，本止痛扶危之要药，人不善用，反为物缚，以致丧志迷魂，晨昏颠倒，是岂造化生物之心，与物之咎哉？由此推之，诚恐世间之嗜好无穷，亦不仅溺情于玩物之祸而已也。若徒咎外洋之贩卖，是真无志之人，何不悔悟而勇猛改迁乎！且近日戒之甚便，绝无病坏之人。福州戒烟院，及本医局每年戒脱者指不胜屈。切望吸者日益少，肯戒者日益多，是余之大幸也已！

病慎饮食

中国病者，往往以腊味、火腿及干小菜等类，以斋口。不知凡晒焙干韧之物，挑担粗人，食之或可无碍，如腊鸭肾、腊肉、卤味、火腿、虾米、菜干、瓜脯、牛筋、鹿筋、鱿鱼、咸淡鱼干等，皆坚韧难化。即无病之人，尚不宜吃，或年老气血弱者，吃之必难化生病。况病人胃之消化功用不足，吃此干韧之物，有不诸患丛生者乎？或妇女软弱，有瘰疬血薄者，最所当忌。生沙梨极难消化，病者切不宜食。羊城水土湿热，出瘢出疹，大热居多。故一切油炸之物，及酥脆花生，小儿及血弱者，食之不化，生虫生积，往往皆然。诚为有损无益者也。夫饮食得宜，可以养生，饮食不善，即以伤生。盖凡病者应食之物，于论各症中，已备述其详矣。如新鲜牛乳去皮、半生熟鸡蛋、新鲜精牛羊肉粥、鸡粥、清炖牛肉汁，或配粉丝，皆能助胃津液而消化。故病者宜之，良有以也。

辨正《食物本草》

正误

《食物本草》一书，乃羊城青萝山人何其言编辑。雍正时至今，百余年矣。粤人奉为准绳，案头各置一本，尊为养生要录。每市物，察形辨色，而后敢食。查书内始言雨水可烹茶，未尝不合。至引古方立春节，夫妇各引一杯，还房有孕，则属虚谬。其余论雨露霜雪，及顺逆水、千里水①、井华水、节气水、阴阳水②、甑气水、浆水③、酸菜水、地浆水④，皆以水之意状不同，分治各病，殊属无谓。论井水云，城市近沟渠污水杂入者，须煎沸澄清可用。虽知其气味之恶，未能深究其有何杂质。生物腐烂原由，因无化学之法故也。至论古井有毒，不可入，井水沸溢，不可汲饮。亦未识因井底杂质腐烂有毒之故。论谷食，则以陈仓米能调胃，糯米能发痘浆，止虚寒泻痢。籼、稷、黍、粟、秫、粱、稗、大小麦，皆能治病。是亦以色味而分配脏腑，而未知其所函何质功用，即世人或稍知米、麦、粟俱函浆水，而不知粟函黄油，并不知各种函浆之多寡，不能逐

---

① 千里水：从远地流来的水。味甘，性平，无毒。主治病后虚弱和荡涤肠胃的污秽物。

② 阴阳水：乃一半冷开水加一半热开水。甘，咸，无毒。主要用作调药或做药引子，平时很少直接饮用。

③ 浆水：将粟米煮熟后放在冷水里，浸五六天，味变酸，面上生白花，取水作药用。但浸至败坏，则水有害。味甘酸，微温，无毒。

④ 地浆水：一种传统中药成分。其制作方法是掘地三尺左右，在黄土层里注入新汲的水，搅混，等澄清后取出的水就是地浆水。

细而分也。论豆类多云胀中，又不知豆函之浆，与米、麦浆不同，略难消化之故。论菜，则以葱、韭、蒜辛味，为通气之品，苋、菠、葵、菘为凉滑大肠之物，莱菔、竹笋能治小病，冬瓜、越瓜、丝瓜能止渴解热。殊不知各瓜菜皆函水多，如水果之函水多者，功用略同耳。粉葛、山药（即黎洞薯），尝以治病，作粮食，实乃难化之物，无益于病人。胃弱者，绝不宜食。红豆、扁豆之类，亦难化之物，熬粥食之，更为停滞。木耳、香信、草菇，并非开胃之物。南枣、栗子、莲子、干葡萄、杏仁、柿饼、核桃、白果、晒焙荔枝、龙眼肉、甘草榄、松子、炒花生、柚片、山查糕、梅姜等，以为健脾，而实皆坚韧难化之物，病人多不相宜。其论牲畜功用，以五色分配人之五脏，又以猪牛羊之各脏筋骨，可补人之各脏筋骨，故以鹿筋治脚软，以虎骨治膝痿无力，以犀角入心部清热，以熊胆行周身止痛，鱼头可理头眩，反翼鸡能治反胃。以形状相治，更属可笑。

化学

西学之用食物，不敢自恃聪明，虚心查核，于百十年前名医迭出，始渐明化学之法。用显微镜以察各食物原质若何，兼函油、糖、浆、水、蛋白各类若何，深知有益、无益、益多、益少。有宜于壮健者（如腊肉、鱼干等），有宜于老弱病人者（如牛乳、鸡蛋、半生熟瘦肉炖粥、粉丝、肉汤是也），或养脑，或化血养身，种种不同，有宜常食，有宜少餐。凡各物之功用，无一不从化学推核而出，非恃一时之察识，便可得其微妙也。如斫牛肉糜粥、鸡粥，俱以肥嫩为佳，羊肉粥亦然。牛乳函质固佳，去皮极宜易化。故于胃弱者、有病者，宜常食以充饥，即可养活生命，逐渐生血复健也。鲜鱼，新热症不宜食，因新旧症戒口不同，新热症宜格外小心。总而言之，世人自骄自满，不肯谦心下人，学问何由增进？圯桥纳履，出门有功。

从师交友，岂虚言哉？即西医化学之通行，亦非一朝一夕之功效。盖不惮勤劳，几经试验，而得其要领。今之通行各西药，用之如神如响，以少许胜人多许者，后学当知所自，而勿轻忽前人之良工心苦也。

洁身

澡浴所以除垢涤污，亦属理身要务，故继饮食而并重也。因人身从汗管出水，并出杂质，水既出则随时化去。惟所出杂质，尚留皮际，与外来之灰尘污秽，粘连不去。暑天每日出水，并所出之杂质，与冬季每日出水暨杂质不同。倘因伤风而汗管闭失功用，或懒洗以致积垢过多，必致身体欠安，渐生诸病。盖能按日洗浴洁净，衣服洗换亦勤，则皮肤无疮癣之患。浴身一法至紧，全身洗匀，眼之胶汁及口齿之间、腋下、腿坳、大小便等处，俱当一一洗净。应用之水，雨水最佳。江河之水，隔净为安。井水杂质甚多，不宜常用。至水之冷暖，各有所宜，如系壮健之人，用冷水为佳；若血薄身弱，宜用暖水。但常以暖水洗浴，每遇冷风，难以抵当。惯用冷水，纵遇寒风，不知骤感。洗身用碱，系为去油起见，但不宜常用，歇些时用一次无妨。

衣履

绒裘御寒，缔绤当暑，深思造物之成全，以备吾人之择用，各有所宜，一则免凛冽寒砭，一则免泥泞跋涉也。至冬夏衣服不同，人皆易晓。夏季用麻葛纱绸，取其轻凉，色宜白。凡白色皆能散热，蓝、黑色受热甚多，所以不宜。又葛麻易于浣濯。冬季用厚绒（俗名大呢），或棉袄皮裘，均难水浸。只可时常晒晾，刷去灰尘。贴体之衫，用薄绒，常可浸洗。凡人身贴体之衣裤，一沾汗垢，即宜换洗，切勿懒惰因循，致成病患，洁净亦养心之一端。又于秋末暮春，更换衣服之时，寒暖无定，晴则和煦，倘忽然风雨，陡觉寒添，最宜小心，不可轻略。鞋履一事，所关非小。凡坐立之处，地有冷湿，脚最易受，脚既受冷，渐及周身生病。是以鞋之底厚，胜于薄者也。

住居

朱门华屋，歌舞池台，转眼纷繁，如尘如梦。究不如水竹三分屋二分之雅淡也。住宅一事，只求地基完固，得建磐石之安，坚厚墙垣，不畏飘摇风雨。或依山近水，楼高面面开窗；或种树牵萝，庭际惜惜花落。毋论贫富，所住之屋，总以通风光明为佳。前后左右，留余地以栽花莳竹，令清气往来，俗尘扑去。倘地段窄小，屋内开大天笼，或小天阶，稍可通气光明，切不可相连遮盖，闭塞幽阴。若家眷男女，人口纷纭，或屋内多人做工，更为切要。今粤省之大小书塾、习武馆、卡堆兵房、衙门、胥役寓所、缉捕馆、巡丁厂口、村墟伙店、渡船、戏船、育婴堂、各工匠之所，下而挑担步头、羁所班房，皆臭秽难当，苦不可耐。此等积弊，因循既久，更改殊难。若非贤明地方官吏，认真整饬，多方劝谕，断不能振刷维新也。况庸人可与乐成，难与图始。务使定章立界，街道宽平透气，以免拥挤，即有火盗警急，亦易拯救驰驱，是岂筑室道旁，畏首畏尾者，能如是井井有条乎？西国无风水择日之虚妄，无邻右逼压之嫌疑，故屋宅皆高敞通风，栖身安适。盖人之呼吸，函有炭养气，此气若盛，便能伤人。故睡房夜间应闭窗户者，不可住人过多，恐无生气透入，炭养气积久伤身。屋地极宜高爽，或离地三四尺铺厚板，即铺砖亦要填高地基，四边低处开通水渠，以清积水，方免潮湿之患。冀此邦士庶，踵而行之，则美善矣！

寝息

古人日出而作，日入而息。又云：黎明即起，既昏便息。则作息应有一定之时，岂容晨昏颠倒，以夜作昼，为无益以害其身乎？读书攻学，虽有焚膏继晷之勤，映雪囊萤之苦，亦如发愤忘食，极形容其敏黾逾恒，可暂而不可常之事，以为后学之自惰者兴起也。又有败家浪子，观剧斗牌，饮花酒，吸鸦片，赌棋谈谑，或通宵达旦，或废寝忘疲，以致丧心荡魄，骨立行枯。此诚沉迷邪僻，伤身尤甚，而无药可救治者。故不拘何等之人，夜间务宜歇息，使脑筋肌肉养回本力。盖日间行立动作，心发力而血运行，到夜安眠，则身静脉平，可以养回心内之力。婴儿周岁内睡时最多，日夜除饮乳外，皆属睡息。及两三岁则渐长，睡亦渐少。夜间睡足，日间偶或睡一两点钟不等。十余岁时，只须夜里安睡，至壮年亦然。大凡日间辛苦做工者，夜间须得睡七八点钟时候方可，且要紧在晚，晚依时而睡，不可或早或迟，倘过十一点钟方睡，则伤其身。即每日饭餐能依一定时候，方为有益，保养自身者不可不知。

行动

藏修闭户，固学者玩索有得之深，而乐水乐山，乃吾儒仁知兼赅之妙。故弦诵优游，又贵怡情佳境，以悟鸢飞鱼跃之天机。是以春风沂水，童冠咏归，点之志独叶时中也。即养生之要，不但衣食温饱、住居安适而已。仍须时常行动，令周身血气流通，肉筋发力，且呼吸多收养气，血亦生旺。因静坐偃息，与行动做工，呼吸快慢不同，血气运行缓速亦异。盖呼吸愈速，收入养气愈多，所收养气既多，则各脏得以运化津液，自然功用调匀。如胃能消食，肝能生胆汁，肾能发溺而出膀胱，俱免停滞之患。故书画裁衣，坐而少动，必然精神倦乏。如中土缠足女子，行步蹒跚，所以周身脏腑功用，渐就衰弱，肉身软怯，几成残废之人。至孩童初学行步，宜于莎草园场，往来驰步，令吸多养气，滋长筋骸。倘终日呆坐，纵日给多餐，难期坚壮，病亦易生。一切笔墨之流，既无勤劳工作，又无出入远行，须寻一善法，如执射运甓之类，或春秋佳日，玩水游山，命巾车，棹孤舟，两三知己谈论古今事迹，要言不烦。庶几脑筋发力，精神舒畅，以合动静交养之义，诚善法也。

工艺

人生既需衣食，不能不学习工艺，以资糊口。然既赖工作以养身，而其中有损于躯命者，又不可不知。大概举世之工艺营生，或劳心，或劳力。渔樵耕牧，虽胼手胝足，稍免劳心。教读坐铺、刻字裁衣等类，似乎不用奔驰。然文艺经营，生意算度，坐多行少，身虽静，心则憧忧无休。又如生熟烟、药材、油漆工夫，内有水银、铅粉毒气，日久身沾其害。如船户、蚕桑、牧畜、扛抬泥水之辈，或出力过度受伤，或冷风湿雨感冒。至于鞋、缆、灰、炭、硝、煤、纸、盐、茶、毡、机、染、石工、银匠、舂米、磨面各工，有烟灰入肺入眼，暗伤不觉。惟做厨、琢玉、木器、铁锡匠等，俱在铺内做工，既免凄风冷雨之苦，又非困坐少动之流，似较胜诸艺也。然不论某件事业，倘夜深不息，及人多团逼，或睡处狭小稠密，均能损人。上文所云烟灰暗触，及毒气潜侵，暂时不察，迨十余年之后，人渐衰弱，诸患丛生，始悔少年择艺不慎，晚矣！夫有一日生命，须尽一日本分，以求日给所需，固不能尸位素餐，亦不可经营太甚。出作入息，淡泊自甘，不饥不寒，便足度活。若求赢余，徒自苦耳。至择术不可不慎，古训昭然。盖砚田无恶岁，乐道可忘忧。读书明理，笃信好学，诚为天下第一生涯也。凡有父兄之责者，宜及时督课子侄，勉力攻书，胜于金玉之遗留，诸般之技巧也已。

七情

凡人首务戒慎持躬，尤贵谦和养性，方能却病延年，寿跻大耋也。倘因事相争，一朝之忿，祸及其身。又如先富后贫，穷途落魄，未免忧心殷殷，怨尤交集。或有意外风波，惊惶失措，无端灾祸，愤懑填胸。或生离死别之悲伤，或忧谗畏讥而憔悴。以上种种情由，皆人所难免。既摧挫其志气，复损耗其精神，每为致病之端。世人当知逆旅之暂居，警醒三仇之诱惑。即横逆纷乘，贫病交迫，可忧可惧之事，仍须善为排解。失志切勿抑郁自伤，得志亦勿纵情肆欲。古训所谓"求其放心"，又曰"养心莫善于寡欲"。务使平旦之气，不至牿亡，则清明在躬，自获康强衍庆矣。

呼吸

地球四面，皆有天气冒护，人畜赖以生活，如鱼在水中赖水以养活也。昼夜之间，每一咪呢①呼吸十八次，每一点钟，计呼吸一千零十八次，则二十四点钟内，收入天气甚多。天气中具淡、养二质，量约五分中淡气②居四，而养气居一。每百分约淡气七十六分，故养气不至过烈。倘若淡气少而养气多，则猛烈损人。不论高山深谷，其天气均如数相和，且和之甚匀。故天空清气，人收之而有益。因肺体内有无数微丝气管，该处兼有无数血管，得收天气中之养气，则黑血化为赤血。故血必经肺得入养气，方能养人。其赤血之功用有二：一能养脏腑、筋骨、肌肉、皮肤。二能养人身之暖。又吸入养气与血内炭质相合（上文食物中，浆、糖、油皆函炭质），则成炭养气。人之肺体，每一吸收入天气中养气，以化生赤血，每一呼则将血内之炭养气隔出。倘此气不能隔出，有毒便能损人。核炭养气之法：用玻璃瓶贮清石灰水，入以玻管或竹管吹之，其水渐成白色，状同牛乳，是其据也。但既云清气益人甚多，养生家最

---

① 咪呢：分钟（minute）的音译。
② 淡气：氮气。

关切要，而天气中有不洁之气相混，便杂而不纯，呼吸即能致害。如人多聚居，室不通风，或卧处设炉火，或地方积秽，蒸变为霉毒气之类皆是。但食品水泉，世人或可粗知其概。至吸入天气中之淡气、养气，相和相济，又呼出炭养气之毒，一呼一吸，皆关生命之原。循环无端，弥纶六合，取之无禁，用之不穷。此诚万有全能之主，运化神妙，不可思议者也。

论整饬全家

齐家本乎修身，故整理全家，不外养身之要。扩而充之，不复胪陈次第，以省重复。凡创建住家房屋，务宜高爽通风，不可多人团聚。故西国富家，特建宽阔合住之屋，为贫者租住，而租价极平。盖非为利，亦便益于贫者耳。其家中日用饮食，买入各物，及烹饪调和，分别美恶，如何合宜，皆当家长管理吩示，各人遵办。一家内外，应时洗扫，不可堆积垢秽之物。粪溺要日日倾泻远方，以免臭污熏触。家中所用之水须洁净。四处低洼，渠水通流，不令壅塞，家长亦应管理。睡房毋使逼聚，及炉火熏炙伤人。所睡床帐毡被，俱宜洗晾干洁，以免积垢生虱，或成癣疥之患。衣服亦然。各样工夫，起止俱有时候，不可夜间操作过度，耗损元神。倘有天行痘疮瘟疫，容易传染之病，亦宜早为之所，令病者迁往医局或宽僻之处，不致合家传染。妇人生产，须预备临盆事宜，以保全其胎产。以上均日用平常之事，家家所必有。一家之中，毋论人多人少，当遵家长之命而行。谚云：家有千口，主事一人。则家长操权之人，若不安排妥当，井井有条可乎？倘自己骄惰，贪图安逸，委任别人，权既纷移，诸多龃龉，则阳奉阴违，互相推诿，以致庭生茅棘而不除，尘积蛛丝而不扫，蚊蚋蚁蝇，随处纷扰。且一家之饮食衣服，嗜好不同，睡之时候，迟早靡定。甚者赌钱熬夜，鸦片通宵。此等弊端，不止病患易生，抑且灾祸丛集。余西人也，窃愿以爱怜如己之心，将此管理一家之事有关于卫生之道者，恺切言之。望中邦之治家诸君子，留意于此编，举而行之，切勿以为米盐琐碎，不屑经营而轻忽之。任其纷淆错乱，

芜秽荒凉，以贻一家之害，是谁之咎也？为家督者，可不警
醒欤！

祛毒之法

有等病症，病后其人之衣服，与所用之器具，应付火焙者，
如出痘、出红痧、热症、喉咙发炎、生假皮等。盖以免其毒气
传染他人也。夫病人之毒，莫甚于呕之涎潺，与大小便之秽浊。
以其由病人脏腑所出，闻其毒气，最易发病。故其痰盂，及大
小便之器具，宜放解毒之药也。一法：石绿①。用之置病人各
器具内，其渐发之绿气，自可祛毒。又法：鍟绿②（此即火柴
盒边能□者，俗名鍟板，以盐强水浸之至化，剩者即鍟绿）。
此药可用一两，开水四两，以之放入痰罐，与粪溺器，既解毒，
并逐臭恶。又法：以药铺所卖之鍟绿，用三钱四分，开水八钱
和匀，每用一钱，放入痰罐等处，可解毒。又法：用铁磺养③
（十二两），开水（一斤半），每用（三四）两，放病人痰盂等
处。或用加播匿酸④（浓而色黑价廉者），以之放入厕所或粪溺
具。若用水开之，则宜以水一百分，加播匿酸一分，以之洗病
人房屋、桌、椅、床各样。又法：用泥矸烂，放入痰罐、厕所，
亦可解毒辟秽。在病人房，宜于风口，或别处放些鉮⑤质或鉮
酒，可免毒气流散内外，或以布浸鏀绿水⑥，或石绿水⑦，或鍟

---

① 石绿：氯化钙。石：钙的旧译。
② 鍟绿：氯化锌。鍟，锌的旧译。
③ 铁磺养：七水合硫酸亚铁，又称绿矾。
④ 加播匿酸：石碳酸（carbolic acid）的音译。
⑤ 鉮：今译作"碘"，化学元素。
⑥ 鏀绿水：次氯酸钠。
⑦ 石绿水：次氯酸钙。

绿水①，挂于屋内风口各处，亦可解之。病人用过之床铺衣巾，或用火焙，或以磺养酸②四围放置，待其酸发，则毒自灭。器具及墙门，宜以锃绿水，或加播匿酸水洗之。

　　以上各法，不但出痘疫症当照法祛避，即凡遇病，亦应如是。既病固应加意检点，即平居附近之处，沟渠粪秽，均宜时时清洁，以免积沤发毒，能除却伤生之患，即所以卫民生也。

---

① 锃绿水：次氯酸锌。
② 磺养酸：二氧化硫。

论推爱乡邑

乡邑之法，亦不外由近及远，推己及人而已。清积秽以肃观瞻，免发毒染，一也；禁病猪、坏牛，认真严罚，以免生病，二也；引导山泉，以饮以濯，免井水苦咸杂质之弊，三也；设医局以重民命，四也；挑清粪溺，祛除病毒，以免传染，五也；所司责成乡正、保正，六也。但管理一乡之事，较难于一家，管理一城，更难于一乡。且城市墟镇，商贾辐辏，往来云集，闲杂使唤之人既多，其粪溺堆积，菜皮果核，动若丘陵，瓦砾灰泥，倾满街巷，通渠淤积，雨过弥漫。况夏季地气炎蒸，一干一湿，积秽远扬，令人触之呕闷，疠疫由之而起，转相传染，惨不可言。即痘疮之患，传染甚危，若不创设痘局，以调理此症，不知伊于胡底。古者市廛有司，一以查禁非时之物，一以警斥诈伪之私。至市上所卖牛羊豚肉，若系病坏者，必然有毒伤人，须立法稽查屠户。其倒毙及有病之牛羊猪口，不准摆卖。非时未熟之生果，一切死鱼烂虾，热毒油炸之食物，均一律查禁，著为法令，倘敢故违，严惩不贷。以上各种致病之由，相沿已久，非一时骤能改革，况禁阻之权，非一家所能操。所谓有善法，尤贵有善人，要在亲民之官，吩示街正、墟正、乡正人等，认真巡察，一有此等弊端，置之重罚。庶使贪利之心，反为失利，因畏罚而不敢害人，则一乡一邑之民，日用饮食，不至因价贱之物，而犯病伤生。至于饮水，以清泉为上，江河次之。兹者香港不惜工费，凿石渠以引山泉，分流各街铺户，民皆赖之。盖民生一日之内，用水最多。城市井水，内函不洁之杂质，日日用之，无有不被其害者。故西国医生，专司民间时症流行，以及有碍之事。诸般不洁之芜秽，容易起病之端倪，责成查街差役，每有见闻，辄报各医生。各医生每礼拜会集参议各种弭病之方，预防祛毒传染之法，杜渐防微，无不周密。若依此而行之，将见民风丕变，食德饮和，贫富均受其益矣。

论为国培元

一国之权衡，立法务垂久远，又须通变随时，不可固执一偏，阂于远观广察也。况近日海防筹备，商船如云，控扼关津之所，兵民杂遝之间，驻扎军营，时防染病。洋船泊凑，最要稽查。一有带病新来，流传即成巨祸。此整治防患之权宜，又非乡邑绅宦所能操理者也。盖病国殃民之事，不止一端。而救世爱人之心，原无二致。上帝以仁慈创造万汇，生养保存，莫能名状。亲受者相忘于何有，仰赞者莫测其高深。代出圣贤，深明医道，时移地异，病既不同。而良方善法，日出日新，所以调剂扶持，各极其妙。此非神圣之默启，先后智慧之人，研穷金石动植之质类，乌能若是哉！医道之设，非徒治既病之民，实欲弭病于无形，使各方老幼男女，咸知卫生之益。诚以君相能赞育，而医生即佐君相以调元。国家重爱民，而医生即佐国家以保卫。若坐视疮痍之满目，以秦越相持，或诿诸天命，其何以谓之子庶民者乎！但既尊重夫医师，则凡出其门下者，皆须品行端方，聪明仁爱，学习多年。其习医之矩范，非徒望闻问切、轻试浅造之辈，所可得其精蕴也。熟诵有用之书，博考全身之要，兼采各国之良材、治法。上通气化形化之品类，下悉风俗水土之情形。十载从师，随时临症，识药识症，用药无虚。如百万军中，擒贼擒王手段，方可称为名医，出而行世。西国医生，皆有大医院考准文凭，切实保结，并不敢虚窃混充，藉吹嘘援引以欺世。即药房皆货真价实，倘有假伪，重罚示惩。又西国各邑埠，每有货船入港，人未上岸之先，即派医生到船查问有无瘟疫霍乱之症。倘有此，速令该船泊出港口远些，不准拢近别船，向一定之处所湾泊（西国章程每一埠岸，有一定泊病船之所），暂停起货。船内人等，一概不许上岸，岸上人亦不准下船，俟七八日间，或十日后，病情如何，再为定夺，以免外来之坏症，骤染此地平民，所谓防患于未然者，此类是也。岭南自古通商，地称富庶，虽歌舞流花，繁华消歇，而珠江夜月，弦管咿哑，往往花柳钟情，致倾家产。轻则毒染疳疔，重则麻风入骨，毁筋灭鼻，毒坠四肢。又或孽贻闺阃，祸及胎婴，糜烂肢体者有之。所谓乐则乐矣，忧亦随之。盖国家以民为重，无论士农工商，皆须精力充足，身无病患，方能任事有成。比如读书穷理，温故知新。一染剧病，学业废弛。又如农工，早起迟眠，胼手胝足，栉风沐雨，不避艰辛。若抱恙在身，安能稼穑维勤，工艺是务。商贾亦如之，梯航跋涉，夙夜经营。天下万般事业，未有安坐而获，不劳而成者也。国家多一残废之尫民，即少一有用之丁旺。其服食日用，与平民无异。残民多而平民少，百工事业，文武材能，均不及他国之强盛。兴言及此，能不寒心。治国之大权，不外赏罚。恶不罚，则从恶者必多。善不赏，则为善者必寡。凡属冶容诲淫之弊窦，均宜一律严禁，绝其买良为娼之门路。风闻育婴堂之女婴，年中被疍艇尼庵抱养者，指不胜屈，名之曰猪花。两三岁者，身价五六元，至十元不等。司事女媪，皆得分肥。至十一二岁，可教弹唱之时，转售娼寮之鸨母，身价动百余元。更有抱养盲婴，教之弹唱，沿街彳亍终夜，凄其謦，谁矜恤，惨辱难言。又有水鸡、咸水妹之名目，与流娼无异。以朝廷养赡之深恩，反成恶棍贪婪之罪薮。哀哉！茕独！何辜而遭此！陷辱终身，痛缠心骨也。当道者忧国忧民，心关社稷，身系安危，固不暇及此。爱育堂诸绅，勤宣上论，讲孝言忠，施棺检字，拯溺振灾。孰料冥冥中积弊有如此者，岂故留欢乐之场，以为点缀升平之盛事，不忍绝其根株乎？不然，何以民生日蹙，烟花日倡，风俗人心，无从挽救。旁观尚且咨嗟，而局内竟愦然不悟，何哉！盖树德务滋，除恶务尽，严申律禁，将鸨母、女伶、花艇，均不准到婴堂抱养女婴，必具切结，殷实担保，方准领去。如有买良为娼之事，若系衙门差役，倚官作恶，知法犯法，从重究办，其奸诱媒婆，置之极典，使国人皆畏法而不敢犯。淫风革绝，明德日新，则烟赌消除，贪污敛迹。认真保甲，奸盗潜踪，将见风化端淳，民趋正道。俾童稚韶年，耳不闻淫乐之声，目不睹邪乱之色。蒙以养正，他日为国家有用之臣民。各尽本职，急公奉上，竭心中朝，岂不美欤？至建立痘局，及种痘一事，又不可不亟为兴创也。婴儿痘疮一症，最易传染，甚难保全。是以西国婴孩，无不种痘，有已种者，隔一二年再种，有种四五次，有种至全不出者。是以天行之痘极少，即间遇出痘，亦轻而易痊。年中保全婴儿生命，不可胜数。自嘉庆年间，洋痘之法，流传中国，迄今六十余年。学习者日益多，各乡远处，皆知种痘之益。民既便利，然不如国家设立医痘局，兼种洋痘。每年按期施赠，大乡大埠，人烟稠集之处，多设分局，以拯济斯民。如有天行之痘，仍令其到医局调理，免至附近相传，洵属紧要之举。医痘局须离城十里外，有林泉宽敞，隔开住居远些的，如粤省之花地、沙河等处为妥。以上各款保卫之法，想西国、中邦，人同此心，心同此理，良方善法，弭病卫生，既可行之西邦，谅必可行于中国。况事事皆上合王道，下顺舆情，不事改弦更张之纷扰，亦非挟山超海之奇难，诿于不能，是不为也，非不能也。中华衣冠文物，正统相承，政则尧舜禹汤之遗泽，教则儒术姬孔之心传，医则岐黄和扁之精妙，学则周程朱张之正宗，如之何不躬行实践。乃纷纷然专务文藻词章，惑于异端杂说，醮禳之靡费纷华，转移非易。而关于养身保家之要务，反玩视而忽略之。卫生之作，正为此也。且书不尽言，言不尽意，曲终人渺。江上峰青，夫人必深明至理，归识真宗，趋向不惑于他歧，心灵勿迷于物欲。内省不疚，修短何妨，此乃卫生之本旨。缅想当日救主偶施慈惠，残废皆兴，一言之下，魔负释脱。众以不信惊奇，主自行其无事，迨临别升天，授徒医济，以证福音之光，托主名而苛疾悉除，遵主训而永生可得。迄于今福音博济，浩荡无垠，血约维新，贤愚普化，真乃返本还原之觉路，苏死回生之圣药也。卫生之大，莫过于斯。若徒恃人力之私，经营世智，顽躯肥健，世福延长，适足以长骄养惰。多一日之生命，增一日之罪冤，既孤负在世之光阴，反获罪于生命之大主，亦复何益之有？况浮生有限，真道难逢，及早寻原是真智勇，顺之至，不为身世所拘。乐在形骸之外，有不自知其然而然之妙者矣。非提挈纲维之主宰，开示蕴奥，其孰能与于斯？噫！由浅造深，人天一贯。神恩难报，切勿虚生。勉为守道全人，永偕圣灵宠庇矣！

　　　　　　　　　　　　　　　　　　　《卫生要旨》终

中外卫生要旨

郑观应编

南昌方内散人①题词②

　　余与倜鹤③游，忘年兼忘势。善过相劝规，彼此无芥蒂。倜鹤愿力宏，著书多救世。卅载访丹诀，参访靡不至。护师勿计贫，虽老难懈志。所以引证博，仙圣旨全备。嗟我樗栎材，屡承其不弃。何以报知音，挼然赋归去。敬祝一瓣香，人人得坚固。广集卫生经，同登仁寿路。愿速印万本，功德河沙④布。功高果自圆，作仙乃余事。余知倜鹤深，非敢同虚誉。肝肠一片热，倾沥遭非议。非议良何伤，天心自相契。我性素质直，朝夕吐情愫。多病老维摩，尽倾阅历句。现身大说法，度人即自度。

---

① 方内散人：江西南昌人万潜斋，清末道医，兼通儒释，著有《寿世新编》等医书，郑观应曾为其护法。参见施铮、陈仁寿：《清末道医方内散人考》，载《中国中医基础医学杂志》2017年第6期。
② "四卷本"无此题词。
③ 倜鹤：郑观应别号"罗浮倜鹤山人"。
④ 河沙：恒河沙数的简称。语出《金刚经·无为福胜分第十一》。

《中外卫生要旨》卷一序

　　《素问》云："先圣不治已病治未病。"① 余少多病，寡欲葆身为谋。仰事俯畜，置身于争名角利之场，游历四方者二十余年。迨襄办军务，重赴南洋，备尝艰苦，虎口余生，心力交瘁。丙戌②秋归，疾作，延医诊治，药入病增，诸症错出，日事药炉，经三载未痊，始知近世名医，鲜能追踪和缓③。且从远道延至，诊脉开方，俄顷之间，岂能望闻问切四字兼到乎？陈修园云："世人死于病者少，死于药者多。"④ 至言破的，实深感叹。夫欲求治未病之方，必先绝其致病之源。尝闻中西医云："人能自保其身，较易于医者之治病。而保身之法，大要慎起居，节饮食，寡欲清心，存神养气而已。"故西医格致之士，培养精神以绝病源有六要理：曰光，曰热，曰空气，曰水，曰饮食，曰运动。细绎其理，颇得养生之法。爰辑中外先哲及师友所记养生要语二册，日用、五谷、蔬果、禽兽、鳞介、宜忌于人者一册，外功、按摩、导引一册，汇成四册，总名《中外卫生要旨》，即付手民，以期天下人不必延医服药，咸登寿域。庶默契先圣《灵枢》《素问》之旨，于养生之道，不无小补云尔。

---

① "先圣不治已病治未病"一句：语出《素问·四气调神大论》："是故圣人不治已病治未病，不治已乱治未乱，此之谓也。"

② 丙戌：即 1886 年。

③ 和缓：春秋时期秦国医官医和、医缓。

④ "世人死于病者少，死于药者多"一句：语出陈修园《医学三字经·伤寒瘟疫第二十二》"目击者，实心痛"一句之自注。

光绪岁次庚寅①冬至日罗浮山人香山郑官应陶斋甫序于仙羊城之居易山房

---

① 庚寅：即 1890 年。

《中外卫生要旨》卷一

香山郑官应编辑

　　心乃一身之主，主人要时时在家，一不在家，则家人无管束，必散乱矣。故心不内守，则气自散，神自乱，精自耗。世人一生，于妻子、财帛、屋宅、田园、牛羊车马，以至微细等物，无非己之所有，举眼动步，莫不顾恋。且如纸窗虽微，被人扯破，犹有怒心。一针虽小，被人执去，犹有吝意。一宿在外，犹念其家。一仆未归，尚忧其失。种种事务，无不挂怀。一旦大限到来，尽皆抛弃。虽我此身，亦弃物也。况身外者乎？静言思之，恍然可悟，一场幻梦。人生顺逆得失，即盈虚消息之理，乃造化所司，人不得而主之。然造化能苦我以境，不能苦我之心，是只厄其半也。若境苦而我心亦与之俱苦，谓之全厄。明明厄可减半，我自愿受其全，岂非痴汉？仰观宇宙之广大，俯察身世之微渺，内视七情贪恋之虚想，外睹六亲眷属之幻缘，如一浮萍泛于巨海，一沤泡消于大江，此何庸着意安排？倘苦自缠绵，徒以困其终身，此之谓人茧。

　　世宙一大戏场，离合悲欢，要看假些。功名富贵，要看淡些。颠连困苦，要看平常些。时世热闹，要看冷落些。若认真，当顺境则心荡气扬，当逆境则情伤魄丧。到得锣鼓一歇，酒阑人散，漏尽钟鸣，众脚色①一齐下场，那时谁苦谁乐？学治心者，必须万虑俱忘，一心清静。问曰：如何得心清？曰：谁令尔浊？问曰：如何得心静？曰：谁令尔动？凡人起一切事，本

---

① 脚色：《寿世传真》作"角色"。

由自心。止一切事，亦由自心。如耳不闻非礼之声，声自不扰
汝耳。目不视非礼之色，色自不侵汝目。作如是想，自然清
静矣。

又问曰：激烈①之士，于身心世事两境界，他能觑破，用
慧剑斩群魔，自是入道大器。下士为名利缠缚，为嗜欲缠缚，
安能一旦了达解脱？曰：不怕念起，惟怕觉迟。一觉则念止②，
此妙诀也。每于一念妄生，觉时即③止之。自此以一觉止一念，
久之④纯熟，自然无念而成大觉矣⑤。譬如镜常磨则尘垢不沾，
光彩常现。只此觉、止二字，是入清静境界的道路。治心者时
时内观此心，即谓之觉。一切烦邪乱想，随觉即除。将躁而制
之以宁，将邪而闲之以正，将求而抑之以舍。于此习久，则物
冥于外，神安于内，不求静而心自静矣。

人生只忙迫一场，苦恼至死，岂不可哀。《诗》云："今此
不乐，逝者其耋。"⑥ 苦恼者当自去寻乐一番。故⑦人不可不知
虚生之忧，亦不可不知有生之乐。不可不行步步求生之事，尤
不可不存时时可死之心。多忧者其思结，气将沮也。其气沮，
神将索也。多阴而少阳，将从阴而下沉，不能从阳而上升也，
此近死之兆。人生世间，自幼至壮至老，如意之事常少，不如
意之事常多。虽大富贵人，天下之所仰羡，以为神仙。而其不

---

① 激烈：《寿世传真》作"决烈"。
② 一觉则念止：《寿世传真》与"四卷本"作"觉来念则止"。
③ 即：《寿世传真》作"急"。
④ 久之：《寿世传真》作"久久"。
⑤ 自然无念而成大觉矣：《寿世传真》与"四卷本"作"自然无念而有
　　觉心"。
⑥ "今此不乐，逝者其耋"一句：《诗经·车邻》作"今者不乐，逝者
　　其耋"。
⑦ 故：《寿世传真》作"盖"。

如意之事，在所必有①，与贫贱者无异②，从无有足心满意者，故谓之缺陷世界。能达此理而顺受之，则虽处患难中，无异于乐境矣。为卑官，则恨不享大位，及位高，而险祸叵测，回想卑官而受安稳之福，真仙境矣。布衣粝食，举家安泰，惟恨不富。及至金多，而经营劳困，惊惶忧恐，回想贫穷无事时，一家安泰，真仙境矣。身体强健，则恨欲不称心，一朝疾病，淹卧床席③，百般痛苦，回想四体康健④时，真仙境矣。

精者，滋于身者也。气者，运于身者也。神者，主宰一身者也。如耳目官骸⑤之能运者，气也。使之因事而运者，神也。运之或健或倦者，精也。耳乃精窍，目乃神窍，口鼻乃气窍。故耳之闭塞，精病可知。目之昏蒙，神病可知。口之吼喘，气病可知。人身精实则气充，气充则神旺，此相因而永其生者也。精虚则气竭，气竭则神逝，此相因而死者也。人身液化为血，血化为精，精化为髓，如饮食水谷入胃，由脾磨化成液，生血以充精。故必藉谷以培后天之精，人乃得生也。精者，神倚之，如鱼倚水。盖鱼藉水养，神藉精滋也。又精者气托之，如雾托渊。盖渊浅则雾薄，精衰则气弱也。先哲谓人身精液本于各脏所生⑥，不过藏之于肾，非独出于肾也。无摇尔精，乃可长生。无摇者，守之固也。人肝精不固，目眩无光。肺精不固，皮肉消瘦。肾精不固，神气灭散。脾精不固，齿发衰白，疾病随之，

---

① 在所必有：《寿世传真》作"各自有之"。
② 与贫贱者无异：《寿世传真》与"四卷本"下有"特所忧思之事异耳"。当据补。
③ 一朝疾病，淹卧床席：《寿世传真》作"一朝疾病淹缠，卧床寝席"。
④ 康健：《寿世传真》作"康强"。
⑤ 官骸：《寿世传真》与"四卷本"作"手足"。
⑥ 先哲谓人身精液本于各脏所生：《寿世传真》作"后天之精，以至阴之液，本于各脏之生化"。

死亡将至，洵不诬矣。《参赞书》曰：人至中年以后，阳气渐弱，觉阳事犹盛而常举，必慎而抑之，不可纵情过度。一度精不泄，一度邪火灭；一度邪火灭，一度暗添油。① 若不打破此关②，则是膏火将残，更去其油。③ 故《经》④ 语云：稳守精室勿妄泄，闭而宝之可长活。凡房事之事，火随欲起，煽动精室，虽不泄而精离位，若出而复忍之，则精停蓄，必化脓血成毒。

气有秉于天地者，有受于父母者。秉天地之气，谓之真气。受父母之气，谓之凡气。真气者，人才成胎，便秉天地之气，与人身之气，以类感类，合化以成人身。气有清浊厚薄，人因有强弱刚柔。凡气者，人初受形，因父精母血，蕴结而成胎，自有温暖之气，至十月气足，然后降生。一点凡气，藏于下丹田气穴，一身之气，以及呼吸，皆出于此。先天元气为阳气，后天谷气为阴气。常使元气内运，阳气若壮，则阴气自消。阳壮阴衰，百病不生。人若贪睡，则神离于气，气无所主，奔溃四溢。上阳子⑤云：宝精则气裕，气裕则精盈⑥。养生之士，先资其气，资气在于寡欲，欲情不动，则精气自相生矣。

神者，人之未生，父母媾精，其兆始见一点，初凝之念是

---

① 一度精不泄，一度邪火灭；一度邪火灭，一度暗添油：《寿世传真》与"四卷本"作"一度不泄，一度火灭；一度火灭，一度填油"。

② 打破此关：《寿世传真》"四卷本"作"强制"。

③ 《参赞书》曰……更去其油：元李鹏飞《三元延寿参赞书》："《书》云年高之时，血气既弱，觉阳气辄盛，必慎而抑之，不可纵心竭意。一度不泄，一度火灭；一度火灭，一度增油。若不制而纵情，则是膏火将灭，更去其油。"

④ 《经》：指《黄庭经》。

⑤ 上阳子：元代内丹家陈致虚，字观吾，号上阳子，著有《金丹大要》。

⑥ 宝精则气裕，气裕则精盈：引自《金丹大要·上药三品说》："人唯宝精则气裕，气裕则精盈。"

也。始见一点，即所以成形，初交一念，即所以生神。神为气之子，如有气以成形，乃神之知觉运动，指始有身而言也。神为气之帅，如神行即气行，神住即气住，指既有身而言也。神静则心和，神躁则心荡，心荡即形伤。欲全形，先在理神，清心寡欲，以安于内；杜渐防危，不诱于外①。身如屋，神如主人，主人亡，则屋无与守，旷而将倾矣。身如舟，神如舟子，舟子去，则舟不能行，空而随敝矣。世人忙忙碌碌，只奉养肉身，而关系至重之神，反撇却不顾。犹之舍舟子而操舟，弃主人而奉屋，岂不危哉？昔康仲俊年八十六，极壮，自言少时读《千字文》，即有所解悟"心动神疲"四字。平生遇事谨节，不劳心疲神，故老而不衰。太乙②曰：存神可以固元气，令病不生。若终日挠扰③，则神驰于外，气散于内，营卫昏乱，众疾相攻矣。神能使耳目手足视听持行，气即随而运之，故宁神即养气保精也。

　　《玉皇心印经》④云：上药三品，神与气精。神属阳，阳中含阴为妇。气属阴，阴中发阳为夫。以神依气，如妇之嫁夫，随夫贵贱。人禀肌体厚薄，寿夭不齐者，由于气质之始，有浅深故也。气壮则神全，气弱则神枯，气绝则神去。故陈上阳真人云：人死因气绝，人存因气存。一点阳气不灭不为鬼，一点阴气不尽不为仙。石杏林⑤真人云：气是形中命，心为性内神。

---

① 清心寡欲，以安于内；杜渐防危，不诱于外：《寿世新编》与"四卷本"作"恬和养神，以安于内；清虚栖心，不诱于外"。

② 太乙：《寿世传真》作"太益"。

③ 扰：《寿世传真》作"混"。

④ 《玉皇心印经》：即《高上玉皇心印经》。

⑤ 石杏林：石泰，字得之，号杏林，宋代道士，道教内丹派南宗五祖之一，著有《还源篇》。

薛道光①真人云：昔日逢师传口诀，只教凝神入气穴，以精化气气化神，炼作黄芽并白雪。萧紫虚真人②云：大药三般精气神，天然子母互相亲。合诸仙之言，修炼只在精气神。盖精生气，气生神，精弱则神气衰也。人年十六则精泄，所丧者少，则随日所生以补之。所补者，后天之阴精，非先天之元精。若所补不敷所泄，则精竭而身毙矣。故欲不节则精耗，精耗则气衰，气衰则病至，病至则身危。噫！精之为物，其真宝乎！又奚可纵欲而丧躯乎？《千金翼方》论男女交媾之理，常人身体壮者，二十岁四日一泄，三十岁八日一泄，四十岁十六日一泄，五十岁二十日一泄，六十岁者，闭精勿泄，体力犹壮者，一月一泄。凡人气力自有盛过人者，亦不可抑忍，久而不泄，致生痈疽。若年过六十，有数旬不得交合，意中平平者，自可闭固也。有一老人，七十余岁，询余曰：数日来，阳气益胜，自思气血已衰，何有此盛？余答曰：此反常不吉之兆。子不闻膏火将竭，必先暗而后明，明止则灭乎？今年迈桑榆，当闭精息欲，忽春情发兴，故曰反常，宜勉之。后四旬发病而殁，此不慎之效也。③ 观此则寿之修短，全系精气神之盈亏，精血一败，神气无所倚附，欲长寿而享诸福，难矣！达者当知精髓有限，生之甚难，耗之甚易，如油尽灯灭。若纵欲精散，假力药饵，弃真取伪，弃内取外，不亦愚乎！养生以养心为主，故心不病则神不病，神不病则人自宁。养生之法，须要摆脱一切，毋以妄

---

① 薛道光：薛式，宋代道士，石泰弟子，著有《还丹复命篇》。
② 萧紫虚真人：萧廷芝，号紫虚了真子，宋代道士，著有《金丹大成集》。
③ 《千金翼方》……此不慎之效也：引自唐孙思邈《备急千金要方》。文字有所改动。

想戕真心，毋以客气伤元气。①

古之真人，知神由中生，而气自外来，故必以神驭气而保厥长生。夫人之一身，常以元神为主宰，而取坎填离，气始复焉。坎中之水，即阳气也，乘其爻动而以意招之。离中之火，即阴精也，静极能应而以意运之。此意从静极而生，即真土也。气精交感，皆是真意所摄。意不专一，其神散而不凝。神不凝聚，则大用现前，而失之俄顷。是故安静虚无，以养其神也。万乘之主，以尊其神也。神灵则气应，始可从事伏食，而行还返之道。故神为丹君，气为丹母，诚用功纲要也。

张紫阳真人②曰：养心又在凝神，神凝则气聚，气聚则形全。若日逐劳攘忧烦，神不守舍，则易于衰老。又曰：收视反听，凝神于太虚，无一毫杂想，少焉神入气中，气与神合，则真息自定，神明自来。

调息一法，贯彻三教，大之可以入道，小用亦可养生。故释迦垂教，以目视鼻端白，数出入息，为止观初门。庄子《南华经》曰："真人之息以踵。"王龙溪③先生曰："古之至人，有息无睡。"故大《易》随卦曰："君子以向晦入宴息。"宴息之法，当向晦时，耳无闻，目无见，四体无动，心无思虑，如种火相似，先天元气元神，停育相抱，真意绵绵，开阖自然，与虚空同体，故能与虚空同寿也。

朱子曰：余作《调息箴》，亦是养心一法。盖人心不定者，其鼻息之嘘气常长，吸气常短，故须有以调之。息数停匀，则

---

① 观此则寿之修短……毋以客气伤元气：引自清梁文科《集验良方》。

② 张紫阳真人：张伯端，字平叔，号紫阳，天台（今属浙江）人。北宋时期著名高道。

③ 王龙溪：王畿，字汝中，号龙溪，学者称龙溪先生，绍兴山阴（今浙江绍兴）人，中国明代思想家。

心亦渐定。所谓持其志，毋暴其气也。《箴》曰：鼻端有白，我其观之。随时随处，容与猗移①，静极而嘘。如春沼鱼，动已而吸。如百虫蛰，氤氲阖辟，其妙无穷，孰其尸之。不宰之功，云卧天行，非予敢议，守一处和千二百岁。

陆潜虚真人②，明嘉靖间回，翁度之，其论调息法云：如何是勿忘？曰：守自然。如何是勿助？曰：顺自然。如何守？曰：依息。如何顺？曰：平息。依息则息能通息矣，平息则息能匀息矣。问：守与顺，是二乎？是一乎？曰：知所以守，则知顺之矣。知所以顺，则知守之矣。是二是一，原是不错。由博返约，惟在凝神。切勿用意，知用意则非真意。真意从静中生，鸿蒙初判，无有染着，乃克用之。故要死过来，乃知生。不知生，亦不知死。生死是动静深机。

陆真人又论调息法云：凡调息以引息者，只要凝神入气穴，神在气穴中，默注阴蹻，不交而自交，不接而自接，所谓隔体神交，理最祥，古仙已言之确矣。所谓离形交气，别有口传也。所谓男不宽衣，女不解带，敬如神明，爱如父母，皆比凝神聚气而已。故曰：道归自然。《参同》曰："自然之所谓兮，非有邪伪道。"此之谓也。

陆真人三论调息法云：今夫水与水合，火与火合，风与风合，云与云合，常理也。调息者，以气合气，何待强为？只要凝神入气穴，神光下照阴蹻脉，不期而会者，一气之感通，自然而然也。屯卦曰：以贵下贱，大得民也。咸卦曰：止而悦，男下女，是以亨。《易》于交接之道，盖已言之的矣。但调息之法，有法功，有器用，丹道始终不离。

张三丰真人曰：凝神调息，调息凝神，八个字就是下手工

①　猗移：委曲顺从貌，语出《列子·黄帝》。
②　陆潜虚真人：名西星，号长庚，明朝著名道教人士。

夫，须一片做去，分层次而不断乃可。凝神者，收已清之心，而入其内也。心未清时，眼勿乱闭，先要自劝自勉，劝得回来，清凉恬淡，始行收入气穴，乃曰凝神。凝起神了，然后如坐高山，而视众山众水，如燃天灯，而照九幽九昧。所谓凝神于虚者此也。调息不难，心神一静，随息自然。我只守其自然，加以神光下照，即调息也。调息者，调度阴跷之息，与吾心中之气，相会于气穴中也。

学道之士，须要清心清意，方得真清之药物也。毋逞气质之性，毋运思虑之神，毋使呼吸之气，毋用交感之精。然真精动于何时，真神生于何地，真气运于何方，真性养于何所，是不可不得明道之士而细言之也。

息静则神归，凝神之法固赖调息，神定则息住。调息之法，亦赖乎凝神也。盖其存神于虚，则内息方有所以。息恋神而住，神依息而留。神息两平，若存若亡，不知神之为息，息之为神也。曹元君曰：我与诸君说，端的命蒂从来在真息，以真息为命蒂，何也？盖吾人以后天之呼吸，配先天之呼吸，而先天之呼吸，乃吾身真气被息引动，悠悠来往，斯时也。是息动耶？是气动耶？息动气亦动，两不分明，中有气也。故曰：真气氤氲，有息也。故曰：真息橐籥①，真息动而真气生，真气生而命蒂固，复命之根，养命之源，护命之宝，诚在真息而已。自古三教圣人，论调息凝神之语颇多，不能备录。惟择其浅而易明者，随笔录付手民，不及编次，愿与天下人同受其福，由浅入深，不独卫生却病而已也。

东坡先生《养生颂》曰：已饥方食，未□□止。散步逍遥，务令腹空。当腹空时，便当入室。□□□夜，坐卧自便。

---

① 橐籥：古代鼓风箱。刘禹锡《问大□□》："橐籥圈匡，熔炼消息。"此喻肺主气，司呼吸，调节气机□功能。

惟在摄身，使如木偶。当自念言：我今此身，若少动摇，如毫发许，便堕地狱。如商鞅法，如孙武令，势在必行，有死无犯。又用佛法及老子语，视鼻端白，数息出入，绵绵若存，守之不动，数至数百。此心寂然，此身兀然，与虚空等，不烦禁止，自然不动。数至数千，或不能数。则有一法，强名曰随。与息俱出，与息俱入，随之不已。一旦自住，不出不入，忽觉此息，从八万四千毛窍中，云蒸雨散，无始以来。诸病自除，诸障自灭，自然有悟。譬如盲人，忽然有眼，此时何用求人指点。是故老人言尽在此。

嵇康先生曰：养生有五难。名利不去为一难，喜怒不除为二难，声色不去为三难，滋味不绝为四难，神虑精散为五难。五者不去，虽心希难老，口诵至言，咀嚼英华，呼吸太阳，不能不回其操，不夭其年也。五者无于胸中，则巽顺日跻，道德日全，不祈祥而得福，不求寿而延年，此养生之大旨也。

黄帝问于岐伯曰：余问上古之人，春秋皆度百岁，而动作不衰。今时之人，年至半百，而动作皆衰者。时代异耶？将人自失之耶？岐伯曰：上古之人，其知道者，法于阴阳，和于术数，饮食有常节，起居有常度，不妄作劳，故能形与神俱，而尽终其天年，度百岁乃去。今时之人则不然，以酒为浆，以妄为常，醉以入房，以欲竭其精，以耗散其真。不知持满，不知养神，务快其心，以乐其生，起居无节，故年至半百而衰。夫上古圣人之教下也，以为虚邪贼风，避之有时，恬淡虚无，真气从之，精神内守，病安从来。是以志闲而少欲，心安而不惧，形劳而不倦，气从以顺，各遂其欲，皆得所愿。故甘其食，美其服（《素问》作美其食，任其服），乐其俗，高下不相慕，故其民日朴。是以嗜欲不能劳其目，淫邪不能惑其心，愚智贤不肖，不惧于物，合于道数，故皆能度百岁，而动作不衰者，其德全不危也。是以人之寿夭，在于搏节，若消息得所，则长生不死。恣其情欲，则命同朝露。岐伯曰：人年四十而阴气自半也，起居衰矣。年五十，体重，耳目不聪明也。年六十，阴痿，气力大衰，九窍不利，下虚上实，涕泣俱出。故曰知之则强，不知则老。同出异名，智者察同，愚者察异。愚者不足，智者有余。有余则耳目聪明，身体轻强，年老复壮，壮者益理。是以圣人为无为，事无事，乐淡泊之天，能绝欲快志，得虚无之守，故寿命无穷，与天地终。此圣人之治身也。

春月阳气，闭藏于冬者，渐发于外，故尔发散，以畅阳气。《内经》云：春三月，此谓发陈，天地俱生，万物以荣，夜卧早起，广步于庭，披发缓形，以使志生。生而勿杀，与而勿夺，赏而勿罚。此春气之应养生之道也，逆之则伤肝。夏为寒变，勿衣薄，令人背寒伤肺，生咳嗽、霍乱等病。

夏月阳气发外，伏阴在内，是内阴而外阳，特患下痢，以泄阴气。《内经》云：夏三月，此谓蕃秀，天地气交，万物华实，夜卧早起，毋厌于日。使志无怒，使华英成秀，使气得泄，若所爱在外。此夏气之应养长之道也，逆之则伤心。秋为痰火，宜薄滋味，节色欲，静养以定心气，早卧早起。此时心旺肾衰，精化为水。

秋月当使阳收敛，不宜吐汗，犯之令人脏腑消铄。《内经》云：秋三月，此谓容平，天气以急，地气以明。早卧早起，与鸡俱兴，使志安宁，以缓秋刑，收敛神气，使秋气平。毋外其志，使肺气清。此秋之应养收之道也，逆之则伤肺，冬为餐泄。

冬月天地闭，血气藏，伏阳在内，心肺多热，切忌发汗，以泄阳气。《内经》云：冬三月，此谓闭藏，水冰地坼，无扰乎阳，早卧晚起，必待日光，使志若伏若匿，若有私意，若已有得。去寒就温，毋泄皮肤，使气亟夺。此冬气之应养藏之道也，逆之则伤肾，春为痿厥。

春三月，《摄生消息论》曰：春阳初升，万物发萌，人有宿疾，春气发动。又兼去冬以来，拥炉熏衣，积至春月，因而发泄，致体热头昏，四肢倦怠，腰脚无力，皆冬所蓄之疾，是务调理。春夜卧时，间或用热水，下盐一撮，洗膝下至足方卧，能泄风邪脚患。

夏三月，《保生心鉴》曰：于斯时也，暑气酷烈，烁石流金于外，心火焚炽于内。古人于是时独宿，淡味节欲，葆神定心息气，兢兢业业，保身养生。谚云：度过七月半，便是铁石汉。因一岁，惟夏乃生死关也。试看草枯木落，其汁液尽消竭于夏。危乎！危乎！其此时乎！

秋三月，《律志》曰：此西方金气之所生也，常以肃杀而为心。天之于物，春华秋实。人于此时，当调养精神，以敛肺气。勿为酒食所伤，勿使热邪，收藏于内，以保其身，则一冬可以无病。

冬三月，《律志》曰：此北方阴气胜也，阳伏于下，于时为冬，当闭精养神，以厚敛藏，如植物培护，不宜犯贼邪之风。冬月东南风为贼邪风，宜谨避之。

逆春气则少阳不升，肝气内变。逆夏气则太阳不长，心气内洞。逆秋气则太阴不收，肺气焦满。逆冬气则少阴不藏，肾气独沉。夫四时阴阳者，万物之根本也。所以圣人春夏养阳，秋冬养阴，以从其根，故与万物沉浮与生长之门。逆其根则伐其本，坏其真矣。故阴阳四时者，万物之终始，死生之本也。逆之则灾害生，从之则疴疾不起，是谓得道。道者，圣人行之，愚者悖之。

天地阴阳之气，从之则生，逆之则死。从之则治，逆之则乱。反顺为逆，是谓内格。是故不治已病治未病，不治已乱治未乱，此之谓也。夫病已成而后药之，乱已成而后治之，譬犹渴而掘井，斗而铸锥，不亦晚乎！天有四时五行，以生长收藏，以寒暑燥湿风，人有五脏化为五气，以生喜、怒、悲、忧、恐。故喜怒伤气，寒暑伤形，暴怒伤阴，暴喜伤阳。故喜怒不节，寒暑失度，生乃不固。人能依时摄养，乃得免其夭札也。按以上所论时令寒暑，就中国天气而言之。

王侯之宫，美女盈千。卿士之家，侍妾数百。昼则以醇酒淋其骨髓，夜则以房室输其血气。耳听淫声，目乐邪色，宴内不出，游外不返，王公得之于上，豪杰驰之于下，及至生产不时，字育太早，或童孺而擅气，或疾病而构精，精气薄恶，血脉不充。既出胞藏，养护无法，又蒸之以绵纩，烁之以五味，胎伤孩病而脆。未及坚刚，复纵情欲，重重相生，病病相孕，国无良医，医无审术，奸佐其间，过谬常有。会有一疾，莫能自免。故今少百岁之人者，岂非所习不纯正乎！

《抱朴子》曰：或问所谓伤之者，岂色欲之间乎？答曰：亦何独斯哉！然长生之要，其在房中，上士知之，可以延年除病，其次不以自伐。若年当少壮，而知还阴丹以补脑，采七益于长俗（一作谷者），不服药物，不失一二百岁也，但不得仙耳。不得其术者，古人方之于凌杯[①]以盛汤，羽苞之蓄火。又且才所不逮，而强思之，伤也。方所不胜，而强举之，伤也。深忧重恚，伤也。悲哀憔悴，伤也。喜乐过度，伤也。汲汲所欲，伤也。戚戚所患，伤也。久谈言笑，伤也。寝息失时，伤也。挽弓引弩，伤也。沉醉呕吐，伤也。饱食即卧，伤也。跳足喘乏，伤也。欢呼哭泣，伤也。阴阳不交，伤也。积伤至尽，尽则早亡，尽则非道也。

———————————

① 凌杯：《抱朴子·极言》为"冰杯"。

养性之士，唾不至远，行不疾步，耳不极听，目不极视，坐不久处，立不至疲，卧不至懂，先寒而衣，先热而解。不欲极饥而食，食不可过饱。不欲极渴而饮，饮不可过多。饱食过多，则结积聚。渴饮过多，则成痰癖。不欲甚劳，不欲甚佚，不欲流汗，不欲多睡，不欲奔走车马，不欲极目远望，不欲多啖生冷，不欲饮酒当风，不欲数数沐浴，不欲广志远愿，不欲规造异巧。冬不欲极温，夏不欲穷凉。不欲露卧星月，不欲眠中用扇。大寒大热，大风大雾，皆不欲冒之。五味不欲偏多，故酸多则伤脾，苦多则伤肺，辛多则伤肝，咸多则伤心，甘多则伤肾，此五味刻五脏，五行自然之理也。凡言伤者，当时不觉也，谓久即损寿耳。

善摄生者，卧起有四时之早晚，兴居有至和之常制。调利筋骨，有偃仰之方。祛疾闲邪，有吐纳之术。流行营卫，有补泻之法。节宣劳逸，有与夺之要。忍怒以全阴，抑喜以养阳。然后先服草木以救亏缺，后服金丹以定无穷。养性之理，尽于此矣。夫欲快意任怀，自谓达识知命，不流异端，极情肆力。不劳持久者，闻此言也，虽风之过耳，电之经目，不足异也。虽身枯于留连之中，气绝于绮纨之际，而甘心焉。亦安可告之以养性之事哉！匪惟不纳，及谓妖讹，而望彼信之。所谓以明鉴给蒙瞽，以丝竹娱聋者也。

魏武帝①语皇甫隆②令曰：闻卿年逾百岁，而体力不衰，耳目聪明，颜色和悦，此盛事也。所服食施行导引，可得闻乎？若有可传，望即密示封内。隆上疏对曰：臣闻天地之性，惟人为贵。人之所贵，莫贵于生。唐荒伊始，劫运无穷。人生其间，忽如电过。每一思此，罔然心热。生不再来，逝不可追。何不

---

①　魏武帝：即曹操，字孟德，沛国谯县（今安徽亳州）人。

②　皇甫隆：三国敦煌太守，长于养生。

抑情养性，以自保惜？今四海垂定，太平之际，展才布德，当由万年。万年无穷，当由修道。道甚易知，但莫能行。臣常闻道人蒯京①，已年一百七十八岁，而甚健壮。言人当朝朝服食玉泉琢齿，使人健壮有颜色，去三虫而坚齿。玉泉者，口中唾也。朝旦未起，早漱津，令满口乃吞之。琢齿二七遍，如此者，乃名曰练精。穰岁多病，饥年少疾，信哉不虚！是以关中土地，俗好俭啬，厨膳肴馔，不过菹酱而已，其人少病而寿。江南岭表，其处饶足，海陆鲜肴，无所不备，土俗多疾，而人早夭。北方仕子，游宦至彼，遇其丰赡，以为福祐所臻，是以尊卑长幼，恣口食啖，夜长醉饱，四体热闹，赤露眠卧，宿食不消。未逾朞月，大小皆病，或患霍乱、脚气、胀满，或寒热、疟痢、恶瘵、丁肿，或痈疽痔漏，或偏风猥退。不知医疗，以至于死。凡如此者，比比皆是，惟云不和水土，都不知病之所由。静言思之，可谓太息者也。

　　学者先须识此，以自戒慎。一人之身，一国之象也。胸腹之位，犹宫室也。四肢之列，犹郊境也。骨节之分，犹百官也。神犹君也，血犹臣也，气犹民也。知治身则能治国也。夫爱其民，所以安其国。惜其气，所以全其身。民散则国亡，气竭则身死。死者不可生，亡者不可存。是以至人消未起之患，治未病之疾，先医于无事之前，不追于既逝之后。夫人难养而易危也，气难清而易浊也。故能审威德，所以保社稷。割嗜欲，所以固血气。然后真一存焉，三一守焉，百病却焉，年寿延焉。

　　虽常服饵，而不知养性之术，亦难以长生也。养性之道，常欲小劳，但莫大疲及强所不堪之事。夫流水不腐，户枢不朽，以其运动故也。养性之道，莫久行、久立、久坐、久卧、久视、

① 蒯京：西汉养生家。

久听。盖以久视伤血，久卧伤气，久立伤骨，久坐伤肉，久行伤筋也。仍莫强食，莫强酒，莫强举重，莫忧思，莫大怒，莫悲愁，莫大惧，莫跳踉，莫多言，莫大笑。勿汲汲于所欲，勿悁悁怀忿恨。如此数事，若能不犯者，则得长生也。故善摄生者，常少思、少念、少欲、少事、少语、少笑、少愁、少乐、少喜、少怒、少好、少恶，行此十二少者，养性之大略也。多思则神殆，多念则志散，多欲则志昏，多事则形劳，多语则气乏，多笑则脏伤，多愁则心慑，多乐则意溢。多喜则忘错昏乱，多怒则百脉不定，多好则专迷不理，多恶则憔悴无欢。此十二多不除，则营卫失度，血气妄行，丧生之本也。惟无多无少者，几于道矣。是知无外缘者，真人初学道之法也。若能如此者，虽居瘟疫之中，无忧疑矣。

既屏外缘，须守五神（肝、心、脾、肺、肾），从四正（言、行、坐、立），不得淫思妄想，欲念一萌，恶邪即起。故孔子曰：思无邪。此言洵可味也。如能习黄帝内视法，依时常存想思令，使见五脏如悬磬，五色了了便分明，功夫勿辍心自定。其法每旦初起，面向午，展两手于膝上，心眼观气，上入顶，下达涌泉。旦旦如此，名曰迎气。又以鼻引气，口吐气，吐气之时，不得开口，必使出气少，入气多，功候方能圆到。每欲食，送气入腹，以气为主人也。凡心有所爱，不用深爱。心有所憎，不用深憎，并皆损性伤神。亦不用赞，亦不用毁。常须运心于物平等，如觉偏颇，毋使稍有所倚。居贫勿谓常贫，居富莫谓常富。居贫富之中，常须守道，勿以贫富易志改性。识达道理，似不能言。有大功德，勿自矜伐。美药勿离手，善言勿离口。乱想勿经心，常以真心至诚，恭敬于物。慎勿诈善，以悦于人。终身为善，为人所嫌，勿得起恨。事君尽礼，人以为谄，当以道自平其心。道之所在，其德不孤。勿言行善不得善报，以自怨恨。居处勿令心有不足，若有不足，则自抑之，勿令得起。人能知足，天遗其禄。所至之处，勿令多求，多求则心自疲而志苦矣。

人之所以多病，当由不能养性。平康之日，以为当然，纵情恣欲。心所欲得，则便为之，不拘禁忌。欺罔幽明，无所不作，自言适性。不知过后，一一皆为病本。及两手摸空，自汗流出，口唱皇天，无所逮及。皆以生平粗心，不能自察，一至于此。但能少时内省身心，则自知见。言行之中，皆长诸疴。将知四百四病，身手自造，本非由天。及一朝病发，和缓不救，反致诽谤医药无效，神仙无灵。故有智之人，爱惜性命者，当自思念。深生耻愧，诚勒身心，常修善事也。

居处不得绮靡华丽，令人贪婪无厌，乃患害之源。但令清雅素洁，无风雨暑湿为佳。衣服器械，勿用珍玉金宝，增长过失，使人烦恼。根深厨膳，勿使脯肉丰盈，常令俭约为佳。然后行作鹅王步，语作含钟声，眠作狮子卧（右胠胁着地坐脚也）。每日自咏歌云：美味须熟嚼，生食不粗吞。问我居止处，大宅总林村。胎息守五脏，气至骨成真。又歌曰：日食三个毒，不嚼而自消。锦绣为五脏，身着粪扫袍。修心既平，又须慎言语。凡言语读诵，常想声在气海中（脐下也）。每日初出候勿言语，读诵宁待平旦，然后朗诵。且早起必专言善事，不欲先计较钱财。又食时不得语，语而食者，常患胸背痛。亦不得寝卧多言笑，寝不得语言者，言五脏如钟磬，不悬则不可发声。行不得语，若欲语，须住乃语，行语则令人失气。冬至日止可语，不可言，发言恐触冷气，勿开口大语为佳。

三丰真人云：世人所谓读书十年，养气十年。他把读书养气，分为两节事件，便不是圣贤学问。夫读书所以研理，养气所以炼性。性理功夫，就在读书养气，并行不悖之中。宣圣云：

学而时习之。此便是研炼性理，纯一不已处。盖涵养中有大学问，和平处有真性情。诸子要容人之所不能容，忍人之所不能忍，则心修愈静，性火愈纯。茫茫岁序，逐景漂流。吾见人寰中求名求利之辈，转瞬而拾青紫，数岁而拥丰资者，千百人中不数人。即有其人，高爵大权，难压阎罗尊者。黄金白玉，难买无常不临。又或有居富而寿，居贵而安者，终归白杨墓下。秋风潇潇，凉气惨人。其子孙不肖，转眼荒凉，有何益哉！况乎大富大贵，骤富骤贵，则亲朋之借贷、邻族之干求，自为人情所不免。倘或悭吝居心，骄盈自大，则怨恨必多。既乖人情，复违天理。当思我初，曾经贫贱，曾历困苦。今忽富贵，可不广行善事，速报天恩而推己及人也乎？否则必非载道之器，无人久享之道也。人能看得破，撇得开，自然不恃己富，亦不羡人之富。不矜己贵，亦不羡人之贵。求吾安命之理，守我修真之道。人竞嚣嚣，我独默默。人皆烦恼，我独清凉。又安问人之达与不达，穷与不穷，为旁观之不平也哉？

人寿一事，上士有定，下士有定，中士无定。中等人少善少恶，天欲延之不可，天欲迫之又不可，于是任他自生自死于其中。保则生，不保则死，故修身尚焉。修身而加以积功累行，以企于长生久世者尚焉。若下等人，多过多恶，必终不肯修身。其身上之精气，削之剥之，死之罚之而已矣。上等者，则不然。以上等而修长生，长生可证也。即不愿修长生，然其正气撑空，亦得联班神道。否则转投人世，亦必生入仁善之家。天理若此，有何难晓哉？

自古忠贞节烈，杀身成仁之时，便有七返还丹景象。当其一心不动，一志不分，其一段浩然之气，具足于中，自甘顺受其正，任他刀锯鼎镬，毫不动摇。自然凝而至坚，聚而不散，火候至此，则英雄之正气且万年而不灭也。仙家入室临炉，就要有此手段。

人于孝道，务宜各尽天良，不能一样，却是一样，同归于孝字中乃可。欲免门闾之望，就宜归家奉养。欲求显扬之义，就宜矢志皇路。欲要保身为孝，就宜寡欲清心，徒托空谈无益也。如显扬未能，归家时少，到不如寡欲清心，体曾孟两贤之训为善。若不清心寡欲，只是妄想名而名不成，妄想利而利不就，妄想一切而一切不可得。形神憔悴，父母之颜状未衰，人子已有老惫之态。是欲言孝而孝亦不久，反令父母惟其疾之忧，多远游之虑。不幸而人子一死，反添父母悲伤，反使父母埋葬。由此思之，孝在何处？不将为毕世之罪人乎？吾道以清心寡欲为本，实属保身之方。再加以色和颜顺，身敬意诚，则于孝为有得矣。人莫不欲尽忠孝、立大节也。盖忠孝者，本乎真心。大节者，原乎真气。欲得真心真气，又当以静为主，乃能存得起真心，养得起真气。人要寻内快活，勿寻外快活。孔子之乐在其中，内快活也。若徒愿乎其外，是欲求外快活而反生烦恼也。

儒生家多得泄精症者，虽缘心火不纯，亦因彻夜谈笑，承夜读书。引丹田之气，尽纵于口角之间，致使精失其伴，遂有此泄精症耳。善保身者，谈笑宜少，读书宜和。

有一后生得慵软之病，张三丰真人曰：汝宜趁此冬晴，运小石砌小坞，携山锄删枯草，未馁则止。日日如此，悠游运动，若园丁然，则通身气血，活而不滞也。

读书立品，儒者急务。而保身之道，足包立品于其中。保身者必去骄奢淫佚，扫荡邪行，故保身可包立品也。夫保身之道，自曾子传之，至孟子而充大其说。养心寡欲，持志守气，此保身之圭臬也。而修真之道，即以此为正法门。但人心蒙蔽，闻保身而以为常谈，闻修真而以为奇异，欲思修身悟道者难矣。

凡人外营，亦必内营。内秀醇厚，外福亦加。忙中偷得一分闲，即得一分调养。静里读得一日书，即得一日好处。若只向外边奔驰，则刊落本原，愈见其薄矣。

保身以安心养肾为主，心能安则离火不外荧，肾能养则坎水不外漉。火不外荧，必无神摇之病，而心愈安。水不外漉，必无精泄之患，而肾愈坚。肾坚则命火不上冲，心安则神火能下照。精神交凝，结为胎息，可以却病，可以延年。平日之间，静养身体，素位而行，随遇而安，则心性和平，神气冲淡。

世人朝夕奔波，总云不得已。惟心中有不得已，故口中尝言不得已。且今不得已，而将来必得已。病矣，衰矣，老矣，死矣，得已乎？不得已乎？与其日后不可已而终已，何如及早速已而反无已也。明哲知几者，如此宜豫计之。

三丰真人尝谓：治痨病，要心静，要心平，要心缓，不可希图速效，服药不加病即是效。然后一日微好，二日微好，三日渐好，虽属迟缓，比那逐日添病，转眼即亡者，不啻有天渊之别矣。又谓老年道士曰：汝辈到今日年纪，总要死心塌地做功夫俗事，以"莫管他"三字为主，则万念冰消。凡人身中皆有窍，窍中皆有生气。若无生气，安能保护形躯？只是有气发生，而人不知静察耳。今为汝说八句闲话，以当暮鼓晨钟。人要懂点窍，知点几，留点神，下点气。更要想得穿，看得破，做得事，成得人。此虽是无心之谈，即是汝等当用心学问。定为心，静为神。虽有窍而心不定于其中，何从知几乎？

人身中精气，虽分阴阳。然真阴真阳，原有互根之妙，相生之理。天下未有真阳固密，而阴精不足之人，亦未有阴精充满，而元阳不壮者，但燥热之阳乃能伤阴，沉寒之阴乃能伤阳经。固有少火壮火之别，则阴可类推矣。至若饮食药物之阴阳，积寒积热，必能伤气伤精，又不可不慎。阴阳均不可偏，然凡人调摄则助阳必兼助阴。阳辟则火也，阴辟则油也。火有气有形而无质，油则纯以质用矣。气非形质则无所附丽，厚其形质，元气乃充。故如萤者此火，燎原者亦此火。原无衰旺，因所附以为衰旺。吾人日用饮食，总是补之味。盖欲补其精也。精补则气自足。若舍形下之器，则无形之上道。

余脾肾两亏，服甘寒之品，即生痰败胃。服辛热之药，则便血遗精。只宜甘温。《经》云：补虚助弱，用药概须温和，久服自能奏功，乃无留害。如知母、黄柏之属，大寒伤气。桂、附之属，大热伤精。即有阴虚劳瘵，亦宜投以清和之剂。若折以苦寒，火未必退，脾家元气先伤。即有阳虚怯弱，亦宜佐以温养之方。若助以辛热，少火未生，壮火先灼，养生者慎之。

人身如天地，和煦则春，惨郁则秋。春气融融，故能生物。秋气肃肃，故能杀物。明乎生杀之机者，可与论养生。夫心为一身之宰，脾为万物之母。养心养脾，摄生最要。

王节斋[1]先生云：凉风寒露，雾障湿气，体弱者常须避之。汗出脱衣去袜之时，莫当风取凉，最易感冒。恼怒尤忌之，酒后亦忌。当取凉脱巾袜后，便用手多磨擦，令毛窍闭，为妙法，予生平确为此忌。盖气血本虚之人，又以不慎招外邪，再伤其气血，大非所宜。

王履素先生云：病时俗人相慰曰"常病大仙"。予时笑以为迂。后见强壮者忽登鬼录，而多病者或得绵延，始信恒言，却有至理。盖无病者，以有所恃而放其形骸。常病者，以有所惧而慎其操持，故得失相反如此。予当年筮病，得否之九五曰："其亡其亡，系于苞桑。"[2] 意正与此合。慎之时义大矣哉！频

---

[1]　王节斋：即王纶，字汝言，号节斋，浙江慈溪人，明代医家。

[2]　否之九五曰："其亡其亡，系于苞桑。"：《周易·否卦》："九五：休否，大人吉；其亡其亡，系于苞桑。"此处指平时要有忧患意识。

浴亦非病者所宜，能耗元气也。

生平质弱有奢勇之畏，然有时冲风行路，虽大风不感。有时坐卧闲居，偶微风竟病。予深维其故，风行路时，精神勇往向前。我气胜，故风不能入。坐卧时，精神懒散，则腠理疏，故风得袭之。风中尤不可睡，睡即腠理开，邪最易入也。

王履素先生云：中气为误药所伤，遂觉虚弱不能耐饥。丁巳岁，予随同邑卿大夫谒上台，谈三邑粮事，日昃不了，觉腹内饥饿。一时中气虚怯，倦怠自汗，服补中益气汤数十剂，中气方稍稍复。然自此益不能耐饥，予每出必以干粮从，而对客多不便食，乃制补脾药为大丸，日携之囊中。偶值饥不得食，即服数丸，腹便果然。故历宦途几二十载，而脾胃不受病者，赖此药之功也。

体弱人每事当之所节，节欲、节劳、节饮食，此其大要。子瞻云：伤生之事非一，而好色者必死。人当好色情浓时，特提死字敌之，可得衰减。凡用心、用力，及用目、用耳，一切事稍觉其劳，即便停歇，以节省之。稍息再劳，庶不至受病。若待病而后调之，费力而取效难矣。

失饥伤饱，脾胃乃伤。养生家有言：未饥先食，稍饱即止。此是保脾胃良法。然世途中人，安能如此惬适？但常存此心，使不至于大饥大饱，以伤天和可矣。

醉之为害，不可胜言。其于节欲，更须戒醉，醉后最易犯欲。《内经》言：醉以入房，养生大忌，能致百病。盖醉里乾坤，另一光景。生平谨懔，顷刻恣睢。尊生一念，遂置度外，故摄养家切忌纵饮。

王履素先生云：凡人患脓颗疖子，虽曰湿、曰热、曰气血不和，毕竟还是气血有余，故少年人多患此。予弱冠前亦然，及病后永无此患，想气血不旺之故也。至若痈疽之毒，则有所以致之，有因心怀郁结者，有因好饮火酒、喜炙煿者，有因气血枯涸者，不可不慎其因。昔王损庵①先生曾对予言：人参养荣汤，若人终身服之，可永免痈疽之患。盖以能调和气血也。忍冬藤酿酒，常时服之，亦可以解此。古人言：毋以脾胃热冷物，毋以脾胃软硬物，毋以脾胃熟生物，可谓至言。

暑月劳役于暑中，及炎房逼浅，受暑而病者，名中暍；其避暑纳凉于深林大厦之间而病者，名中暑。摄养家于三伏之候，但居于宽厂稍凉之处，使不至中暍即已。切不可因热贪凉，处于阴寒之地以为快。暑中劳役，非人情所乐，此必出于不得已。然名利与此身，亦须稍分轻重。至于遇凉招疾，乃所自取，于人何尤？四时偶遇快风，切须谨避。《内经》所言厉风，殆谓此耳。《内经》论风为害独详，要知避风，亦是摄养家要事。古云：避风如避箭，避色如避仇，真药石之言也。风固宜防，露尤须避。风属阳，露属阴。阴气中人，最易得疾。故夏月不宜久坐露下纳凉，秋来多致患疟。每日将昏时，即有露气，其气能直透房栊，故夜卧须闭窗而后睡，次日晨起，体自舒泰。

谚云：早饭要早，中饭要饱，夜饭要少。语语皆格论。空腹莫多言，最为伤气；中午必须饭饱，必满量而止，则神气自旺；晚餐微酣，不可过醉，亦不可过饱，自然神清气爽。

王履素先生云：予少年气血不足，十日九病。自虑不能老，幸延残喘，以迄于今。中丞给谏两兄，生平精神大旺，竟年不满六旬。盖予以病，万分加意保摄，所以得全其生。两兄役役世法中，药饵调摄，不知为何，以有所恃而促其算也。予病源因于色，后来极其节欲。腠理虚不禁风，坐卧必于屏风处，不

———————

① 王损庵：王肯堂，字宇泰，号损庵，明代著名医家。

敢偶肆。觉饥即食，觉寒即衣，觉暖即减，觉劳即息，不敢强力以作。生平药饵，无一日辍。初未知医，药颇有误。后识岐黄妙理，大得其益。居官甚有碍于调摄，上鉴两兄，皆以劳心政务，得疾而殒，故未老即挂冠。予之重养生也盖如此。

晋侯求医于秦，秦伯使医和视之，曰："疾不可为也，是谓近女室，疾如蛊。非鬼非食，惑以丧志。"公曰："女不可近乎?"对曰："节之。而引乐以为喻。谓五降之后，不容弹矣。于是乎有烦手淫声，慆堙心耳，物亦如之。至于烦，乃舍也已，无以生疾。又以六淫配六疾，曰阴淫寒疾，阳淫热疾，风淫末疾，雨淫腹疾，晦淫惑疾，明淫心疾。女阳物而晦时，淫则生内热惑蛊之疾。今君不节不时，能无及此。"要知女色不能绝，必须节之，淫则致疾。人皆知女为阴，不知其外阴而内阳，元门亦有取坎填离之说。故好色最能伤阴，以其热也。凡人独宿书斋，自有一种清明之气，日与妇人作缘，便觉志气昏愦，故谓之惑疾。子产聘晋问疾，叔向问焉，子产谓：君子有四时，朝以听政，昼以访问，夕以修令，夜以安身。于是乎节宣其气，勿使有所壅闭湫底，以露其体。今无乃壹之，则生疾矣。盖壹与节相反，壹则耽于女色，而听政访问诸务俱废，安得无疾?然则吾人应酬交际，小劳其身，不能以了世法，所以节宣其气，岂知养生调性之道哉?无论一于好内者之必生疾，即一于安逸者恐亦非保身之道耳。古人之言，不可不省。

清净家尊老氏"守中"之说，大都心息相依，以神御气。而守之之处，人言各殊。有主脐下一寸三分者，有主脐上一寸三分者，有主脐内一寸三分者，有主性门脑顶者，有主极阴毛际上空穴者，未得师传，茫无所适。按：三说均有至理存焉。惟下手之初，其窍在心下肾上、前三后七之中，如垂帘塞兑，凝神住气于其间，久则心肾相交，静极阳生，丹田气热，浑身和暖，此其验也。

王履素先生云：中州武弁越效忠，年七十，精神强旺，提戈上阵，犹同少年。传予一法则守眉心，此从来无人道及者。每凝神其际，即觉满口津生。按：此法虽可却病延年，究属小道。医身病易，医心病难。医人之病易，医己之病难，而医己之心病为尤难。吾人言语容仪，有多少放肆不检处。性情气质，不多少偏颇不纯处，皆身心大病也。果自日日省察，向此中痛下一番针砭，勤加一番洗濯，则睟面盎背，德业日新。人且相观而化，又何待于医哉？曾子三省，颜子四勿，莫非自医工夫。故圣贤之学，得力在于克己也。

邵康节①先生《仁者吟》云：仁者难逢思有常，平居慎勿恃无伤。争先径路机关恶，近后语言滋味长。爽口物多须作疾，快心事过必为殃。与其病后能求药，曷若病前能自防。此诗常常玩诵，真不啻一味清凉散也。又云：年老不歇为一惑，安而不乐为二惑，闲而不清为三惑。

吕祖师②《尊生经》偈云：宠辱不惊，肝木自宁。动静以敬，心火自定。饮食有节，脾土不泄。调息寡言，肺金自全。怡神寡欲，肾水自足。一日之忌，暮无饱食。一月之忌，暮无大醉。一年之忌，朔望远内。一生之忌，晦冥护气。太上养神，真人养形。形神均养，疾何为生？下士守之，允以延龄。中士守之，允以道增。至人无病，常清常静。

人身中惟心肾不交，百病生焉。造化至春，天气下降，地气上升，是成三阳泰卦，而万物萌生。人若心火太炎，则天气不降矣。肾气不盛，则地气不升矣，是为否象。精气何从而生？夫心，君火也。火性炎上，故念一起，即火炎，念若灭，即火

---

① 邵康节：邵雍，字尧夫，谥康节，北宋著名理学家、数学家、诗人。
② 吕祖师：唐代道家丹鼎派祖师。

息。吾人有一时无念者乎？此火所以日炎，而水所以日涸也。若常常止念静观，则心气自降，肾气渐升，而还泰象矣。朱大复先生，教人心常放下，目亦常向下。上者降，下者自升，此交心肾之法也。脐之内两肾之中，有一窍，名命穴，乃生气之源，吾人生身立命之蒂也。常冥心内照，使心常在肾，此亦交心肾之法也。

昔见卵中雏，最初生目，而后有首，以及于身，目虽开窍于肝，而瞳原属肾，此天一生水之义也。人之机神，尽在于目。故目疾犯色，光乃不复。此固不可不慎也。

王履素先生云：古人分一身之气，为三焦，予亲验之而信。予初患下气虚，觉丹田无物者然。继患中气虚，觉中宫无物者然。或有时中虚而下否，有时下虚而中否，有时服消导破气之药。则中气顿陷于下，觉中虚而下反实。乃知气有分属，固如斯，其有界限也。

王履素先生云：人设醴以诱猩猩，猩猩明知而故犯，人笑其愚。吾侪亦明知过饮伤人，而每至酩酊不觉，其异于猩猩者几何？予窃见多饮酒而少食谷者，往往不寿，愿切戒之。

王履素先生云：凡人形体壮伟，虽不酒色，而亦多有卒中之症。每由得之于劳怒。盖劳则元气顿虚，而虚火暴炽。怒属肝木。《经》云：岁木太过，风气流行。风木一类，故怒则肝火炽，而风即随之。又忧惧亦能致此病。予侄申锡在燕，适值戒严，忧惶兼以多愁，竟卒中而亡，年止四十七耳。予患指麻时，彼亦患指麻，皆以此病为忧。予以慎疾得延，彼以不慎不免耳。

尝谓郁怒伤肝。盖郁则火内遏，肝血燥，而大风发，多致卒中之症。故广识平情，养生要务。

丹溪先生云：肾主闭藏，肝主疏泄。二脏俱有相火，而其

系上属于心。心为君火，为物所感，则易于动。心动则相火翕
然而随之，虽不交合，其精亦暗耗矣。故童子未室，亦有肾虚
之症。又《精血篇》云：男子精未满而御女，以通其精，则五
脏有不满之处，异日有难状之疾。治法兼用益气汤、六味丸二
药。为童子者，何不安心静守数年，以储一生受用，而甘虚丧
此先天一元真气耶？亦愚甚矣！

养生者，贵开发其生机。生机一发，则源源不穷，此谓浚
于不涸之府。生机有二：使此心常自怡适，而不以忧郁窒其生
机，一也；助养脾土，以滋化源，则四脏都有生气，二也。若
不知此机括，虽日服补益良剂，所补几何？

丹溪先生云：天地以五行更迭衰旺，而成四时。人之五脏
六腑，亦应之而衰旺。四月属巳，五月属午，火大旺。火为肺
金之夫，火旺则金衰。六月属未，土大旺，土为水之夫，土旺
则水衰。况肾水常藉肺金为母，以补其不足。古人于夏月，必
独宿而淡味，保养金水二脏。《经》曰：冬藏精者，春不病温。
十月属亥，十一月属子，正火气潜藏之候，必养其本然之真，
而为来春发生之本。若于此时不恣欲以自残，至春升之际，根
本壮实，何病之可言哉？要知冬、夏二季，壮年宜寡欲，老年
宜绝欲，斯为摄生之道。

《内经》云：肾有久病者，可寅时面向南静坐，神不乱思，
闭气不息，以引颈咽气顺之，如咽甚硬物。如此七遍后，用舌
下津纳气。自是元门要领，后世千门百宝，总不能出此范围。

《内经》云：暑当与汗皆出，勿止。又云：夏暑汗不出者，
秋成风疟。要知盛暑汗出，乃时令使然，非泄气散液之比。常
于暑月夜卧闭窗，汗出淋漓，次日反健。若卧于凉处，次日必
倦，即此可知。故盛暑避于阴凉之地，虽一时快意，必至成疾。
虽然，若奔趋名利，酷暑褦襶，以致大汗不止者，其泄气伤生，

又不可同日语矣。

《内经》云：安谷则昌。人之有生也，先天元气全赖后天之谷气培养。故脾胃不伤，即有他病，犹可调治。若脾胃坏，饮食少，根本之地动摇，则杂症蜂起，而难为力矣。故治病先看胃气，有胃气则生，无胃气则死。养病家第一先须于脾胃上着力，每治他病，切须照顾脾胃，不可一意攻伐，忘其根本。余自恨年少不知医，受累已多，故特揭出，以告病者。

省思虑以养心气，息恼怒以养肝气，节饮食以养脾气（尤宜淡滋味），除忧郁以养肺气，寡嗜欲以养肾气。简言语以养中气，戒急躁以养和气，慎寒暑以养真气，培花木以养生气，习定静以养神气，行导引以养血气，积阴骘以养善气。如此则身心交养，德性日粹，未有不增寿考者也。人能依而行之，胜于药饵多多矣。

出舆入辇，命曰蹶痿之机。洞房清宫，命曰寒热之媒。皓齿蛾眉，命曰伐性之斧。甘脆肥浓，命曰腐肠之药。此四十字，吾尝书之门窗几席，搢绅盘盂，使坐起见之，寝食见之。

尝观天下之人，气之温和者寿，质之慈良者寿，量之宽洪者寿，貌之重厚者寿，言之简默者寿。尝以此说验之里中黄耇之老，良然。间有不然者，盖禀赋气数之或差也。

砚与笔墨类也，而寿夭不同。笔之寿以日计，墨之寿以月计。砚之寿以世计，其故何也？其为体也，笔最锐，墨次之，砚钝者也。岂非钝者寿，而锐者夭乎？其为用也，笔最动，墨次之，砚静者也。岂非静者寿，而动者夭乎？如是而得养生之道焉，以钝为体，以静为用。

肾堂者，元关也。心肾合为一脉，其直如线，其连如环。中广一寸二分，包一身之精粹，是为九天真一虚和之妙气。至精活命之深根，五脏六腑，百关百脉，金精玉液，日月光华皆在焉。人惟淡然无欲，精液散于三焦，贯于百脉。若欲事一作，撮三焦精气，从命门而泻，即无欲事。而欲想一萌，命门火动，精气流溢，不复归根，不泻犹泄也。故《黄庭经》云："急守精室无妄泄，保而守之可长活。"今之调养者，多是厚食醴味，剧醉谑浪，或竟日偃卧。如此是挠气昏神，长惰而召疾也。岂摄养精神之谓哉？务须节饮食，薄滋味，则气自清。寡思虑，屏嗜欲，则精自宁。定心气，少眠睡，则神自澄。

神农云：上药养命，中药养性，诚知性命之理，因辅养以通也。而世人不察，惟五谷是见，声色是耽，目惑元黄，耳务淫哇。滋味煎其脏腑，醴醪煮其肠胃，馨香腐其骨髓，喜怒悖其正气，思虑消其精神，哀乐殃其平粹。夫以蕞尔之躯，攻之者非一途，人非木石，何能久乎？又曰：晚食当肉，安步当车，无罪当贵，无灾当福。莫饮卯时酒，莫餐申时食。避风如避箭，避色如避贼。

孙真人《百字歌》云：怒甚偏伤气，思多太损神。神疲心易役，气弱病相萦。勿使悲欢极，当令饮食匀。再三防夜醉，第一戒晨嗔。亥寝鸣天鼓，寅兴漱玉津。妖邪难犯己，精气自全身。若要无诸病，须当节五辛。安神须悦乐，惜气保和纯。寿夭休论命，修行本在人。若能依此戒，平地可朝真。

病有十可却：静坐观空，觉四大原从假合，一也；烦恼见前，以死譬之，二也；常将不如我者，巧自宽解，三也；造物劳我以生，遇病稍闲，反生庆幸，四也；宿业现逢，不可逃避，欢喜领受，五也；室家和睦，无交谪之言，六也；众生各有病根，常自观察克治，七也；风露谨防，嗜欲淡泊，八也；饮食宁节毋多，起居务适毋强，九也；觅高明亲友，讲开怀出世之谈，十也。

病有十不治：纵欲惆淫，不自珍重，一也；穷苦拘囚，无潇洒之趣，二也；怨天尤人，广生烦恼，三也；今日预愁明日，一年常计百年，四也；室人嗷聒，耳目尽成荆棘，五也；听信师巫祷赛，广行杀戮，以重孽缘，六也；寝兴不适，饮食无度，七也；讳病忌医，使虚实寒热妄投，八也；多服汤药，荡涤脾胃，元气渐耗，九也；以死为苦，与六亲眷属，常生难割难舍之态，十也。

智者不与命斗，不与法斗，不与势斗。以患难而心居安乐，以贫贱心居富贵，则无往而不泰矣。以渊谷视康庄，以疾病视强健，则无往而不安矣。人生无病即是福，无事即是乐。福不自知其福，有病乃知无病之真福也。乐不自知其乐，有事乃慕无事之真乐也。

有谓病中宜常看善书，则忿欲之患自息。有谓宜与人萧散，则忧劳之患自除。有谓宜学调气助功术，则风湿之患可免。而其精要，尤无如"治心"两字。《金史》：杨云翼①常患风痹，得稍愈。哀宗②问愈之之方。对曰："但治心耳。"心和则邪气不干，治国亦然。此真刀圭之最良者也。未病时得此可以不病，已病时得此可以愈病。昔有人大病，四体如炙，此心颇觉忙乱，因而自问曰：如果此病不起，只索委顺，忙乱无益也。遂一念不动，晚间汗下如雨，病竟痊。诸火不静，其病多端。调治要诀，只一"静"字。心下常令空空荡荡，不着一毫游思妄虑。持此一诀，祛病不难。王文成公③云："病中快活工夫。"孙子麟谓："快活未易言，惟一静字为妙。"俗云："诓死无大病灾

---

① 杨云翼：字之美，乐平川口（今山西昔阳）人，金代大臣。

② 哀宗：金哀宗完颜守绪，金朝皇帝。

③ 王文成公：王守仁，字伯安，别号阳明，浙江余姚（今宁波余姚）人，因曾筑室于会稽山阳明洞，自号阳明子，学者称之为阳明先生，亦称王阳明。

也。"天如禅师①云："病来便把死承当，个是单传秘密方。"温实忠云："病后日寻快活种子，无如信命一著。"皆是"静"之诀也。治病无如治心，信哉！

魏庄渠与余一清尺牍曰："前岁余病殆，纯甫入问曰，'病中觉有进否'？"余对他说："前此病中，一不如意辄怒。此番觉得心气和平，不怒矣。前此病中，急欲病好，其实无益，只增病耳。今只一味调理，不责效于药石，病亦自易好。"纯甫曰："此二事，大难得。"后纯甫病，余入问，复以此二事告之，纯甫深以为然。今复举似吾兄，伏惟采而纳之，不为无补于病云。

人无不乐生而求寿也。呼吸吐纳，服食烧炼，至于今而为之者众矣。而长生者卒少，无他，求之非其术也。荀悦曰：或问仁者寿，何谓也？曰：仁者，内不伤性，外不伤物。上不违天，下不违人。处正居中，形神以和。故咎征不至，而休嘉集之，寿之术也。苏东坡曰：予于养生，得二言焉，曰和曰安。何谓和？曰：寒暑之极，至于折胶流金，而物不以为病。日月并驰，俯仰之间，屡经迁变，而人不知者，和之极也。何谓安？曰：吾尝自牢山浮海，遇大风焉。舟中之人，皆反逆眩乱，而吾饮食如平居。此非有异术也，惟莫与之争，而听其所为，安之至也。安则物之感我者轻，和则我之应物者顺。外轻内顺，而生理备矣。

广成子之言曰：无劳尔形，无摇尔精，无俾尔思虑营营，乃可以长生。然则人之所谓长生者，岂区区呼吸吐纳，遂自以为得术哉？

文潞公致仕归洛，入对时年八十矣。神宗见其年力康强，

① 天如禅师：即天如惟则，江西吉安人，元朝临济宗禅师。

问："卿摄生有道乎？"对曰："无他，臣但能随意自适，不以外物伤和气，不敢做过当事。"

郭伯康多病，遇神人授一卫生偈云："自身有病自心知，身病还将心自医。心境静时身亦静，心生还是病生时。"郭用其言，康强几百岁。

郦子云：由翰林补外，十余年不得赐环，佗傺无聊，遂成心疾。闻真空寺有老僧能治，子元往叩之。老僧曰："公之疾，起于烦恼，生于妄想。夫妄想有三：或追忆数十年前荣辱恩仇，悲欢离合，及种种闲情，此过去妄想也。事到眼前，可以顺应，却乃畏首畏尾，三番四覆，犹豫不决，此现在妄想也。或期望日后富贵荣华如愿，或期望功名成遂，或期望子孙登庸，与夫一切不可必成、不可必得之事，此未来妄想也。三者忽生忽灭，禅家谓之'幻心'，能照见其妄，而斩断念头，禅家谓之'觉心'。故曰：'不患念起，惟患觉迟。'此心若同太虚，烦恼何处安脚？"又曰："公疾原于水火不交。凡溺爱冶容而作色荒，禅家谓之'外感之欲'。夜深枕上思得冶容，或成宵寐之变，禅家谓之'内生之欲'。二者皆消耗元精。若能离之，则肾水自然滋生，可以上交于心。至若思索文字，忘其寝食，禅家谓之'理障'。经纶职业，不惮劬劳，禅家谓之'事障'。二者虽非人欲，亦损性灵。若能遣之，则心火不至上炎，可以下交于肾。故曰：'尘不相缘，根无所偶。返流全一，六用不行。'"子元如其言，乃独处一室，扫空万缘，月余心疾顿愈。

费文宪公宏及第后，六年乞养病，归时尚书张庄简公特过之，备述其生平多病之状，慰谕惓惓，移时乃别，以一封见赠。文宪视其题封，则字扃一握，手帨一条，心讶其物之太简。及启封，则扇面备书养生要语，有云："不以脾胃伤生冷，不以元气佐喜怒。柳公权遵行之，年八十九有强力。"又"夏至节嗜欲，冬至禁嗜欲。"乃叹曰："公之爱我，不减于骨肉之厚也。"遂佩服至老云。

孙思邈真人曰："欲求长生须戒性，火不出予心自定。木还去火不成灰，人能戒性还延命。""贪欲无穷却用精，用心不已失元神。劳心散尽中和气，更仗何因保此身。"

曾文正公云："养生有五法。一曰眠食有恒，二曰惩忿，三曰窒欲，四曰临睡洗足，五曰饭后行千步。"又云："养生之道，'视息眠食'四字，最为要紧。息必归海，视必垂帘，食必淡节，眠必虚恬。归海，谓藏息丹田，气归元海也。垂帘，谓常半视，不全开，不苦用也。虚，谓心虚而无营，腹虚而不滞也。"谨此四字，虽无医药丹诀，亦足以却病云。

范文正《尺牍年谱》中有云："千古圣贤，不能免生死，不能管后事。一身从无中来，归无中去。谁是亲疏，谁是主宰？既无奈何，即放心逍遥，委任来往。如此断了，心气渐顺，五脏亦和，药方有效，食方有味也。"

孙思邈真人《千金方》"养性篇"云：善养性者，先饥而食，先渴而饮。食欲数而少，不欲顿而多，多则难消也。常令饱中饥，饥中饱耳。盖饱则伤肺，饥则伤气，咸则伤筋，酢则伤骨。故每学淡食，食当热嚼，使米脂入腹，勿使酒脂入肠。人之当食，须去烦恼（暴数为烦，侵触为恼）。如食五味，必不得暴嗔，多令人神惊，夜梦飞扬。每食不用重肉，恐生百病。须常少食肉，多食饭，及少食菹菜，并勿食生菜、生小豆、陈臭物，勿饮浊酒，勿食面，使塞气孔，勿食生肉伤胃。一切肉，必须煮烂停冷食之。食毕当嗽口数过，令人牙齿不败口香。热食讫，以冷酢浆嗽口者，令人口气常臭，作蜃齿病。又诸热食咸物后，不得饮冷酢浆水，恐失声成尸咽。凡热食汗出，勿当风，发痉头痛，令人目涩多睡。每食讫，以手摩面及腹，令津液通流。食毕，当行步踟蹰，计中数里来。行毕，使人摩腹上数百遍，则食易消，大益人，令人能饮食，无百病，然后有所修为，方为快也。饱食辄卧，病在不消，必成积聚。饱食仰卧，成气痞，作头风，触寒未解，食热食成刺风。又云：夜勿过醉，饱勿精思。为劳苦事人，常须日在巳时食讫，则不须饮酒，终身无呕损。勿食父母本命所属肉，令人寿命不长。勿食自己本命所属肉，令人魂魄飞扬。勿食一切脑，大损人。茅屋漏水，堕诸脯肉上，食之成瘕结。凡暴肉作脯，不肯干者，害人。祭神肉，无故自动，食之害人。饮食上蜂行食之，必有毒。腹内有宿病，勿食陵鲤鱼肉，害人。湿食及酒浆淋上，看之不见人物影者，勿食之，成卒注。若已食腹胀者，急以药下之。每十日一食葵，葵滑所以通五脏壅气。又是菜之主，不用合心食之。

　　饮酒不欲使多，多则速吐之为佳。勿令至醉，即终身百病不除。久饮酒者，腐烂肠胃，渍髓蒸筋，伤神损寿。醉后不可当风向阳，令人发强。又不可当风卧，不可令人扇之，皆即得病也。醉不可露卧，及卧黍穰中，发癞疮。醉不可强食，或发痈疽，或发瘖，或生疮。醉不可以走车马及跳踯，醉不可以接房，醉饱交接，小者面黯咳嗽，大者伤绝脏脉损命。

　　凡人饥，欲坐小便。若饱则立小便，慎之无病。又忍尿不便，膝冷成痹。忍大便不出，成气痔。小便勿努，令两足及膝冷。大便不用呼气及强努，令人腰疼目涩，宜任之佳。

　　凡遇山水坞中出泉者，不可久居，常食作瘿病。又深阴地冷水，不可饮，必作疟疟。饮食以调。时慎脱着。凡人旦起着衣，反者便着之吉。衣新者，当户三振之，曰：殃去吉来。湿衣及汗衣，皆不可久着，令人发疮及风瘙。大汗，能易衣佳，不易者，急洗之。否则，令人小便不利。凡大汗脱衣，偶遇偏风，半身不遂。春天不可薄衣，令人伤寒、霍乱，饮食不消，头痛。脱着既时，须调寝处。

凡人卧，春夏向东，秋冬向西。头勿北卧，及墙北亦勿安床。凡欲眠，勿歌咏，不祥。起上床坐，先脱左足。卧勿当舍脊下，卧讫勿留灯烛，令魂魄及六神不安，致多愁怨。床头边勿安火炉，日久引受火气，令人头重目赤，睛及鼻观干。夜卧当耳，勿有孔吹，恐病耳聋。夏不用露面卧，令人面皮厚，喜成癣，或作面风。冬夜勿覆其头，得长寿。凡人眠，勿以脚悬踏高处，久成肾水。及损房足冷人，每见十步直墙，勿顺墙卧。风利吹人，发癫及体重。人汗勿趺床悬脚，久成血痹，两足重腰疼。又不得昼卧，令人失气。卧勿大语，损人气力。暮卧宜闭口，口开即失气。且邪恶从口入，久而成渴，及失血色。屈膝侧卧，益人气力，胜正偃卧，舒人筋骨。按：孔子不尸卧，故曰睡不厌踧，觉不厌舒。凡人舒睡，则有鬼痛魇邪。凡眠先卧心，后卧眼。人卧一夜，当作五度反复。

凡人夜魇，燃灯唤之，定死无疑。暗唤之吉，亦不得近而急唤。夜梦恶不须说，且以水面东方噀之，咒曰：恶梦着草木，好梦成宝玉。即无咎矣。又梦之善恶，并勿说为吉。衣食寝处皆适，能顺时气者，始尽养生之道。

曲园主人[①]有《养生三字诀》：曰塑，曰锁，曰梳。所谓塑者，力制此身，如泥塑然。勿使有毫发之动，此制外养中之要道也。所谓锁者，谨闭其口，如以锁锁之，勿使气从口出。不从口出，则其从鼻出者，亦自微乎其微，有绵绵若存之妙矣。所谓梳者，存想此气，自上至下。若以梳梳发，然不通者，使之通，不顺者，使之顺。徐徐而至于丹田，又徐徐而至于涌泉穴，自然水火济而心肾交矣。

---

① 曲园主人：俞樾，号曲园，晚清学者。

人之寿命，主乎精气。犹灯之有油，鱼之有水。油枯灯灭，水涸鱼亡。奈何愚夫，恋色亡身，以此为乐。岂知精竭命即难保？至士子读书辛苦，更宜节欲。盖劳心而不节欲，则火动。火动则肾水日耗，水耗而火炽，则肺金受伤，旋变为痨瘵。必至夭亡，可不痛哉！

张三丰真人曰：潜心于渊，神不外游。心牵于事，火动于中，必摇其精。心静则息自调，静久则心自定。死心以养气，息机以纯心。精气神为内三宝，耳目口为外三宝。常使内三宝不逐物而游，外三宝不透中而扰。呼吸绵绵，深入丹田。使呼吸为夫妇，神气为子母。子母夫妇，聚而不离。故心不外驰，意不外想。神不外游，精不妄动。常熏蒸于四肢，自然精强旺，百病不生矣。

春欲晏卧早起，夏及秋欲侵夜乃卧早起，冬欲早卧晏起，皆益人。虽云早起，莫在鸡鸣前。虽言晏起，莫在日出后。凡冬月忽有大热之时，夏月忽有大凉之时，皆勿受之。人有患天行时气者，皆由犯此。须调养气息，使寒热平和，即免患也。每当腊日，勿歌舞，犯者必凶。常于正月寅日，烧白发吉。凡寅日剪手甲，午日剪足甲，又烧白发吉。

凡人居止之室，必须周密，勿令有细隙，致有风气得入。小觉有风，勿强忍之。久坐必须急急避之，久居不觉，使人中风。古来忽得偏风，四肢不遂，或如角弓反张，或失音不语者，皆由忽于此耳。身既中风，诸病总集，邪气得便，遭此致卒者，十中有九。是以大须周密，无得轻之。慎焉！慎焉！所居之室，勿塞井及水渎，令人聋盲。

凡在家及外行，卒逢飘风暴雨，震电昏暗大雾，此皆是诸龙鬼神行动经过所致。宜入室闭户，烧香静坐，安心以避之。待过后乃出，疑损人尔。或时虽未苦，于后不佳矣。又阴雾中，亦不可远行。

凡家中有经像，行来先拜之，然后拜尊长，每行至则峻坐焉。

凡居家沐浴，必须密室，不得大热，亦不得大冷。冬浴不必汗出，霖霖沐浴后，不得触风冷。新沐发讫，勿当风，勿湿萦鬈，勿湿头卧，使人头风眩闷，发秃面黑，齿痛耳聋，头生白屑。饥忌浴，饱忌沐。沐讫，须进少许饮食乃出。夜沐发，不食即卧，令人心虚，饶汗多梦。又夫妻不用同日沐浴，常以晦日浴，朔日浴吉。凡炊汤经宿，洗体成癣。洗面无光，洗脚即疼痛，作干甂畦疮。热泔洗头，冷水濯之，作头风。饮水沐头，亦作头风。时行病，新汗解，勿冷水洗浴，损心包，不能复。

凡居家常戒，若内外长幼有不快，须早道。勿使隐忍，以为无苦。过时不知，便为重病，遂成不救。小有不好，即按摩挼捺，令百节通利，泄其邪气。凡人不问有事无事，常须日蹋脊背四肢一度，头项若令熟蹋，即风气时行，不能着人。此大要妙，不可不论。

王履素先生云：饮食但取益人，毋求爽口。本草须常考订，毋食病体相妨之物。予脾胃素弱，平生不多食生冷瓜果。虽佳品在列，未尝朵颐。油腻炙煿，亦不敢食。一切难消之物，俱兢兢慎之，故能保此残喘。若纵口腹之欲，而不自惜其身，不可谓智。

凡炙煿煎炒，病家最忌。助火销阴，损人不浅，即平人亦不宜食。肿毒牙疼诸症，半因于是。

王履素先生云：予半百时，微有怔忡之意。若犯房室，则怔忡特甚。即不犯房，而不远女色，或共寝，未免动火，则亦微觉怔忡，如独宿则泰然。自六旬绝欲以来，此病遂愈，即劳心亦不发。要知心肾一脉相通，怔忡之症，未可专求之心也。

《养生铭》曰：人欲劳于形，百病不能成。饮酒勿大醉，百病自不生。食了行百步，数以手摩肚。寅丑日剪甲，头发梳百度。饱即立小便，饥则坐漩尿。行处勿当风，居止无少隙。常夜濯足卧，饱食终无益。思虑最伤神，喜怒最伤气。要咽口中涎，常习不睡地。平明欲起时，下床先左脚。一日无灾殃，去邪兼避恶。如能七星步，令人长寿乐。酸味伤于筋，苦味伤于骨。甘即不益肉，辛多败正气。咸多促人寿，不得偏耽嗜。春夏少施泄，秋冬固阳事。独卧静守真，慎静最为贵。钱财生有分，知足将为利。强志是大患，少欲终无累。神静自常安，修道宜终始。书之屋壁中，将以传君子。

《孙真人枕上记》曰：侵晨一碗粥，晚饭莫教足。撞动景阳钟，叩齿三十六。大寒与大热，且莫贪色欲。醉饱莫行房，五脏皆翻覆。火艾漫烧身，争如独自宿。坐卧莫当风，频于暖处浴。食饱行百步，常以手摩腹。莫食无鳞鱼，诸般禽兽肉。自死禽与兽，食之多命促。土木为形像，求之有恩福。父精母生肉，那忍分南北。惜命与惜身，保寿犹保禄。

忌早起科头，早多风露之气，科头则寒邪入脑。忌阴室贪凉，无阳之处，阴气伤人。忌湿地久坐，主生疮毒。忌热着晒衣，久晒之衣，未退热即着在身，必受毒。忌子时房事，阳初生而顿灭，一度胜十度。忌酒后上床即交媾，宜先睡一二时而后交，交毕再睡。忌夏月凉水抹簟，冬月热火烘衣。冷水受湿，热火受毒，取快一时，久必生病。

多泪伤血，哭泣多则肝损目枯。多交伤髓，人之阴精日泄，骨髓日枯，真阳无寄，如鱼失水而死。

王居士云：以茹素为除荤。张子曰：荤与素不同也。道家戒五荤。方书谓葱、韭、薤、蒜、芸苔，此五者，辛臭散气，故字从草军，犹言草之兵，并主克伐者也。养气者忌之。释家重茹素，以其戒杀放生。故凡畜类之肉，皆屏而不食。世人以朔望等日茹素，而平时仍嗜肥甘，素犹不素也。吾为茹素除荤者计，曰：善口不如善心，体君子远庖之训可也。养气即能养腹，遵至人臭味之戒可也。

久闲空房有毒。凡屋宇久闲，阴湿闭结不散，或邪魅借以潜踪，蛇虺恶兽从而盘踞。大张声势，或先以火惊散，然后入之。

山洞园林有毒。凡偏僻山洞，及年久园亭，藤萝花树之下，不可饮食，恐有蛇虺毒虫，游行其上，遗毒于食物中，为害不小。

衣有暑毒。夏日汗透之衣，向日中晒晾，忽暴雨将至，急为收检。则烈日之毒，即蕴于内。如遇酷暑汗出时，偶一衣之，则暑以引暑，立中其毒。又夏秋晒晾冬衣，必须冷透收检。若未摊冷而收入箱箧，将来穿着，必受暑毒。宜于临穿先一时，当风吹透再穿，方免其毒。

子嗣有无，全在男子。而世俗专主妇人，此不尽然之论也。《易》曰：坤道其顺乎？承天而时行。夫地之生物，不过顺承乎天。则知母之生子，亦不过顺承乎父而已。知母之顺承乎父，则种子者果可以妇人为主乎？若以妇人为主，试观富贵之家，侍妾甚多，其中岂无月水当期，而无病者乎？有已经前夫，频频生育，而娶以图易者，顾亦不能得胎，更遭与他人，转盼生男矣。岂不能受孕于此，而能受孕于彼乎？所以谓子嗣主于男子，不拘老少强弱，不拘康宁病患，不拘精之易泄难泄，只须清心寡欲。盖以君火在心，心其君主。相火在肾，肾其根本也。心不清净，则火由欲动，而自心挑肾，先心而后肾者，以阳烁阴，是气从乎降，而丹田失守，已失元气之本。色欲能寡则肾足，而阳从地起。由肾及心，先肾而后心者，以水济火，是气主乎升。而百脉齐到，期成化育之真机。至有既孕而小产者，有产而不育者，有育而不寿者，有寿而黄耇无疆者，皆由男子心之动静，欲之多寡分为修短耳。世人不察，以小产专责之母，不育专付之儿，寿夭专诿之数，不亦谬乎？其少年生子，多有赢弱，欲勤而精薄也。老年生子，反多强壮者，欲少而精全也。好饮者，子多不育。盖酒性慓悍，火毒乱精，而湿热胜也。

男子生气，一日一动。女子生气，一月一周。夜半子时，男子生机所发。月经行日，女子生意所萌。能于此生生之时，加意保护，便可却病延年，此一定之理也。每思世间女子，较男子常逸。至于富贵之家，闺阁妇女，锦衣美食，曲房深屋。无饥寒风露、筋力劳苦之事。然痨瘵偏多，疾病时作，此何故哉？盖其受病甚微，中于所忽，而不自知也。大抵女子年十四则天癸至，月事时下，此时生意勃然。凡以生以育，皆由于此。第其将行之时，新者未生，旧者欲去。意中必有烦躁之状，异于平日。彼时自知经将欲行，一切起居，便当加意调摄，劳碌气脑，悲郁忧惊，俱不宜犯。最不可饮食冷物，坐卧冷处。盖寒冷乃肃杀之气，最害生意。况经行之时，四肢百骸，毛孔皆开，然后旧血入于冲脉而下。彼时若一受寒气，不论何处，其欲下之血，即停留不行。初则止须毫毛之聚，逐日血行周身，至于所凝之处，则滞而不行。日积日多，此瘀血痨伤，症瘕痞块，瘰疬膈噎，行经疼痛，短缩诸病，所由来也。至于净后一二日内，百骸四肢，皆生新血。此时一受冷气，则生意郁遏。无论何处受冷，则此处便不生发。此血枯痨症，黄瘦无力，心脾胀闷，月经过期，带下诸病，所由生也。当其时感之至微，原不知觉，至病已成，医家又随病施治，不究所由。此妇人所以多病而难治也。

修园集《女科要旨》，载门人问曰：妊娠有食忌、药忌，当以谁氏为主？曰：此一定之法。《达生篇》及《妇人良方》《妇科大成》《济阴纲目》等书，皆互相沿习。今以普明子所定为主。普明子云：有孕之后，凡忌食之物，切宜戒食。一食鸡子糯米，令子生寸白虫。羊肝令子多疾，鲤鱼令子成疳。犬肉令子无声，兔肉令子缺唇。鳖肉令子项短，鸭子令子心塞。螃蟹多致横生，雀肉令子多淫。豆酱令子发哮，野兽令子多怪疾。生姜令子多指，水鸡、鳝鱼令子生癞，骡马肉延月难生。如此之类，无不验者，所当深戒。

保命延生种子戒期

娶妇必期偕老，生子必望长成。乃人有伉俪极笃，而中道死亡，产育艰难，而半途夭折者，只因肆情纵欲，暗犯禁忌，而不自知也。《道经》云：男女交媾，最有避忌。若犯所忌，天夺其算，神降其殃，生子丑貌怪相。性行不良，残疾夭折，实有明验。故君子不独外色锄之务尽，即房帏之内，琴瑟之欢，俱有克治之道焉。兹将正戒期录出，以为却病保身之一助也。

正月

初一（名天腊，玉帝下界，校世人禄命，犯者削禄夺纪）。

初三（万神都会，犯者夺纪）。

初五（五虚）。

初六（六耗）。

初九（玉帝诞，犯者夺纪）。

十四（三元下降，犯者减寿）。

十五（上元天官诞）。

十六（三元下降）。

二十五（每月二十五为月晦日，犯者减寿）。

二十七（每月二十七，北斗下降，犯者同上）。

二十八（每月二十八日，人神在阴，犯者得恶疾）。

三十（每月三十日，司命奏事，犯者减寿。月小即戒二十九日）。

二月

初一（犯者夺纪，每月如此）。

初三（文昌帝君圣诞，犯者削禄夺纪）。

十五（老君诞，犯者夺纪。每月如此）。

十八（先师孔子讳辰，犯者削禄）。

十九（观音圣诞，犯者夺纪）。

二十五、二十七、二十八、三十（俱同前）。

三月

初一（同前）。

初三（玄天上帝诞，犯者夺纪）。

初九（牛鬼神出世，犯者产恶胎）。

十五（同前）。

十六（准提菩萨诞，犯者夺纪）。

十八（中岳帝诞，犯者夺纪）。

二十五、二十七（俱同前）。

二十八（东岳帝诞，犯者夺纪）。

三十（同前）。

四月

初一、初三（俱同前）。

初四（万神善化，犯者失音）。

初八（释迦佛诞。又善恶童子下降，犯者血死）。

十四（吕纯阳祖师诞，犯者削禄夺纪）。

十五（钟正阳仙师诞，犯者夺纪）。

二十五、二十七八、三十（俱同前）。

五月

初一（南极长生大帝诞，犯者减年）。

初三（同前）。

初五（名地腊，五帝考校生人官爵，犯者削禄夺纪）。

初六、初七、十五、十六、十七、二十五、二十六、二十七（以上九日，名九毒日，犯者得病损寿。十五日子时犯者，主三年内夫妇皆死，经验多人。十六为天地造化万物之长，尤忌，犯者大凶）。

十三（关圣帝君降神，犯者夺纪）。

廿七、廿八、三十（俱同前）。

六月

初一、初三、十五（俱同前）。

十九（观音得道）。

二十三（火神诞）。

二十四（关圣诞，雷祖诞，犯者夺纪）。

二十五、二十七、二十八、三十（俱同前）。

七月

初一、初三（俱同前）。

初七（道德腊。五帝校人善恶，犯者夺纪）。

初十（阴毒日）。

十五（中元地官校籍，犯者夺纪）。

二十五、廿七、二十八（俱同前）。

三十（地藏菩萨诞，犯者夺纪）。

八月

初一（同前）。

初三（司命灶君诞，又北斗星君诞，犯者重病夺纪）。

初十（北岳帝诞，犯者夺纪）。

十五（太阴朝元之辰，宜焚香守夜，犯者大凶）。

二十五（同前）。

二十七（至圣先师孔子诞，犯者削禄夺纪。或云二十一，非二十七日，未知孰是）。

二十八、三十（俱同前）。

九月

初一（南斗降神，犯者夺纪）。

初一至初九（此九日为北斗下降日，宜斋戒。又初九斗母诞，犯者男妇俱陷黑簿。亥时犯者，夫妇双亡）。

十五（同前）。

十七（金龙四大王诞）。

十九（观音出家，犯者困苦）。

二十五、廿七、廿八（俱同前）。

三十（药师佛诞）。

十月

初一（民岁腊，犯者夺纪）。

初三（同前）。

初五（诸神下会，犯者大凶）。

初六（天曹考察，犯者大祸）。

初十（四天王降，犯者暴亡）。

十五（下元水官校籍，犯者夺纪）。

二十五（同前）。

二十七（北斗紫微大帝诞，犯者夺纪）。

二十八、三十（俱同前）。

十一月

初一、初三（俱同前）。

初六（西岳帝宝诞）。

十一（太乙救苦天尊诞）。

十五（同前）。

十七（阿弥陀佛诞，犯者夺纪）。

十九（太阳诞，犯者夺纪）。

二十五（掠制大灾降，犯者夺纪）。

二十七八、三十（俱同前）。

十二月

初一、初三（俱同前）。

初七（犯者恶疾）。

初八（王侯腊，初旬戊日亦是，犯者得病）。

十五（同前）。

十六（南岳帝诞）。

二十（天地交泰，犯者夺纪）。

二十四（司命上奏人间善恶）。

二十五（玉帝三清巡视诸天，定来年祸福，犯者得病损寿）。

二十七、二十八（俱同前）。

除夕（诸神考察，犯者得病损寿）。

每岁四立、二分、二至、社日、三伏日、庚申、甲子日、祭祀前斋戒日、父母诞日、讳日、夫妇诞日、本命日、疾风暴雨、雷电晦暝、日月薄蚀（犯者大凶，受祸得病）、酷暑严寒、病余产后、过醉空腹、远行郁怒（犯者得病损身）、停灯行房，最干神怒。以上各期，先夜即须谨戒。盖半夜交子，昼长夜短者，二更后即将交子时，不可不慎。谨按《礼记》"月令"：日夜分雷乃发声，先雷三日，奋木铎以令兆民。日雷将发声，有不戒其容止者，生子不备，必有凶灾。可知禁忌，自古有之。日长至，则日止声色，毋或进。日短至，则日去声色，禁嗜欲。

盖冬、夏二至，阴阳相争之时，最难保护。前后数日，皆宜绝欲。至于高山大川之上，日月星辰之下，神庙寺观之内，井灶尸柩之旁，及一切非其地、非其时，俱宜严戒。

小便时，以目他视，不令观秽。大便时，亦须回光返照。每日午时忌饱，并忌热汤洗足。洗面时，先以布巾蘸热汤熨两目。体欲常劳，食欲常少，劳勿过极，体勿过虚。去肥脓，节酸咸，减思虑，谨喜怒，除驰逐，慎房室。

谚曰：心病难医。非难医也，不得其法，不行其法耳。昔王士端为抱关吏时，患脾虚下泄之症，五年奄奄一息。百药不效，万无生理。因谢绝人事，反观静坐。闲校《心经》一卷，百日后经完病愈。此亦医心之一法也，故敢告诸有疾者知之。

余童稚时多病，雅志玄门之学。既驰骋名利场中，遨游大江南北。每访方外人导引规中诸法，未暇勤行，迄无成效。且余志在大道，无意小法，屡受艰苦，凤志不移。幸遇至人，得授金液还丹大道。曾粗备药炉，护师入室。性功静，火候真，确有立竿见影之效。惜黄侣难得，药炉不佳。未竟所愿，自愧德薄。惟藏器待时，以俟机缘耳。古仙云：下手速修犹太迟。又云：乱世出真人。尚冀梦醒黄粱，有志潜修者，共勉之。修养之道，首先静坐。收其放心，静而能安。仁者静，故寿。《大学》与《论语》，均详言之矣。唐诗有"静者心多妙"之说，朱子有"静坐主"一说，道家有"闹中炼性"之说，白沙有"动亦静，静亦动"之说。若不静以绝欲，心犹外驰。虽日在深山，无异尘市。如能以静养心，则俗累皆空。即孟子所谓"存其心，养其性"，修身即以事天也。惟真师难得，旁门日多，以讹传讹，瞎炼盲修。伤生害命，不知凡几。彼家之术，固不可轻试。而按摩导引，闭息存神诸法，亦须身心清净，不可勉强而行之。

修真成道法门，大略有四种：上德无为，不以察求，清净之功也，谓之天元；下德为之，其用不休，返还之术也，谓之人元；九池九鼎，药化功灵，服食之道也，谓之地元；静则金丹，动则霹雳，符箓之法也，传授真，行持力，亦成南宫列仙。四者之外，皆旁门外道矣。后世方技之流，以盲引盲，不可胜纪。有历藏思神者，有食气导引者，有餐霞吸云者，有枯坐炼魔者，有按数闭息者，皆清净之弊也。有九一采战者，有悬胎接气者，有出胎吸气者，有红铅秋石者，有婴脐梅子者，有离形感气者，皆人元之弊也。有烧炼三黄者，有草木灰霜者，有煮硫干汞者，有金石炼食者，皆地元之弊也。有履牛瞻星者，有日时干支者，有立坛祭祀者，有结想见形者，有诈称仙佛者，皆符箓之弊也。夫三元大道，都是同类施功，无质生质。凡有作有为，渣质浊秽，与夫专行符箓而缺内功者，尽属邪魔外道，学道者宜知之。

济一子云：奉道者，难得少年。少年修持，根元完固，易为见功，止于千日而可大成也。又难得中年，中年修持，先补之完备。次下手进功，始也返老还童，后即超凡入圣。少年既不悟，中年又不省，或因灾难而留心清净，或因疾病而志在希夷。若晚年修持，先论救护，次行补益，然后自小成法，积功至中成，中成积功，至于返老还童。炼形而后，又大成也。岂无恒而能哉？夫有因无而生，形须神而立，有者无之空也，形者神之宅也。譬之于堤，堤坏则水必漏矣。方之于烛，烛灭则火不光矣。形劳则神散，气竭则命终。根竭枝繁则青青去木矣。气疲欲胜则精灵离身矣。夫逝者无生期，既朽无生理。达道之士，良可悲矣。轻躄重阴，岂不有以哉？以故比崇高于赘疣，方万物乎蝉翼。非苟为大言，而强薄世事，诚其所见者，故弃之如忘耳。

寒山子曰：修养之士，除嗜去欲，啬神葆和，所以无累也。内抑其心，外舍其身，所以无过也。先人后己，知柔守谦，所以安身也。善推于人，不善归诸己，所以积从也。功不在大，立之无怠。过不在大，去物不贰，所以积从也。然后内行充而外丹至，可以冀夫道矣。若夫三毒未除，冠簪是饰。斯亦虎豹之鞟，犬羊之质耳，何足贵乎？

凡人之所汲汲势利者，嗜欲深也。苟我身之不存，虽高官重权，金玉如山，妍艳万计，非我有也。一念及此，百虑俱消。

王圣俞先生云：伐天和以成就世事，譬犹割肉饰俎，刺血染裳。然究竟成就，亦归虚幻，徒自伐其天和而已。语有之，"宁可疏慵乖物议，莫将性命当人情"，此二言可书座右。

张三丰真人云：愿士子早完功名之愿，尽乎人事，即时撒手，人能功成勇退，便为得时。所患者，溺入功名场中，恋恋不休，则愚人也。功名无大小，总要及时进退，何以能知其时？凡于功名中，平心一想。曰：吾之功名不至于是。即止之，便可得其时也。抑或有不尽头处，然宁不及，毋求太过。淮阴侯①不如子房公②，元微之③不如白香山④，皆其求进心之蔽也。向使子房、香山，亦有求进之心，则子房再列台辅，香山亦可转升宰相。然安知其终不与淮阴、微之同一鲜终哉？故知进退者，乃能称为哲人。

无论贵贱，人之所欲，莫要于生。欲得其生，须重其生。欲重其生，切勿轻生。杀身成仁，见危授命，非轻生也。平日保其生，至此用其生，乃不同夫虚生，故虽死而犹生。忠臣义

---

① 淮阴侯：西汉军事家韩信。
② 子房公：西汉政治家张良。
③ 元微之：唐代诗人元稹。
④ 白香山：唐代诗人白居易。

士，烈女贞媛，惟重生者能之。若夫生值太平，躬逢盛世，或贵或贱，全孝全忠，为国家耆英，为世间人瑞，则生生者不可不知养生也。养生之论，与修真不同。修真可以逃劫数，道也；养生可以延年命，术也。然养生而不明古今天人之理，亦终无集验之方。上古之民，浑朴为风，寡虑寡思，寡言寡笑，寡视寡听，粗衣粝食，不识不知，故能保全其真，以永眉寿。近今之民，浮华日启，多虑多思，多言多笑，多视多听，丰衣厚食，荡志荡神，故尝戕伐其性，以致夭亡。天道之泰，在乎能复，日昃又中，月缺又圆，雨漏又晴，雷鸣又蛰，故能留不敝之神，以绵天运于常新。人道之否，在乎多剥，精任其泄，气任其亏，神运不守，形劳不停，故难回已惫之身，聊居人世于朝暮。然则养生者，药食为后，保护为先。学天道可也，学古人可也。

《唱道真言》曰：人虽能以豪杰之才，为圣贤之学。以慎独之功，养浩然之气。则日后升天，定居高位，起拔幽冥，福荫子孙。功名事业，顾不伟欤！吾见流俗之士，未有尺善寸长，可以度越流众，而妄自希于坎离水火之术。俗情未除，仙胎岂结？志在温饱，而梦想清虚，不几令大罗天上，无数高真，闻言尽为绝倒哉？

凡人养神、养气之际，神即为收气主宰。收得一分气，便得一分宝。收得十分气，便得十分宝。气之贵重，世上金玉，虽百两不换一分。道人何必与世上争名夺利。凡有所争，必生忿恚。忿恚属火，气亦火种。忿恚一生，气随之走，欲留而不能留。又其甚者，连母带子，一齐飞散。故养气以戒忿恚为切，欲戒忿恚，仍以养心、养神为切。余历验无忿恚者，寿必高也。古云：每日胸中一团太和元气，病从何生？

《系辞》"穷理尽性，以至于命"，即是道家层次，一步赶一步工夫。何谓穷理？读真函，访真诀，观造化，参河洛，趁清闲而保气，守精神以筑基。一面穷理，一面尽性，乃有不坏之形躯，以图不死之妙药。性者，内也。命者，外也。以内接外，合而为一，则大道成矣。玩"以至于"三字神理，明明有由性至命，从后天返先天，工夫在内。特无诚心人，再求真口诀，以了之耳。

世人不肯尽心穷理，轻视性命，未尽大事，便想仙道。自己不出一力，便要他人珍宝。略不如意，即着苦恼退步。半途而废，委之无缘，如此何能进圣贤门墙？无怪为盲师所误，而终身在鬼窟中作生涯也？试观世之一技一艺，亦必细心久学而后成。况此生死大事，乃欲容易而知，剽窃而得，何其愚乎？《抱朴子》曰：夫圆首含气，孰不乐生而畏死哉？然荣华势利诱其意，素颜玉肤惑其目，清商流征乱其耳，爱欲利害扰其神，功名声誉束其体。此皆不召而自来，不学而已成。自非穷理尽性，识变通于常事之外，运清鉴于玄漠之域，悟声名之亲疏，悼过隙之电速者，岂能弃交修戒，抑赊遣嗜好，割目下之近欲，养身中之元气乎？

上阳子云：世人负其聪慧，执僻不回，谓有生必有死，奚有长生哉？圣仙与佛，皆天所生，师岂能授？人岂能为？是不审思，甘于守死，独不念我身从何而有？若是父母阴阳之气所生，则阴阳之气，必可延命，必可成仙成佛，抑何自甘暴弃乎？

张真人曰：夏日宜早起用功。日出后，觅微凉处，收心静坐。切勿向日中大热时去睡。睡而不昏犹可，睡而昏者，精液耗化，神气怠倦。似以有用之精神，害于无用之地矣。可惜！可惜！

凡欲养体，先须养胃。凡欲养胃，先须养心。凡欲养心，先须养神。凡欲养神，先须养气。凡欲养气，先须养精。凡欲养精，先须戒性。凡欲养性，先须养智。凡欲养智，先须惜命。

人身元气出入目中，五脏精华不聚于目。故《阴符经》曰："机在目。"《道德经》曰："不见可欲，使心不乱。"是以内养之法，常要垂帘，反观内照，降心于丹田中，使神气抱固。

夜睡不蒙首，则一呼一吸，真气往来相接，神自定矣。夜饭减数日，则谷食暑酒，胖胃条畅，气自和矣。房内妻妾丑，则闭固不出，肾水常涵，精自凝矣。神定、气和、精凝，一身三宝皆备，延寿之道，无喻于此。

事未来勿想，事已往勿思，事当前勿乱。据理应之，不以得失搅念，利害惕心，如此则神常清净，事觉清简。若终日搅扰方寸，憧憧往来，不得休息者，不过此三种念扫涤不开耳。天下本无事，庸人自扰之。我心本清净，私欲日扰之。

心主血，养血莫先于养心。心不养而多郁多思、多虑多疑，即日饵良药，亦何益之有？

李含虚①先生曰："修道之士，勤、诚、恒三字，缺一不可。但勤矣、诚矣，而结果必归于恒。孔子云：得见有恒者，斯可矣。又曰：人而无恒，不可以作巫医，况道乎？儒生习文艺，尚要数年为期，甚至有十年者，岂修心炼性，反不如读书作文？诚乃至阴之象，在《易》为太极，在佛为如如。孟子曰：至诚而不动者，未之有也。不诚未有能动者也。动对静言，则知诚为阴象。孔门之道，推至诚如神，能诚无息，皆静中大体大用。故以诚入静，静心不乱。以诚入定，定心不移。以诚守中，中心不偏。以诚入杳冥，则通微无碍矣。勤为学业之本，其在于道，更有不动之勤焉。养自然之息，定自然之心，无为而为。所谓'绵绵若存，用之不勤'，乃勤之至也。"

余于丙戌②年，在罗浮得闻北派真传，曾试行于万籁俱寂

---

① 李含虚：又作李涵虚，四川乐山人，清代道家西派丹法始祖。

② 丙戌：即 1886 年。

之室，静极而动，身中畅快，莫可名言。惜尘缘未净，或作或辍，垂老无成，深自懊悔。因读李含虚先生"诚勤恒"之说有感，故录于上，期与同志者共勉之。

薛立斋先生云：人到中年，已有老态。不耐寒暑，不胜劳役。四时迭病，皆因少时气血方长，而劳心亏损，或精未满而御女过伤。故其见症，难以悉状。此精气不足，但滋化源，其病自症①。又若饮食劳役，七情失宜，以致诸症，亦当治以前法。设或六淫所侵而致诸症，亦因真气内虚而外邪乘袭，尤当固胃气为主。盖胃为五脏之根本。故苦寒之药，不宜轻用，恐复伤胃气也。凡杂症属内因，乃形气病气俱不足，当补不当泻。伤寒虽属外因，亦宜分其表里虚实，治者审之。立斋此论，提纲挈领。"滋化源，固胃气"二语，真医者之龟鉴也。

妇人以血为主，常有血虚发热之病。俗医不知，每见妇人发热口渴，便用发散之药。一剂不效，不知另作斟酌，仍连用发散之药，以致阴血愈涸，渐成经闭之证。及见经闭，又用通经峻利之药，元气愈伤，往往致死者不少。

古人以小儿为哑科，最难医治。不知小儿止有内伤、外感、惊风、痘疹数症，并无奇异别病。但小儿气血未充，易虚易实。一切诸病，由于过饱者多，由于过饥者少。由于过暖者多，由于过寒者少。一见身热痰喘咳嗽，当用疏解之药，而不可过于发散。若真知有内伤乳食之疹，当用消导之药，而不可过于峻利。一面治病，一面照管元气，不可损伤。俟病势一退，便宜补助真气，不可仍用发散消导之药。若止发散消导，而不补助其元气，则数日热退，数日又热，变成慢惊者不少矣。

今人以人参为上品，无论有病无病，以服人参为良法。殊

---

① 自症：疑误，恐为"自愈"。

不知人参乃补气生血、助精养神之药也。如惊悸怔忡，健忘恍惚，心志懒怯，可用也。如元神不足，虚羸乏力，中气衰陷，可用也。如汗下过多，津液失守，病剧张皇，不能假寐，脾胃衰薄，饮食减少，可用也。如小儿痘疮，灰白倒陷，可用也。如小儿脾虚发热，倏好倏热，可用也。如妇人胎前，扶助真气，可用也。如血虚风眩，眼黑头晕卒倒者，可用也。如肾虚气短喘促者，可用也。如劳役饥饱所伤，内伤中气不足，陷入阴分，发热怠倦，四肢无力，呕吐泄泻，饮食无味，真阳衰乏，肾气亏损，阳道不举，下利清水，完谷不化，皆可用也。惟不利于肺家有热，如久病郁热在内，宜发不宜补，不可用也。如痰实气壅发喘，不可用也。如咳嗽吐痰，吐血衄血，齿衄内热，骨蒸劳瘵，阴虚火动之证，不可用也。如痧疹初发，伤寒始作，形症未明，而邪热方炽，若误投之，鲜有不死，不可用也。如痢疾初起，疟疾始作，无论老少，误用人参，便致不救，不可用也。如妇人产后十五日以前，误用人参，性命不保，不可用也。如疮毒初起，毒火壅盛，不可用也。如初得中风，痰涎壅盛，不可用也。常见庸医，不辨虚实寒热，动辄轻用人参，毙人性命，故特表而明之，以救人之误用人参致于死者。

李涵虚先生曰：古人有言，太上立德，次立功，次立言，三者俱不朽。夫存而不朽之神者，道也。而三者亦不朽也，以其为道之助也。仁慈之德，为道体。谦柔之德，为道用。普济之功，为道体。修养之功，为道用。至于言则功德之记，而载道之文，故能共争不朽也。又曰：朽则凡，不朽则圣。人之所以能争不朽者，以其无所争，亦以其有所争。无所争，则后其身而反先矣。柔其志而克刚矣。有所争，则男子之须眉、丈夫之气骨、英雄之果敢、豪杰之猛烈，不与人争一时，直与人争万古。孔子曰："当仁不让于师。"师正恐其不能争，空自颓于无勇也。先儒云：平旦之气，清夜之神，直与圣贤无异。人能则此而充之，虽孔颜不逊也。释乘云：能仁寂默，何异释迦？般若行深，何殊自在？道书云：瞿昙不从地涌，钟离岂自天来？此皆以道为争，而不必让于前者也。志士勉乎哉！千真万圣，原不忌人之共争先道也。

曾子曰：富润屋，德润身，心广体胖。苟不至德，至道不凝焉。吕祖师云：他若死时尔救他，尔若死时天救尔。世称积德可以延年。欲延年益寿者，卫生之理固当讲求，而德业不可不进修也。况古今书载行善而延寿者，不可胜数。尝闻英、德、法、美诸国，有善士捐银数百万至千数百万，广设义学、医院、工艺院等善事，朝廷敬其人，给予爵秩，百姓举为议绅，其国所以富强。大抵治国修身，以大喻小，其理一也。故《道德经》《阴符经》有云治国，有云修身。历观天人感应之理，如影随形。西人行善不求报，谓与其遗产业于子孙，终归于无。不若仰体上帝救人之心，施诸善举，名垂不朽云。

《中外卫生要旨》卷一终

偫鹤山人郑序

　　窃观人生于天地间，静则生阴，动则生阳。阴阳生长，互为其根。动静工夫，贵乎自然。若不得真诀，妄自穿凿，勉强行之，则疾病生矣。所以持静修者，有入定出神，有呕血生疽。行动功者，有身强寡疾，有耗气伤筋。静功要略，上卷已详。兹将前人所行延年却病有效之动工、青莱真人《八段锦》、希夷真人《十二段锦》、家藏秘传达摩《易筋图说》及道经秘传《十六段锦》、《陆地仙经》汇为一本，付诸手民，以广流传。窃愿天下人，执一勤行，同登寿域。身既康强，精气神旺。达则建功业，兼善天下。穷则有生机，独善其身。而卫生之功，岂浅鲜哉！

《中外卫生要旨》卷二

宋处士陈希夷著
清后学郑官应敬刊

却病延年动功

立春正月节坐功图势

运主厥阴初气，时配手少阳三焦。

坐功：宜每日子丑时，叠手按髀，转身拗颈，左右耸引，各三五度，叩齿，吐纳，嗽咽三次。

治病：风气积滞，顶痛，耳后痛，肩臑痛，背痛，肘痛诸痛。

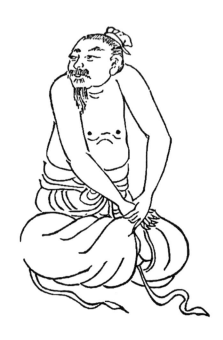

雨水正月中坐功图势

运主厥阴初气，时配三焦手少阳相火。

坐功：每日子丑时，叠手按髀，拗颈转身，左右偏引各五度，叩齿，吐纳，漱咽。

治病：三焦经络留滞邪毒，嗌干及肿，哕，喉痹，耳聋，汗出，目锐眦痛，颊痛，诸疾悉治。

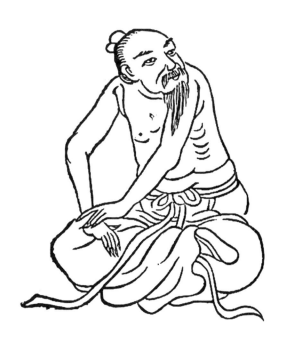

惊蛰二月节坐功图势

运主厥阴初气，时配手阳明大肠燥金。

坐功：每日丑寅时，握固转颈，反肘后向顿掣五六度，叩齿六六，吐纳，嗽咽三三。

治病：腰脊肺胃，蕴积邪毒，目黄口干，鼽衄，喉痹，面肿，暴哑，头风，牙宣，目暗羞明，鼻不闻臭，遍身疙疮，悉治。

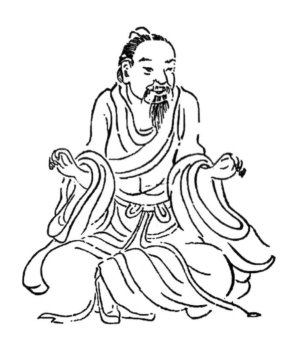

春分二月中坐功图势

运主少阴二气，时配手阳明大肠燥金。

坐功：每日丑寅时，伸手回头，左右挽引，各六七度，叩齿六六，吐纳，漱咽三三。

治病：胸臆肩背经络虚劳邪毒，齿痛，颈肿，寒栗，热肿，耳聋耳鸣，耳后肩臑肘臂外背痛，气满，皮肤壳壳然坚而不痛，瘙痒。

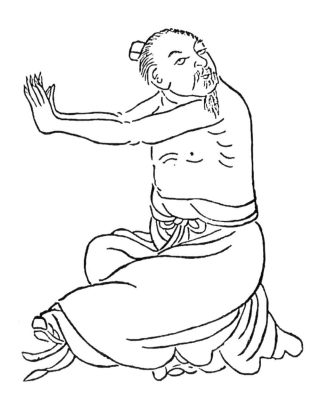

清明三月节坐功图势

运主少阴一气,时配手太阳小肠寒水。

坐功:每日丑寅时,正坐定,换手左右,如引硬弓,各七八度,叩齿,纳清吐浊,咽液各三。

治病:腰肾肠胃虚邪积滞,耳前热,苦寒,耳聋,嗌痛,颈痛,不可回顾,肩拔臑折,腰软,及肘臂诸痛。

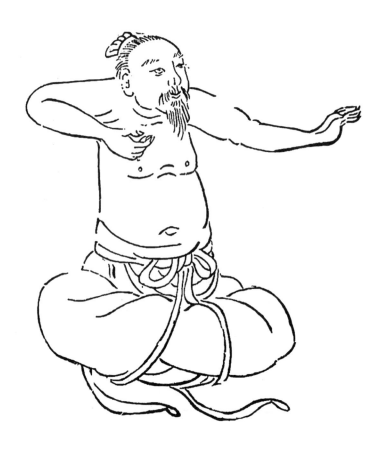

谷雨三月中坐功图势

运主少阴二气，时配手太阳小肠寒水。

坐功：每日丑寅时，平坐，换手左右举托，移臂左右掩乳，各五七度，叩齿，吐纳，嗽咽。

治病：脾胃结瘕瘀血，目黄，鼻衄衄，颊肿，颔肿，肘臂外后廉肿痛，臂外痛，掌中热。

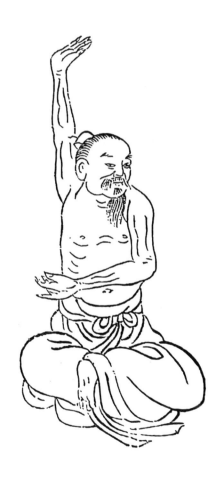

立夏四月节坐功图势

运主少阴二气，时配手厥阴心胞络风水。

坐功：每日以寅卯时，闭息瞑目，反换两手抑掣两膝，各五七度，叩齿，吐纳，咽液。

治病：风湿留滞，经络肿痛，臂肘挛急，腋肿，手心热，喜笑不休，杂症。

瞑　闭
目　息

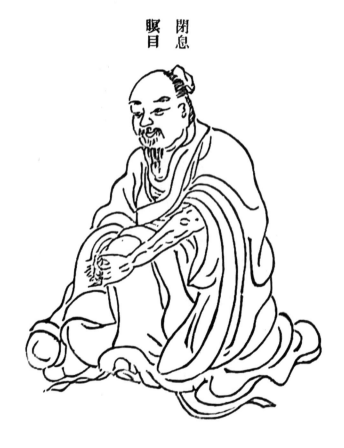

小满四月中坐功图势

运主少阳三气，时配手厥阴心胞络风水。

坐功：每日寅卯时，正坐，一手举托，一手拄按，左右各三五度，叩齿，吐纳，咽液。

治病：肺腑蕴滞邪毒，胸胁支满，心中憺憺，火动面赤鼻赤，目黄，心烦作痛，掌中热，诸痛。

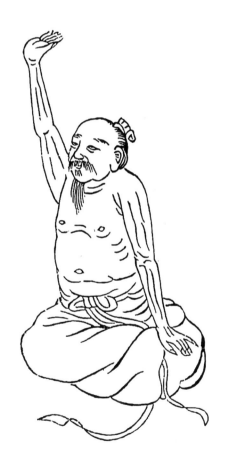

芒种五月节坐功图势

运主少阳三气，时配手少阴心君火。

坐功：每日寅卯时，正立仰身，两手上托，左右力举，各五七度，定息叩齿，吐纳咽液。

治病：腰肾蕴积，虚劳嗌干，心痛欲饮，目黄胁痛，消渴，善笑、善惊、善忘，上咳下吐，气泄，身热而股痛，心悲，头项痛，面赤。

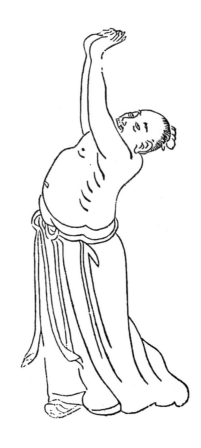

夏至五月中坐功图势

运主少阳三气，时配少阴心君火。

坐功：每日寅卯时，跪坐，伸手叉指屈指，脚换踏，左右各五七次，叩齿，纳清吐浊，咽液。

治病：风湿积滞，腕膝痛，臑臂痛，后廉痛厥，掌中热痛，两肾内痛，腰背痛，身体重。

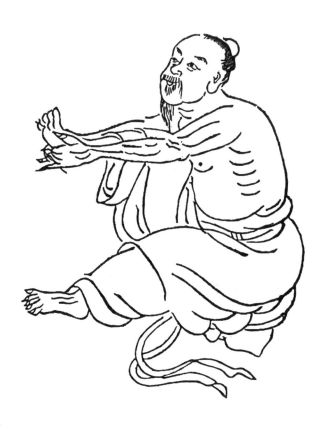

小暑六月节坐功图势

运主少阳三气，时配手太阴脾湿土。

坐功：每日丑寅时，两手踞地，屈压一足，直伸一足，用力掣三五度，叩齿，吐纳，咽液。

治病：腿膝腰髀风湿，肺胀满，嗌干，喘咳，缺盆中痛，善嚏，脐右小腹胀引腹痛，手挛急，身体重，半身不遂，偏风，健忘，哮喘，脱肛，腕无力，喜怒不常。

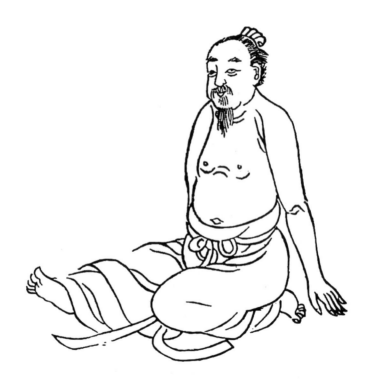

大暑六月中坐功图势

运主太阴四气，时配手太阴肺湿土。

坐功：每日丑寅时，双拳踞地，返首向肩，引作虎视，左右各三五度，叩齿，吐纳，咽液。

治病：头项胸背风毒，咳嗽止气，喘渴烦心，胸膈满，臑臂痛，掌中热，脐上或肩背痛，风寒汗出，中风，小便数欠，淹泄，皮肤痛及麻，悲愁欲哭，洒渐寒热。

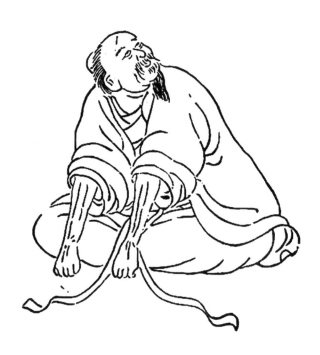

立秋七月节坐功图势

运主太阴四气，时配足少阳胆相火正。

坐功：每日丑寅时，正坐，两手托地，缩体闭息，耸身上涌，凡七八度，叩齿，吐纳，咽液。

治病：补虚益损，去腰肾积气，口苦，善太息，心胁痛，不能反侧，面尘体无泽，足外热，头痛，颔痛，目锐背痛，缺盆肿痛，腋下肿，汗出振寒。

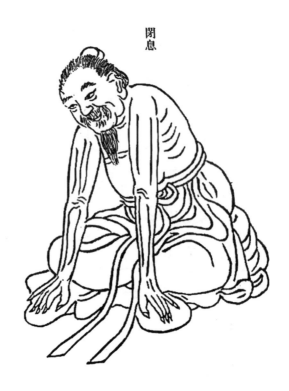

闭息

处暑七月中坐功图势

运主太阴四气，时配足少阳胆相火。

坐功：每日丑寅时，正坐，转头左右举引，就反两手捶背，各五七度，叩齿，吐纳，咽液。

治病：风湿留滞，肩背痛，胸痛，脊膂痛，胁肋髀膝、经络外至胫绝骨外踝前及诸节皆痛，少气咳嗽，喘渴上气，胸背脊膂积滞之疾。

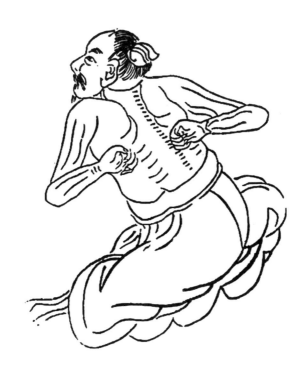

白露八月节坐功图势

运主太阴四气，时配足阳明胃燥金。

坐功：每日丑寅时，正坐，两手按膝，转头推引，各三五度，叩齿，吐纳，咽液。

治病：风气留滞腰背经络，洒洒振寒，苦伸数欠，或恶人与火，闻水声则惊狂，疟，汗出，鼽衄，口喝唇胗，颈肿喉痹，不能言，颜黑，呕，呵欠，狂歌上登，欲弃衣裸走。

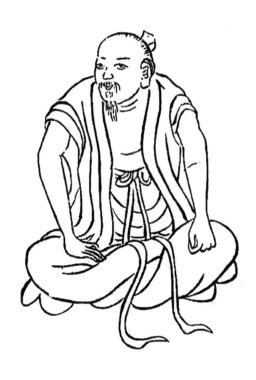

秋分八月中坐功图势

运主阳明五气，时配足阳明胃燥金。

坐功：每日丑寅时，盘足而坐，两手掩耳，左右反侧，各三五度，叩齿，吐纳，咽液。

治病：风湿积滞胁肋腰股，腹大水肿，膝膑肿痛，膺乳气冲，股伏兔、胻外廉、足跗诸痛，遗溺失气，奔响腹胀，髀不可转，腘以结，腨似裂，消谷善饮，胃寒喘满。

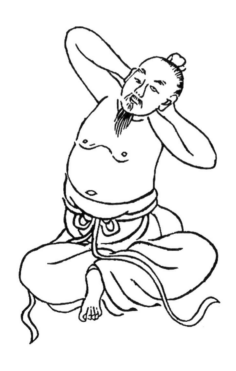

寒露九月节坐功图势

运主阳明五气，时配足太阳膀胱寒水。

坐功：每日丑寅时，正坐，举两臂，踊身上托，左右各三五度，叩齿，吐纳，咽液。

治病：诸风寒湿邪，挟胁腋经络动冲，头痛，目暗脱，项如拔，脊痛腰折，痔，疟狂，颠痛，头两边痛，头凶顶痛，目黄泪出，鼽衄，霍乱诸疾。

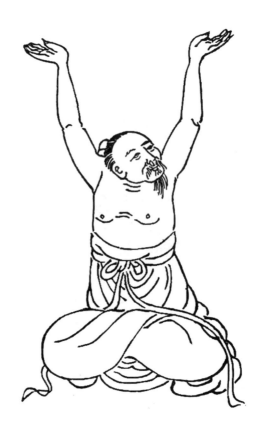

霜降九月中坐功图势

运主阳明五气，时配足太阳膀胱寒水。

坐功：每日丑寅时，平坐，纾两手，攀两足，随用足间力，纵而复收，五七度，叩齿，吐纳，咽液。

治病：风湿痹入腰脚，髀不可曲，腘结痛，腨裂痛，项背、腰尻、阴股、膝髀痛，脐反虫，肌肉痿，下肿，便脓血，小腹胀痛，欲小便不得，脏毒，筋寒，脚气，久痔脱肛。

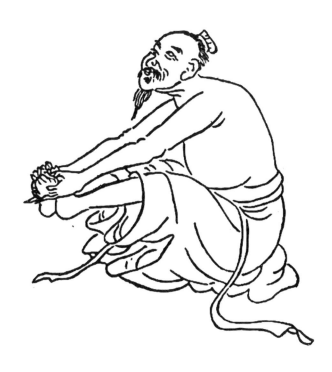

立冬十月节坐功图势

运主阳明五气，时配足厥阴肝风木。

坐功：每日丑寅时，正坐，一手按膝，一手拉肘，左右换，两手左右托，三五度，吐纳，叩齿，咽液。

治病：胸胁积滞，虚劳邪毒，腰痛不可俛仰，嗌干，面尘脱色，胸满呕逆，餐泄，头痛，耳无闻，颊肿，肝逆面青，目赤肿痛，两胁下痛引小腹，四肢满闷，眩冒，目瞳痛。

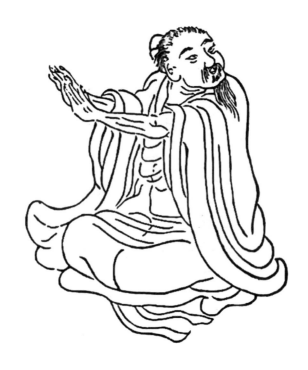

小雪十月中坐功图势

运主太阴终气，时配足厥阴肝风木。

坐功：每日丑寅时，正坐，一手按膝，一手挽肘，左右争力，各三五度，吐纳，叩齿，咽液。

治病：脱肘风湿热毒，妇人小腹肿，丈夫癞疝狐疝，遗溺癃闭，血淋，睾肿，睾疝，足逆寒，胻善瘛，节时肿，转筋，阴缩，两筋挛，洞泄，血在胁下，喘，善恐，胸中喘，五淋。

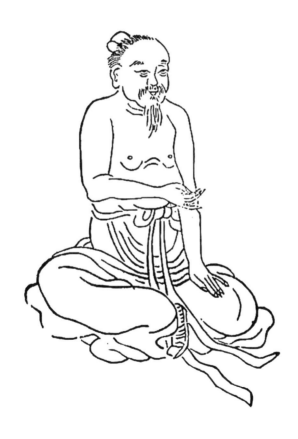

大雪十一月节坐功图势

运主太阳终气，时配足少阴肾君火。

坐功：每日子丑时，起身仰膝，两手左右托，两足左右踏，各五七次，叩齿，咽液，吐纳。

治病：脚膝风湿毒气，口热舌干，咽肿上气，嗌干及肿，烦心，心痛，黄疸肠澼，阴下湿，饥不欲食，面如漆，咳唾有血，渴喘，目无见，心悬如饥，多恐，常若人捕等症。

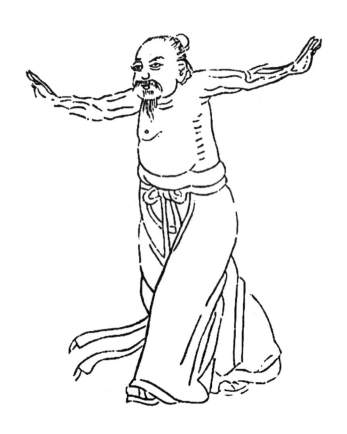

冬至十一月中坐功图势

运主太阳终气，时配足少阴肾君火。

坐功：每日子丑时，平坐，伸两足，拳两手按两膝，左右极力三五度，吐纳，叩齿，咽液。

治病：手足经络寒湿，脊股内后廉痛，足痿厥，嗜卧，足下热，脐痛，左胁下背肩髀间痛，胸中满，大小腹痛，大便难，腹大颈肿，咳嗽，腰冷，脐下气逆①。

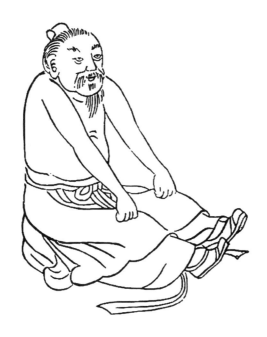

---

① 《遵生八笺》"咳嗽"后作"腰冷如冰及肿，脐下气逆，小腹急痛泄，下肿，足胻寒而逆，冻疮，下痢，善思，四肢不收"。

小寒十二月节坐功图势

运主太阳终气，时配足太阴脾湿土。

坐功：每日子丑时，正坐，一手按足，一手上托，挽首互换，极力三五度，吐纳，叩齿，嗽咽。

治病：荣卫气蕴，食即呕，胃脘痛，腹胀，哕，疟，饮发中满，食减，善噫，身体皆重，食不下，烦心，心下急痛，溏瘕泄，水闭黄疸，五泄注下五色，大小便不通。①

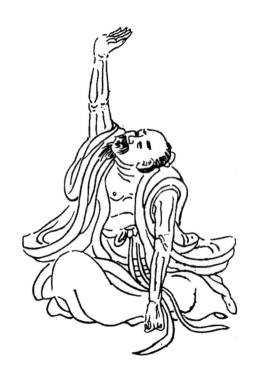

---

① 《遵生八笺》后有"面黄口干，怠惰嗜卧，心下痞，苦善饥善味，不嗜食"。

大寒十二月中坐功图势

运主厥阴初气，时配足太阴脾湿土。

坐功：每日子丑时，两手向后，踞床跪坐，一足直伸，一足用力，左右各三五度，叩齿，嗽咽，吐纳。

治病：经络蕴积诸气，舌根强痛，体不能动摇，或不能卧，强立，股膝内肿，尻阴臑胻足背痛，腹胀肠鸣，餐泄不化，足不收行，九窍不通，足胻肿苦水胀。

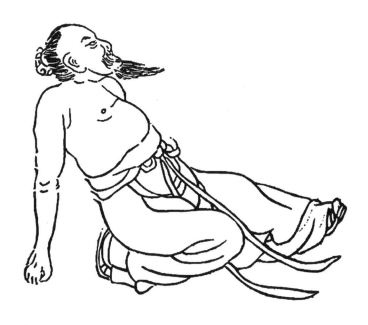

易筋图说

达摩禅师著

后学郑官应敬刊

第一套第一式

面向东立，首微上仰，目微上视。两足与肩宽窄相齐，脚站平，不可前后参差。两臂垂下，肘微曲，两掌朝下，十指尖朝前。点数七七四十九字，十指尖想往上跷，两掌想往下按。数四十九字，即四十九跷按也。

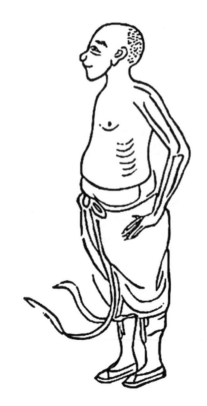

第二式

接前式，数四十九字毕，即将八指叠为拳，拳背朝前，两大指伸开，不叠拳上，两大指跷起，朝身不贴身，肘微曲，每数一字，拳加一紧，大指跷一跷，数四十九字，即四十九紧，四十九跷也。

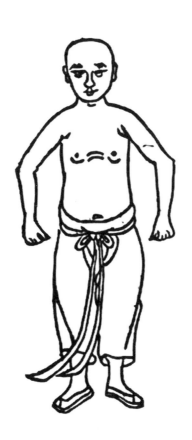

第三式

接前式，数四十九字毕，将大指叠在中指中节上为拳，趁势往下一拧肘之微曲者，至此伸矣。虎口朝前，数四十九字，每数一字，拳加一紧，即四十九紧也。

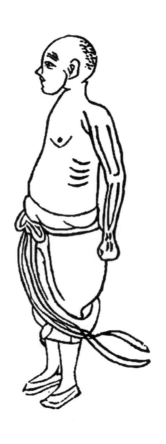

第四式

接前式，数四十九字毕，将两臂平抬起，伸向前。拳掌相离尺许，虎口朝上，拳与肩平，肘微曲，数四十九字，拳加四十九紧。

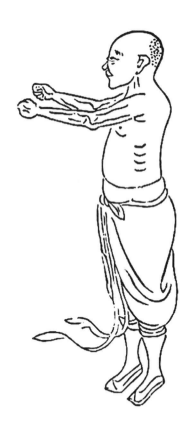

第五式

接前式，数四十九字毕，将两臂直竖起，两拳相对，虎口朝后，头微仰，两拳不可贴身，亦不可离远，数四十九字，每数一字，拳加一紧。

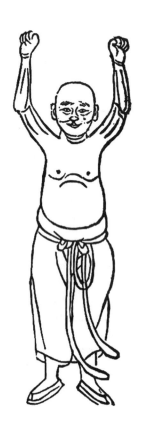

第六式

接前式，数四十九字毕，两拳下对两耳，离耳寸许，肘与肩平，虎口朝肩，拳掌朝前，数四十九字，每数一字，肘尖想往后用力，拳加一紧。

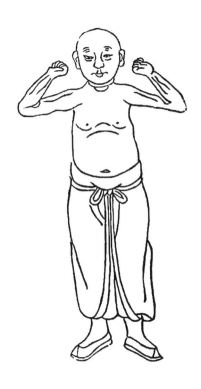

第七式

接前式，数四十九字毕，全身往后一仰，以脚尖离地之意，趁势一仰将两臂横伸，直与肩平，虎口朝上，数四十九字，每数一字，想两拳往上往后用力，胸向前合，拳加一紧。

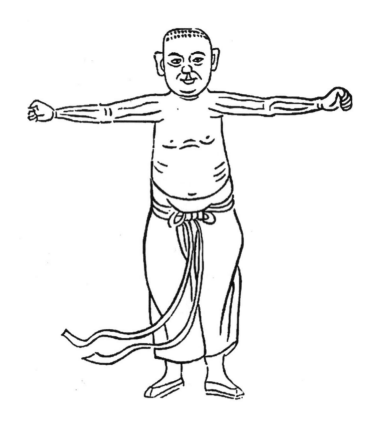

第八式

接前式，数四十九字毕，将两臂平转向前，与第四式同，但此两拳略近些，数四十九字，每数一字，拳加一紧。

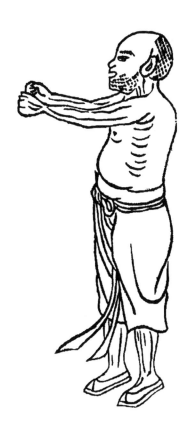

第九式

接前式，数四十九字毕，将两拳掌收回，向胸前两乳之上些一抬，即翻拳掌向前，上起对鼻尖，拳背食指节尖，勿离鼻尖一二分，头微仰，数四十九字，每数一字，拳加一紧。

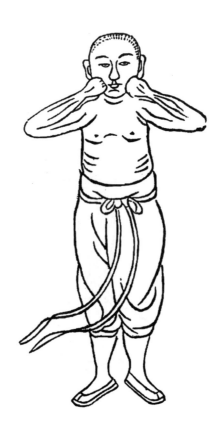

第十式

接前式，数四十九字毕，将两拳离开，肘与肩平，两小臂直竖起，拳掌向前，虎口遥对两耳，数四十九字，每数一字，拳加一紧，想往上举，肘尖想往后用力。

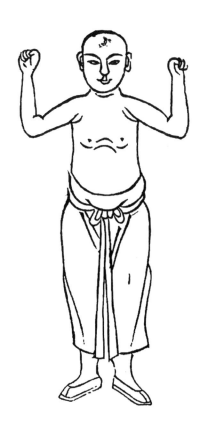

第十一尾一式

接前式，数四十九字毕，将两拳翻转向下至脐，将两食指之大节与脐相离一二分，数四十九字。每数一字，拳加一紧。数毕吞气一口，随津以意送至丹田，如此吞送气三口。

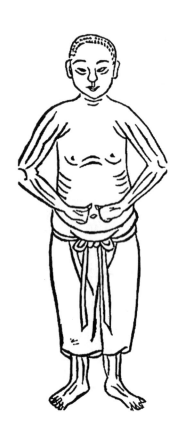

第十二尾式

吞气三口毕，不用数字，将两拳松开，两手垂下，直与身齐。手心向前往上，端与肩平。脚跟微起，以助手上端之力。如此三端，俱与平端垂物之用力相同。再将两手叠作拳，举起过头，同用力摔下，三举三摔。再将左右足一蹬，先左后右，各三蹬毕，仍东向静坐片时以养气。如接行第二套者，于吞气后接下来，不须平端，摔手蹬足也。如欲接行第二套，即不用行此前套第十二尾二式，宜从前套第十一尾一式吞气三口，送丹田之后，接行第二套第一式便合。

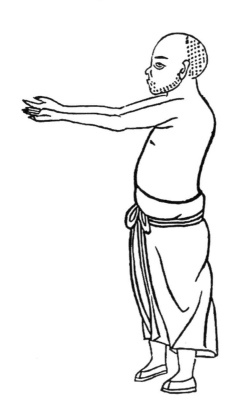

第二套第一式

接头套，吞气三口毕，将两拳伸开，手心翻向上，端至乳上寸许。十指尖相离二三寸，数四十九字，每数一字，想手心翻平，想气贯十指尖。若行此第二套第一式，须接前套第十一尾一式，吞气三口，即接行之，不用行前套第十二尾二式也。

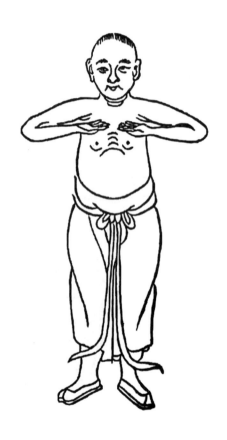

第二套第二式

接前式，数四十九字毕，将两手平分，开横如一字，与肩平，手掌朝上，胸微向前，数四十九字，每数一字，手掌手指，想往上往后用力。

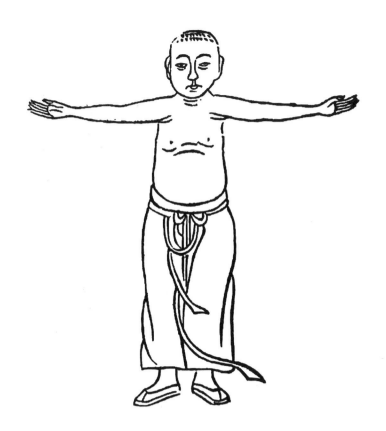

第二套第三式

接前式，数四十九字毕，两臂平转向前，数四十九字，每数一字，想气往十指尖上贯，平掌朝上微端。

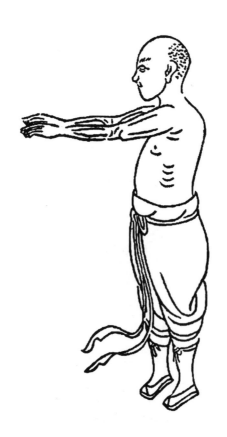

第二套第四式

接前式，数四十九字毕，将两手为拳撤回，拳掌朝上，拳背朝下，两肘夹过身后，数四十九字，每数一字，拳加一紧。两肩不可贴身，亦不可离远。

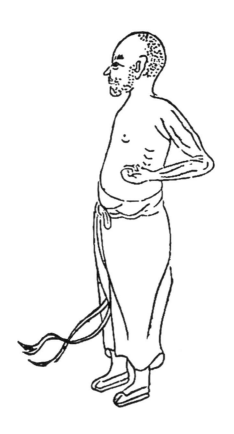

第二套第五式

接前式，数四十九字毕，将拳伸开，指尖朝上，掌往前如推物之状，以臂伸将直为度。每数一字，掌想往前推，指尖想往后用力，数四十九字毕，如前尾式数字吞气等法行之，此第二套五式行毕。若不歇息，连欲接行第三套，则于此套数字毕，照前套十一尾一式吞气三口，送入丹田之后，即接行第三套，仍减行前套第十二尾二式可也。功行至此，第二套五式，意欲歇息养神，必须将前套第十一式吞气之法，及第十二式诸法全数补行，于此第二套五式之后，方能歇息也。

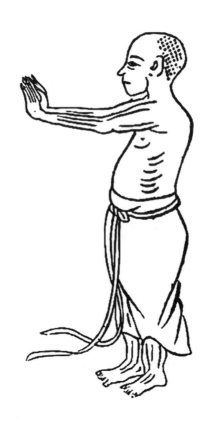

第三套第一式

接前吞气后，将两手心朝下，手背朝上，两手起至胸前乳上，趁势往下一蹲，脚尖略分开些。脚跟离地二五分，两手尖离二三寸，数四十九字，每数一字，两臂尖想往后用力，想气贯至十指尖上。

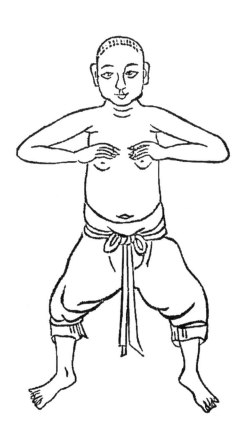

第三套第二式

接前式，数字毕，将身一起，趁势右手在内，左手在外，右手掌向左推，左手掌向右推，数四十九字，每数一字，右手掌向左用力，指尖往右用力，左手掌向右用力，指尖往左用力。

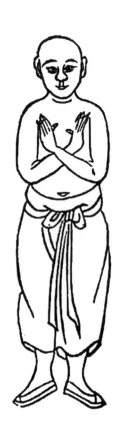

第三套第三式

接前式，数四十九字毕，将两手分开如一字，两臂与肩平，手心朝下，胸微往前，数四十九字，每数一字，两手想往上往后用力。

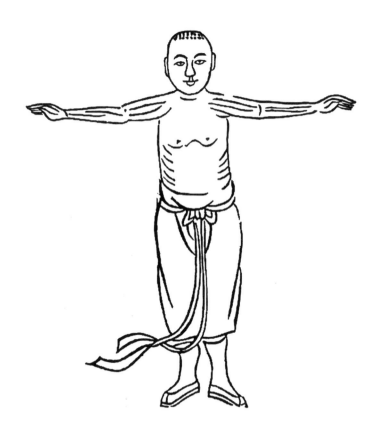

第三套第四式

接前式，数四十九字毕，左手及臂在上，右手及臂在下，左手臂朝下，右手臂朝左，两臂皆曲向，数四十九字，每数一字，想气贯十指尖为度，两臂不可贴身。

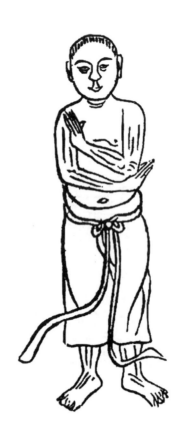

第三套第五式

接前式，数四十九字毕，将两臂垂下，手心翻转向后，肘曲十指尖亦曲，每数一字，想气贯十指尖为度。俱照前式，数四十九字毕，每照前尾式，照字吞气。平端、捽手、蹬足毕，向东静坐片时，不可说话用力。

如要上顶为者，于五十日后，行到第三套一蹲之式，眼往上瞪，牙咬紧，将前左右各三扭，以意贯气至顶上，则为贯顶上矣。六十日后，以意贯气至下部，则为达下部矣。

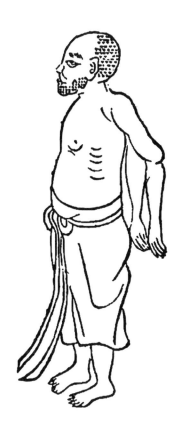

八段锦坐功图^①

青莱真人著

后学郑官应敬刊

第一叩齿集神图势

叩齿集神三十六，两手抱昆仑，双手击天鼓二十四。

上法，先须闭目，冥心盘坐，握固静思，然后叩齿集神。次叉两手向项后，数九息，勿令耳闻。乃私手各掩耳，以第二指压中指，击弹脑后，左右各二十四次。

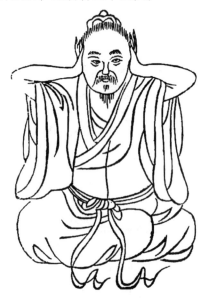

---

① 据《八段锦坐功图》内容，似可分为三：一是自"第一叩齿集神图势"至"三焦客热卧嘻嘻"，介绍八段锦图解、法式、功用。二是"《陆地仙经》序"至"遵行勿间断"，介绍饮食、导引之于养生、治病的作用。三是"重刊太一针方引"至"证治"，介绍药方、针法、禁忌、证治。

第二摇天柱图势

左右手，摇天柱，各二十四。

上法，先须握固，乃摇头左右顾，肩膊随动二十四。

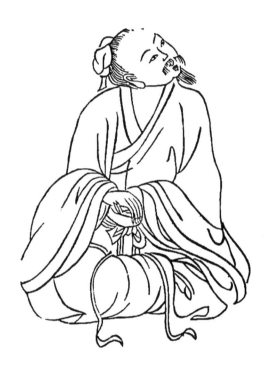

第三舌搅漱咽图势

左右舌搅上腭三十六，嗽三十六，分作三口。如硬物咽之，然后方得行火。

上法，以舌搅口齿并左右颊，待津液生方漱之，至满口方咽之。

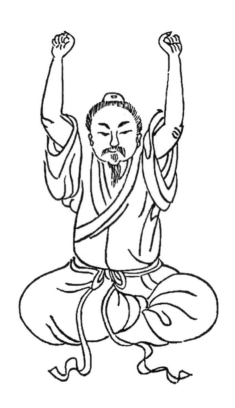

第四摩肾堂图势

两手摩肾堂三十六，以数多更妙。

上法，闭气搓手，令热后，摩肾堂如数毕，仍收手握固，再闭气，想用心火下烧丹田，觉热极，即用后法。

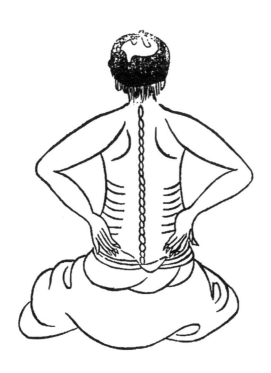

第五单关辘轳图势

左右单关辘轳，各三十六。

上法，须俯首摆撼左肩三十六次，右肩亦三十六次。

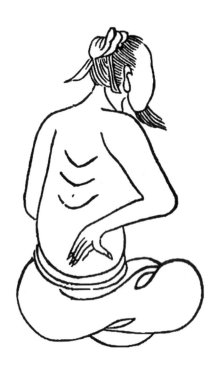

第六左右辘轳图势

双关辘轳三十六。

上法，两肩并摆撼至三十六数，想入自丹田，透双关，入脑户，鼻引清气，后伸两脚。

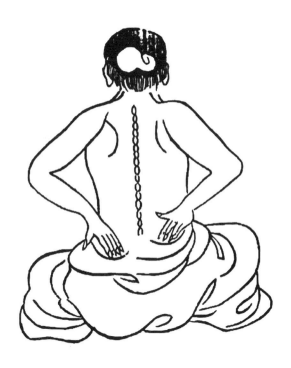

第七左右按顶图势

两手相搓，当河五呵，后叉手托天按顶，各九次。

上法，两手相叉，向上托空，三次或九次。

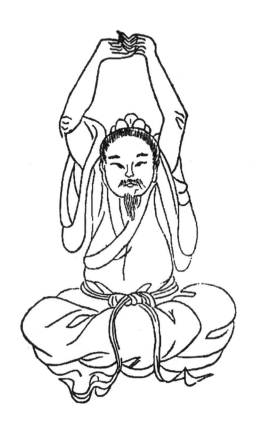

第八钩攀图势

以两手如钩，向前攀双脚心，十二次，再收足端坐。

上法，以两手向前，攀脚心十二次，乃收足端坐。候口中津液生，再漱再吞，一如前数。摆肩并身二十四，及再辘轳二十四次，想丹田火自下而上，遍烧身体，想时口鼻皆须闭气少顷。

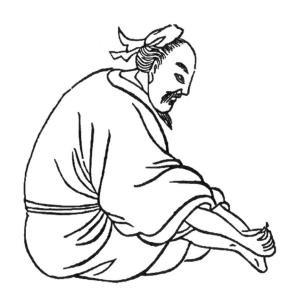

第九陈希夷左睡功图

调和真气五朝元，心息相依念不偏。

二物长居于戊己，虎龙蟠结大丹圆。

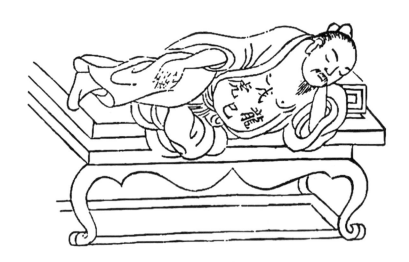

第十右睡功图

肺炁长居于坎位，肝炁却向到离宫。

脾炁呼来中位合，五气朝元入太空。

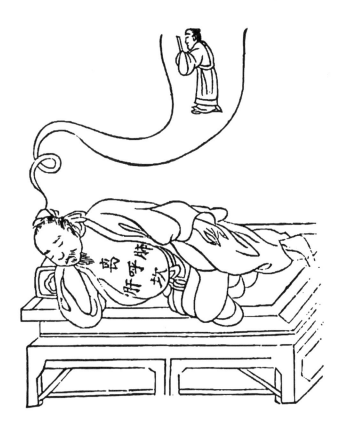

张三丰真人咏蛰龙法

蛰法无声却有声，声声说与内心听。神默默，气冥冥，蛰龙虽睡睡还醒。

睡神仙，睡神仙，石根高卧忘其年，三光沉沦性自圆。气归玄窍，息息任天然。莫散乱，须要恬。温养得汞性儿圆，等待他铅花儿现。无走失，有防闲。真火候，运中间。行七返，不艰难。炼九还，何嗟叹？静观龙虎战场战，暗把阴阳颠倒颠。人言我是蒙眬汉，我却眠兮眠未眠。学就了真卧禅，养成了真胎元，卧龙一起便升天。此蛰法，是谁传？曲肱而枕自尼山，乐在其中无人谙。五龙飞跃出深潭，天将此法传图南。图南一派谁能继？邋遢道人张丰仙。

八段锦

闭目冥心坐（冥心盘跌而坐），握固静思神。叩齿三十六，两手抱昆仑（又两手向项后，数九息，勿令耳闻。自此以后，出入息，皆不可使耳闻）。左右鸣天鼓，二十四度闻（移两手心掩两耳，先以第三指压中指，弹击脑后，左右各二十四次）。微摆撼天柱（摇头左右顾，肩膊转随动二十四，先须握固），赤龙搅水津（赤龙，即舌也。以舌搅口齿并左右颊，待津液生而咽）。漱津三十六（一云鼓津），神水满口匀。一口分三咽（所漱津液，分作三口，作汩汩声而咽之），龙行虎自奔（液为龙，气为虎）。闭气搓手热（以鼻引清气，闭之少顷，搓手急数，令热极，鼻中徐徐乃放气出），背摩后精门（精门者，腰后外肾也。合手心摩毕，收手握固）。尽此一口气（再闭气也），想火烧脐轮（闭口鼻之气，想用心火下烧丹田，觉热极，即用后法）。左右辘轳转（俯首摆撼两肩三十六，想火自丹田透双关入脑户，鼻引清气闭少顷间），两脚放舒伸（放宜两脚）。叉手双虚托（叉手相交，向上托空，三次或九次），低头攀足频（以两手向前攀脚心十二次，乃收足端坐）。以候逆水上（候口中津液生，如未生，再用急搅取水，同前法），再漱再吞津。如此三度毕，神水九次吞（谓再漱三十六，如前口分三咽，乃为九也）。咽下泪泪响，百脉自调匀。河车搬运讫（摆肩并身二十四，及再转辘轳二十四次），发火遍烧身（想丹田火，自下而上，遍烧身体。想时口鼻皆闭气少顷）。邪魔不敢近，梦寐不能昏。寒暑不能入，灾病不能迕。子后午前作，造化合乾坤。循环次第转，八卦是良因。

诀曰：其法于甲子日，夜半子时起首，行时口中不得出气，惟鼻中微放清气。每日子后午前，各行一次。或昼夜共行三次，久而自知。蠲除疾病，渐觉身轻。能勤苦不怠，则仙道不远矣。

高子曰：以上名八段锦法，乃古圣相传，故为图有八。"握固"二字，人多不考，岂特闭目见自己之目，冥心见自己之心哉？趺坐时，当以左脚后跟曲顶肾茎根下动处，不令精窍漏泄云耳。行功何必拘以子午，但一日之中，得有身闲心静处，便是下手所在，多寡随行。若认定二时，忙迫当如之何？入道者，不可不知。

《太素丹景经》曰：人面之上，常欲得两手摩之使热。高下随形，皆使极匝，令人面有光泽，皱斑不生。行之五年，色如少女。先当摩擦两掌令热，然后以拭两目，又顺手摩发，如理栉之状。两耳背亦更互以手摩之，使发不白，脉不浮。《寿世真传》又云：目要常揩，每静时常闭目，用两大指背两相摩擦揩眼，使去火，永无目疾。耳要常弹，即鸣天鼓。齿要常叩，背要常暖，腰要常护，足要常搓脚底涌泉穴，能去风湿。睡要常曲，觉宜伸，仰面伸足，惟恐失精。

六字延寿诀

春嘘明目本扶肝，夏至呵心火自闲。秋呬定知金肺润，冬吹惟要坎中安。三焦嘻却除烦热，四季长呼脾化餐。

切忌出声闻口耳，其功尤甚保神丹。

又诀

肝若嘘时目睁睛，肺知呬气手双擎。心呵顶上连叉手，肾吹抱取膝头平。脾病呼时须撮口，三焦客热卧嘻嘻。

心呵顶上连叉手（举手则呵，反手则吸）

呵则通于心，去心家一切热气。或上攻眼目，或面色红，舌上疮，或口疮，故心为一身五官之主，发号施令之时，能使五官不同。故孟子曰：收其放心者，为浩然之主。故心不动，而动为之妄。妄则神散，而使浩然之气不清也。秋冬时，常暖其涌泉，不伤子心君。《素书》云：足寒，伤心是也。澄其心则神自清，欲其心则火下降，故心火降则心无不正。心通舌，为舌之官。舌乃心之苗，为神之舍。又为血之海，故血少则心神恍惚，梦寐不宁也。冬面红受克，故盐多伤心血，冬七十二日，省咸增苦，以养其心气也。

肝若嘘时目睁睛

嘘则通肝，去肝家一切热聚之气。故胆生于肝，而胆气不清，因肝之积热，故上攻眼目。大嘘三十呴，一补一泻，则眼增光，不生眼屎，故目通肝。肝乃魂之宅，夜睡眼闭则魂归宅。肝为目之官，秋面青受克，辛多伤肝，秋七十二日，省辛增酸，以养肝气。

肾吹抱取膝头平

吹则通肾，去肾中一切虚热之气。或目昏耳聋，常补泻肾气自调矣。故肾通耳，为耳之官。耳听走精，不可听于淫声。或破腹者，大吹三十吹，热擦肾堂立止。四季十八，面黑受克，甘多伤肾，故季月各十八日，省甘增咸，以养肾气。

肺知□气手双擎

呬则通肺，去肺家一切所积之气。或感风寒咳嗽，或鼻流涕，或热生疮，大呬几呬，一补一泻，则肺气自然升降。肺为心之华盖，最好清，故清肺则不生疾也。肺通鼻，为鼻之官，又为魄之宅也。夏面白则受克，苦属火，肺属金，夏七十二日，省苦增辛，以养肺气。

脾病呼时须撮口

呼则通脾，去脾家一切浊气。或口鼻四肢生疮，或面黄脾家有积，或食冷物，积聚不能化，故脾为仓廪之官。又为血之用，故饮食不调，则不生血。四肢不动则脾困，以致宿食，则病生矣。故夜则少食，睡时脾不动。脾四季之官，为意之宅。故意不可妄动，动则浩气不能清也。春面黄则受克，春七十二日，省酸增甘，以养脾气。

三焦客热卧嘻嘻

嘻则通胆，去胆中一切客热之气。故卧时常嘻，能去一身之客热。常补泻者，胆气自清，目不生屎。胆怕热，四时饮食，热者少食于上膈，以使胆气清爽也。

《陆地仙经》序（前户部马尚书所作，同治六年已刊于《训俗臣规》）

仙未必得，但多寿少病，为至验焉。先祖至余四世矣，男女寿百岁以上十五人，九十者四人，八十者六人，七十者九人。自成人后，夭折者希，亦未有多疾而奇疾者也。余祖任庆阳县，因感山岚，路遇仙师，鼓掌笑咏曰："得便宜，得便宜处落便宜。若非感着山岚气，安得徐徐告疾归。"祖邀于馆舍，仙师拈药一丸，凉水送下，腹鸣如雷，泻恶物斗许，疾顿除。仙师曰："此疾脏腑不安，由不实，故毒易中。若坚实，疾从何得入耶?"祖乞其方,书此言授之。问其姓名,仙师曰:"余名张百字。"不拘老幼男女,皆可行,能却百病。肢体强健,益寿延年,当为地仙矣。

淡食能多补

五味之嗜,在负重辛苦之人不可缺。修养家,当渐减之,则谷气壮而真气长,并无疾之为害。

搓涂自助颜

先以唾津傅面,次搓手掌极热,向脸上搓之数遍。或睡时,或醒时,或清晨行之,俱可。

运睛除眼翳

紧闭目,左右转睛各七次,忽然大睁急视,自觉眼内热气出,有见金华恍惚者佳。转眼时口鼻闭气,睁眼时尽力呵出浊气,吸入清气,各七次可也。东坡云:酒醒后,清晨行之,可消宿疾。

掩耳去头旋

每清晨,或临卧时,两手搓耳热。两掌掩住两耳,左右回顾,各扭颈七次。又尽力低头,如鸟啄食之状,点头七次,呵出浊气七口,永无头旋之患。

叩齿牙无病

睡醒时,叩齿三十六通,永无牙疼之患。周莲峰云:"劝君闲时莫挑牙。"朱竹溪云:"劝君切莫偏冷热。"赵复阳云:"人于大小便时,急咬,牙关紧闭,唇吻严密,无牙痛患。"

挽礼治伤寒

偶觉身上寒热不均,头疼口苦,类伤寒之状,即舒两腿,两手挽住外肾囊,闭气低头拜礼,至气促张口呵之,如此七次,方盘膝而坐,鼻纳清气可也。或行猿臂熊经之法亦可。余家俱行此法，遂少此病。城中语云："医人若望马家食，十人饿得九人死。"又云："马家男妇颜，好似正开莲。"此也。

鼓呵消积聚

晨起，两手抱肩，闭气鼓腹，澄心下视脐轮，待气促缓呵之，九次毕。又紧抱肩，左右扭之各七次，名为搅辘轳。腹中自然快利，能消积聚，亦治心疼、腹痛、泄泻。

膝风摩涌泉

膝痛有三种，曰风痛，曰冷痛，曰精血虚而气不通，注于下部名胫痛。临睡时，摩搓左右足心各七次，遍令热，抱膝而眠。足指常常自挠之，使血气能通，而疼自止矣。人年四五十，多感此疾。郑年兄常患膝风，吴老师教以川椒煮汤，临睡时，将两足温泡于椒汤中，过一二时。晨又令人于足下指头稍按捏之，至大腿硬处，不拘遍数，亦甚妙。未及一月，膝风尽除。

猿臂和血脉

左手伸直，以右手探左手心。头却右顾，右手亦然。此法当于食后行一二次，能消食。孕妇行之，临产最易。

熊经免痰涎

治痰火。临睡时，两手拘定两足，直舒其腰，头却回顾后视。如此七次，自无痰涎之患。此法宜夜夜行之。

爱惜精与气

精气，人之根本，虽不当绝，不可妄施。年友郑公曰：余三十五无子，荆妻劝娶妾。余自后常独宿，月会妾一二次，未尝每宵宿处。今六子三女，并无胎痫疹毒之患。今年八十九矣，尚能夜书细字，饮食步趋如幼，皆爱惜精气所致。有同乡某姓者，正室已四子，好冶容，娶名妓三，闺女五，殁后秽不忍言。予非暴人短也，愿诸君子鉴焉。

子午固关元

关元乃人之气海也，修养家名为丹田。脐下一寸三分，元气之所蓄。人每心思意动，无不耗元气也。子午二时，洗心静坐，鼻息调匀，反观内顾于关元之所，则一时元气有复长之机矣。年友郑公云：子时乃阳长之候，属肾；午时乃血生之时，属心。年五十以外者，宜守此穴，则大便密而小便少，且能耐老。

托踏应无病

两手上托，如举千斤之重。两脚踏地，如竖石柱之直。尽力上托，闭气不出。待气促，徐徐呵之。每清晨，或食后，不拘时，常常行之，百病皆除。

三眠魂自安

病龙眠，拳其膝也。寒猿眠，抱其膝也。龟鹤眠，手足曲而心息定也。大凡临睡时，万念俱绝，闭口冥目，匀息侧身而卧。盖人自寅至申，应事接物，精神已倦。惟一睡乃心神歇息之顷。如有事，可却之度外。心息相依，若挂心事，可着衣端坐，秉烛应之。切不可枕上悬思，大耗元气神。

饮食必节制

道经云："世人四百四种病，惟有宿食为根本。"

起居要慎焉

邵子"四不出"。谓：大风、大雨、大寒、大暑。周子云："切忌寅时怒，损肺又损肝。夏月宜早起，冬天要迟眠。春绵渐渐减，秋夹徐徐添。"

多行阴骘事

阴骘不在修寺设醮、诵经念佛也，在吾人自心不欺。当恻隐之处，勉力行之。如魏犨嫁妾，而有结草之报。宋郊活蚁，而有及第之祥。冯商善德，而获三元之嗣。窦燕山贤仁，而得五子之荣。但行阴骘之德，不可有望报之心。

少作身后冤

作恶事，即身后冤也。周蓬峰曰：惟仕宦势豪之家多此冤，后来子孙能昌大否？

遵行勿间断

自淡食至行事十七条，遵而行之，不可间断。

重刊太一针方引

治病之法，不出汤药、针灸两端。汤药非深明经络、阴阳之辨，往往多误。针灸尤少真传。陷脉灼肤，何可轻试也？此方以药为针，按图对症，用外攻内，效速而无弊，实济人利物之一助。爰据旧本，校正重刻，以广其传。惟原本所载用法，尚有未尽善者。药针燃火后，宜以红布七层紧包针头，对穴按治。太热则暂停，以候再针。毋令火气伤肌，是在得心应手者之善行其法。又痈疽疔疮溃烂者，似非火攻所宜，仍当斟酌万全以出之耳。

太一神针药方

艾叶三两（产锦州，陈久者佳），硫磺二钱，麝香五分，乳香、丁香、没药、松香、桂枝、杜仲、枳壳、皂角、细辛、白芷、川芎、独活、雄黄、穿甲（以上各一钱）。

上各为末，然后称准分两，和匀。预将火纸裁定，将药末铺纸上，约厚分许，层纸层药，卷如大指粗细圆筒，捍令极坚。外以桑皮纸，厚粘六七层，再以鸡子清，通刷外层。阴干密收，勿令泄气。

太一神针式：长五寸，经围一寸五分。

用法

一、宜天晴气和，窗明几净，密室无风之处，焚香敬谨，如法用针，登时奏效。更须检逐日人神所在，不宜针灸之辰，切须忌之。若遇急症，不暇择日，亦不必拘。

二、用针先审是何病证，用何穴道，以墨涂记其穴，用红布七层，放于穴上听针。

三、将针向烛火烧红，对正穴道，放于红布上。俟药气温热，渐透肌腠，直入病奥。便觉氤氲清爽，应效之速，难以言传。若觉大热，将针略捏起，俟和暖再针。以七记数，少则一七，多则六七、七七也。

四、烧针务透着，轻重浮沉，按须得法。针火觉灭，便再烧之，用过熄针，封固善藏，以待后用。

五、针毕，偃息片时，使药气周流畅达于脏腑脉络之间。然后，起饮醇酒数杯，借酒力以行药气，微醺即止，觉遍体融和，切弗冒风。

六、针后，务宜保养元气。禁绝房劳，调摄起居，樽节饮食。勿因病体初痊，便尔恣情纵欲，所谓病加于小愈，可不慎诸！

人神所在，不宜针灸

初一在足大指，初二在外踝，初三在股内，初四在腰，初五在口，初六在手，初七在内踝，初八在腕，初九在尻，初十在腰背，十一在鼻梁，十二在发际，十三在牙齿，十四在胃脘，十五在遍身，十六在胸，十七在气冲，十八在股内，十九在足，二十在内踝，二十一在手小指，二十二在外踝，二十三在肝及足，二十四在手阳明，二十五在足阳明，二十六在胸，二十七在膝，二十八在阴，二十九在膝胫，三十在足跌。

正面穴道（人身长短不一，凡穴道分寸，以本人中指中节侧纹量为一寸，男左女右）

百会：从鼻直上，入发际五寸，旋毛中，陷可容豆。

上星：从鼻直上，入发际一寸，陷可容豆。

神庭：从鼻直上，入发际五分。

临泣：从两目中直上，入发际五分陷中。

客主人：两耳前骨上宛宛中，开口即空。

天突：结喉下二寸陷中，低首取之。

肩髃：肩端两骨间。

期门：两乳下，第二肋骨端。

上脘：脐上五寸。

中脘：脐上四寸。

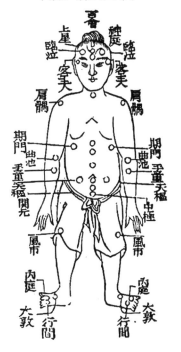

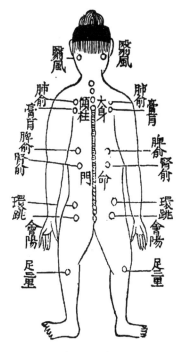

正面穴道图　　　　　　　背面穴道图

下脘：脐上二寸。

天枢：脐两旁各开二寸。

气海：脐下一寸五分。

关元：脐下三寸。

中极：脐下四寸。

曲池：屈手按胸，肘湾横纹尖尽处。

手三里：曲池下二寸兑肉端。

风市：端立，垂两手于股外，中指尖到处。

内庭：足大指、次指外间陷中。

行间：足大指间动脉陷中。

大敦：足大指端，去爪甲韭叶许三毛中。

合背穴道

翳风：两耳后陷中，按之引耳内。

大椎：第三节颈骨下，第一节骨下间。

身柱：三椎节下间。

肺俞：三椎节下，两旁各开一寸五分。

膏肓：四椎节下，两旁各开二寸。

脾俞：十一椎节下，两旁各开一寸五分。

命门：十四椎节下间。

肾俞：十四椎节下，两旁各开一寸五分。

环跳：在髀枢中，侧卧屈上足伸下足取之。

会阳：尻骨两旁，各开一寸五分。

足三里：膝下三寸，胻外廉（以手掌按膝头，中指尖到处，股外旁也）。

证治

凡中风，头风，风痫，角弓反张，忘前失后，绝阳脱肛，目泪耳聋，针百会一穴。

凡脑寒，鼻塞，脑漏，汗不出，目睛痛，针上星一穴。

凡头风，头痛，目眩，出泪，流涕，针神庭一穴。

凡目痛内障，赤白翳，腋肿，胁下痛，针临泣二穴。

凡两额暴痛，口眼歪斜，牙关紧闭，失音不语，针客主人二穴。

凡喉疮，缠喉风，哮喘，气噎，肺痈咯脓，吐血，喉中有声，针天突一穴。

凡手臂酸痛，不能捉物，针肩髃二穴。

凡伤寒结胸，咳嗽，吐脓，肚腹膨胀，霍乱吐泻，妇人热入血室，产后饮食不进，针期门二穴。

凡心腹疼痛，惊悸痰涎，伏梁气状如覆盆，风痫，针上脘一穴。

凡翻胃吐食、心下胀满，状如伏梁，伤寒饮水过多，腹胀，气喘，寒癖，针中脘一穴。

凡肚腹坚硬，痃癖气块，小便赤涩，身体羸瘦，针下脘一穴。

凡夹脐痛冲心腹，赤白痢疾，水泻，饮食不化，男子一切血损，妇人血结成块，针天枢二穴。

凡男子阳事久惫，妇人经水不调，及滞气成块，状如覆盆者，针气海一穴。

凡男子遗精白浊，脐下冷痛，小便痛涩，遗沥溺血，妇人赤白带下，经水不调，针关元一穴。

凡男子奔豚抢心，遗沥失精，五淋七疝，小便赤涩，妇人经水不调，不受胎孕，产后恶露不净，针中极一穴。

凡偏风不遂，两手拘挛，捉物不得，臂细无力，肘内寒痛，伤寒余热不尽，针曲池二穴。

凡手臂不仁，肘挛难伸，偏风疼痛，颊颔红肿，齿痛瘰疬，针手三里二穴。

凡两腿麻木，左瘫右痪，行步不得，一切脚气，针风市二穴。

凡十般水肿，四肢厥逆，咽喉引痛，久疟不食，恶闻人声，口嗝齿齲，针内庭二穴。

凡白浊难溺，腹胀心疼，咳逆，呕血，烦闷，短气，手足浮肿，四肢厥冷，针行间二穴。

凡耳聋虚鸣，脱颔，口禁，颊肿牙痛，针翳风二穴。

凡脊膂强痛，咳吐不止，癫狂谵语，瘈疭发热，针身柱一穴。

凡传尸骨蒸，肺痿，吐血，咳嗽，胸膈气喘，针肺俞两穴。

凡五劳七伤，诸虚百损，肺痿，咯血，咳嗽吐痰，寒热往来，四肢无力，人身百病，无不至之，针膏肓两穴。

凡诸般黄疸，四肢不收，脾痛，膈疼，久患泄痢，翻胃吐食，膈气积聚，痰疟寒热，针脾俞两穴。

凡腰腹引痛，头疼如破，里急瘈疭，针命门一穴。

凡肾经虚惫，腰痛如折，便血，出精，阴痛，身热，耳聋，目眩、膝挛足寒，针肾俞两穴。

凡中风中痰，半身不遂，腰胯强直，股疼相引，腰胁不得转侧，诸风寒湿，风痹风疹，针环跳两穴。

凡五痔肠癖，两臀尖痛，泄泻久痢，阴汗湿痒，肠风脱肛，针会阳两穴。

凡五劳七伤，翻胃气膈，肠鸣肚疼，痃癖膨胀，胸膈蓄血，咳嗽稠痰，腿膝酸疼，足痿失屐，针足三里两穴。

凡遇周身疼痛，不识症患，各于痛处针之。

凡跌磕损伤，骨节疼痛，瘀血不散，各于患处针之。

凡痈疽发背，对口疔疮，痰核疬串，一切无名肿毒，各于患处针之。痛者针至不痛，不痛者针至痛，即愈。

　　凡水陆舟车，客途旅次，以及穷乡僻壤，无医无药之处，备带神针，对证寻穴，针到病除，洵快事也。

《中外卫生要旨》卷二终

《随息居饮食谱》序

夫饮食男女，人之大欲存焉，即人之生死系焉。世人皆知男女之事，纵欲必致伤生。亦知饮食之中，纵酒过度，必致戕命乎？至于嗜味纵口，疾病丛蓄，甘沉溺于其中而不知警者，往往然矣。盖病之生也，其机甚微，由积渐而毒始发；迨病之成也，乃归咎于外感六气、内伤七情，鲜有悔悟于平日口腹之贪饕者。考之《内经》曰：饮食入胃，游溢精气，上输于脾，脾气散精，上归于肺，通调水道，下输膀胱，水精四布，诸经并行，是为无病之人。此言水谷之益人也。今人饮食不节，恣贪厚味，惟恐不及。血沸气腾，济以燥毒，清化为浊，脉道阻涩，不能自行，疾已潜滋矣。况不知畏忌，虽晓以物性，陈说利害，无如美食在前，馨气当鼻，馋涎莫遏，其可禁乎？而反托词于肠胃坚厚，福量深宏，纵口图快一时，积久必为灾害。前哲格言：爽口作疾，厚味厝毒，谓之何哉？或者疑《内经》，曰：精不足者，补之以味。又曰：地食人以五味，则嗜味何伤？不知味有本于天者，有成于人者。谷粟菽麦，有自然冲和之味，有益人补阴之功。此《内经》所谓本天之味也。若人所为，皆烹饪偏厚之味，即致疾伤命之由。安于冲和之味者，心之敛，火之降也。以偏厚之味为安者，欲之纵，火之胜也。且谷食与肥鲜同进，厚味得谷为助，其积之也久，宁不长阴火而致虐乎？彼安于厚味者，未之思耳。昔人《饮食垂戒箴》曰：山野贫贱，淡薄为常，动作不衰，体健而康，均此同体。我独苦病，悔悟一萌，尘开镜净。可知茹淡者安，啖厚者危。试观古今寿登百岁以上者，多出于民间，而身致通显，家享丰厚者，罕有其人。岂天命定数，独彼寿而此否乎？又或曰：视养我者均为我贼，食物固可废欤？曰：厚不如薄，多不如少。虑患而谨节之，畏危而坚忍之。举一箸如儆戈矛，不与肉食者同其陷溺，宁负生我之腹，不负生我之天，是亦卫生之一道也。① 余阅海昌王君士雄所纂《随息居饮食谱》，有益于卫生者不浅，爰复将西医格致卫生之理补入，以备卫生者考察焉。

　　　　时光绪壬寅②冬至日香山郑官应再序于海上居易山房

---

① 夫饮食男女……是亦卫生之一道也：录自清徐文弼养生著作《寿世传真》。
② 光绪壬寅：即 1902 年。

《中外卫生要旨》卷三

随息居饮食谱

香山郑官应增订

水饮类 （附淡巴菰、亚片①）

天雨水（《战国策》名上池水，陶隐居名半天河，俗名天泉水）

甘凉。养阳分之阴。瀹茗，清上焦之热。体轻味淡，煮粥不稠。宿久澄澈者良。

露水（立秋后五日白露降，夜来不可露身出户，故曰白露身不露）

甘凉。润燥，涤暑除烦。若秋前之露，皆自地升。苏诗"露珠夜上秋禾根"②是已。云秋禾者，以禾成于秋也。稻头上露，养胃生津。菖蒲上露，清心明目。韭叶上露，凉血止噎。荷花上露，清暑怡神。菊花上露，养血息风。余可类推。

冬雪水

甘寒。清热解毒，杀虫，瘟疫热狂，暑喝霍乱，徐徐频灌，勿药可瘳。淹浸食物，久藏不坏。

---

① 亚片：鸦片。

② "露珠夜上秋禾根"：出自宋苏轼《和子由次月中梳头韵》。

溪河湖池水

各处清浊不同，非清而色白味淡者不可饮。凡近地无好水，宜饮天泉。或以其水澄清，煮熟而藏之，即为好水。海水，咸浊，蒸取其露，即清淡可饮。

井泉水

甘寒。清下焦之热，煮饭补阴中之阳。新汲者良，咸浊勿用。中煤炭毒，灌之即苏。食井中每年五月五日午时，入整块雄黄、整块明矾各斤许，以辟蛇虫阴湿之毒。或加整块朱砂数两尤妙。食水缸中，宜浸降香一、二段，菖蒲根养于水面亦良。水不甚清者，稍以矾澄之，并解水毒。

雨雪之水：皆名天泉。其质最轻，其味最淡，杭人呼曰淡水。瀹茗最良，宜煎，清肃涤热诸药，惟杭人饮之，故人文秀美，甲于天下。杭城皆瓦屋，以竹木或砖或铜锡为承溜（周曰承溜，汉曰铜池，宋曰承落，皆檐沟水笕之称也。杭人呼为阁漏）。引其水而注诸缸。然必曰使人梯而上视，如有乌恶猫矮之瓦，即以洁瓦易之，再以净帚频为扫除，毋使木叶尘沙之积，则水始洁。若近厨灶之屋，必有煤炱之污，勿取其水也。狂风暴雨，必夹尘砂，亦勿取也。久晴乍雨，亦勿遽取，恐瓦有积垢，灌之未净也。既注之缸，必待其澄，而后挹其清者，藏诸别缸，藏久弥良。凡藏水之缸，宜身长而口小者，上以缶盆幂之，而置于有风无日之所，日晒久则水易耗而色不白也。置缸之地，垫以砖石，或埋入土中一二尺亦可。

溪涧之水：发源于山，清甘者良。水如恶劣，其山必崄巇，或为砒矾毒药之所产，或为虫蛇猛兽之所居。而人之饮食，首重惟水，乍入其乡者饮之，疾病生焉。生于其地者习之，很戾钟焉。欲筹斡旋补救之策，以期革犷悍之俗，而康济斯民者，惟有广凿井泉，是为亟务。掘井试水之法，已详于卷二。设无水之地，而万难凿井者，更列水库法于后。

水库法

泰西书云：若天府金城，居高乘险，江河溪涧，境绝路殊，凿井百寻[①]，盈车载绠。时逢亢旱，涓滴如珠，或绝徼孤悬，恒须远汲，长围久困，人马乏竭，如此之类，世多有之。临渴为谋，岂有及哉？计惟恒储雨雪之水，可以御穷。而人情狃近，未或先虑，及其已至，坐槁而已。亦有依山掘地，造作池塘，以为旱备。而弥月不雨，已成龟坼，徒伤挹注之易穷，不悟渗漏之实多也。西方诸国，因山为城者，其人积水如积谷。谷防红腐，水防漏渫，其为计虑，亦略同之。以故作为水库，率令家有三年之蓄，虽遭大旱，遇强敌，莫我难焉。且土方之水，比于地中陈久之水，方于新汲，其蠲烦去疾，益人利物，往往胜之。彼山城之人，遇江河井泉之水，犹鄙不屑尝矣。（天泉宿水，远胜山泉，此惟杭人知之。）

名曰水库者，固之其下，使无受泄也。幂之其上，使无受损也（原注：幂防耗损，亦防不洁，故古人井亦存幂也）。四行之性，土为至干（土性干，故胜湿。受水太过，则卑滥而为湿土）。甚于火矣。水居地中，风过损焉，日过损焉。夏之日大旱，金石流，土山焦，而水独存乎（妄人谓湿热相合为暑，真是梦呓）。故固之，故幂之。水库之事有九：

一曰具。具者，所以庀其物也（细砂、石灰、乌樟、桐油等物）。

二曰剂。剂，所以为之和也。

三曰凿。凿，所以为之容也（在家在野，皆可择地而为之。不论方圆，宜下侈上弇为妙。中底以三分之一为坎，渟其

———————

① 寻：古代长度单位，8尺为1寻。

垢时，以吸筒吸去之，则年久弥清也）。

四曰筑。筑，所以为之地也（底墙皆须筑实，毋使渗漏。）

五曰涂。涂，所以为之固也（筑坚，候至八分干，再以乌樟或细灰涂之）。

六曰盖。盖，所以为之幂也。

七曰注。注，所以为之积也（以承溜引注也）。

八曰挹。挹，所以受其用也。

九曰修。修，所以为之弥缝其缺也（凡造圹、造窑、造盐地，皆须筑实，毋使渗漏，其事同也。而各处造法，微有不同。若造水库之法，亦可各随其便者，故附载其略于此，智者自能因地制宜）。

水仓法

水库或卒难集办，更有水仓一法，较易从事。其法创自乾隆间扬州余君观德。凡水土恶劣之乡，人烟稠密之地，距河稍远之处，皆可仿行，以备兵火、旱灾、疾病诸患。但置旷地一区，缭以土垣，前设门楗，榜曰水仓。中为大院，置大缸数百，或百十只，脚埋入土尺许，满储以水。复置水桶百十只，水龙数具，外镝以锁。设有灾患，开取甚易。若大家巨刹，凡有空院者，尤易仿行。为己为人，公私两益，故附载之。

煎药用水歌

何西池①《医碥》云：急流迅速堪通便，宣吐回澜水（即逆流水）最宜。百沸气腾能取汗，甘澜劳水（流水杓扬万遍，名甘澜水，亦名劳水）意同之。黄蓝水吐痰和食，霍乱阴阳水（百沸天泉与新汲井水各半也）可医（治疟亦妙）。新汲无根皆取井，除烦去热补阴施。地浆解毒兼清暑（亦和中补土），腊

————————

① 何西池：即何梦瑶，清代名医，广东南海人，《医碥》为其代表作。

雪寒冰疗疫奇。更有轻灵气化水（如蒸露法蒸水，以管接取用之，一名气汗水，亦名水露，虽海水，但蒸取其露，即清淡可饮，以咸浊不能上升也），奇功千古少人知。善调升降充津液，滋水清金更益脾（肺热而肾涸，清金则津液下泽，此气化为水，天气下为雨也。肾涸而肺热，滋阴则津液上腾，此水化为气，地气上为云也。蒸水使水化为气，气复化水，有循环相生之妙。而升降之机，脾为之主，故兼主中枢不运也）。

据西人云①（附滤水、核水之法）：水之为体，活有源头；水之为用，周流不息。外之以濯身涤物，内之以饮食充肠。故人生日用，不能缺乏者也。然味有咸淡之分，质有清浊之别。或溪涧、江河、霖雨、井泉、汽水，皆有杂质在内，或有草木泥石，或有生物腐烂之质，故杂而不洁。试以洗手番碱核之，雨水之泡，松滑而浮，可知无杂质在内。山水之泡，结而不滑，因有杂质在内也。但以目力视之，雨水共山溪之泉无异，非核以碱，不能分也。至江河活流，虽内有雨水山泉，如上法核之，略胜山涧，是井泉不及雨水也。验常烹雨水之器，内无水迹，其质洁可知。倘近邑埠之江河，舟航停泊，兼岸上沟渠秽水，污浊难堪。试以天气炎热之时，汲井水放三四天，则变坏而有臭味。至于雨水，入坛封固，虽放多年而不变也。

滤水之法：其法有三，一滤隔，一烹沸，一用药。有源之水，质本清洁，恐洞浟漩蓄流出，渐觉变浊。用盆载坚炭碎一层，净沙一层，滤隔之，水自洁清，但杂质已与水混合无痕，不过略去其浊而已。

又法：用火烹沸，其石质自然坠下，或沾渍于水器之底。若属植物腐烂之杂质，烹沸，其毒不致损人。

---

① "据西人云"一段及以下之"滤水之法""核水之法"录自［美］嘉约翰《卫生要旨·论饮食养身之要》。

又法：用苏打粉，或白矾少许，或新石灰，放水内，亦能坠其石质。若清洁雨水，或澄鲜江水，或山壁之泉（若近做石灰处之石壁，则有石质在内，不可不辨），均无此患，以饮以濯，斯为有益。倘初到别境，未知该处山泉好否，须用法核之，内无杂质，方可汲饮。若有生物及植物腐烂等在内，汲饮必致损人。须先滤隔而烹沸之，方免受其毒也。

核水之法：用鏷锰养，以水开溶，放水缸内，如水内有生物，则其水浊而不洁。

又法：苏打粉一钱，入水一斤和匀，再加入铁绿水验之，如有生物杂质在内，则变浊，且坠而不散。凡物皆需水，人赖茶汤以佐之。如西国饮咖啡，中土饮茶，且以沸水冲之，可将石质坠底（即烹水器底之水迹是也）。纵有生物杂质，不致损人。

乳汁

甘平。补血，充液填精，化气生肌，安神益智，长筋骨，利机关，壮胃养脾，聪耳明目。本身气血所化，初生藉以长成，强壮小儿，周岁即宜断乳。必以谷食，始可培植后天。造物之功，不容穿凿。故大人饮乳，仅能得其滋阴养血、助液濡枯、补胃充肌而已。设脾弱气虚、膏粱湿盛者饮之，反有滑泻酿痰、减餐痞闷之虞。且乳无定性，乳母须择肌肤丰白、情性柔和、别无暗疾、不食荤浊厚味者，其乳汁必浓白甘香。否则清稀腥浊，徒增儿病也。

按：人乳函有糖、有水、有油。牛马蛇肉毒，饮人乳解之。

牛乳

甘平。功同人乳，而无饮食之毒、七情之火。善治血枯便燥，反胃噎膈，老年火盛者宜之。水牛乳良。小儿失乳者，牛羊乳皆可代也。

按①：鲜牛乳，每百分函水八十七分半，油三分半，乳饼质四分，糖及盐各五分。提去乳皮之乳饼，每百分函油六分。不提乳皮之乳饼，函水三十七分，乳饼质三十九分，油二十六分，盐四分半。

马乳

甘凉。功同牛乳，而性凉不腻。故补血润燥之外，善清胆胃之热，疗咽喉、口齿诸病，利头目，止消渴，专治青腿牙疳。白马者尤胜。

羊乳

甘平。功同牛乳，专治蜘蛛咬毒。白羚羊者胜。

酪酥醍醐②

牛马羊乳所造，酪上一层凝者为酥，酥上如油者为醍醐。并甘凉润燥，充液滋阴，止渴耐饥，养营清热。中虚湿盛者均忌之。

茶

微苦微甘而凉。清心神，醒睡除烦，凉肝胆，涤热消痰，肃肺胃，明目解渴。不渴者勿饮。以春采色青，炒焙得法，收藏不泄气者良。色红者已经蒸盦，失其清涤之性，不能解渴，易成停饮也。普洱产者，味重力峻，善吐风痰，消肉食。凡暑秽疹气腹痛，干霍乱，痢疾等证初起，饮之辄愈。

西人云③：茶叶内函有香油及茶精，兼炭匿酸盐类等质，

---

① 按语为郑观应所加，录自［美］嘉约翰《卫生要旨·论饮食养身之要》。

② 酪酥醍醐：各种乳制品。《大般涅槃经·圣行品》："譬如从牛出乳，从乳出酪，从酪出生酥，从生酥出熟酥，从熟酥出醍醐。醍醐最上。"

③ "西人云"一段录自［美］嘉约翰《卫生要旨·论饮食养身之要》。

但所函之油必使化去。若收贮陈久，或煎滚，其油飞去。所函之炭匿酸，每百分多则十八分，少则不及十八分。所以茶叶浸久，或浓煎，则味涩苦（用青矾少许，加入浓茶内，立变黑色，即炭匿酸之据也）。所函之茶精，可补脑、开胃、提神。若多饮浓茶，则入脑，令人不寐，身弱者心跳有之。中国富户，每于墟市之旁，船只行过峡路，暑月施茶，解行人之烦渴，大属有益。因暑天走路，热渴之时，饮水必多，而茶乃沸水冲之，虽有杂质，饮亦无碍。若饮凉水，不知水中所函如何，容易致误也。

咖啡①

其叶出在亚非利加之北，现在别处亦有。豆初结实，圆如小苞，长熟时，采之晒干，壳自裂开，筛取其豆，炒至焦黑色。或舂烂，或磨成粗末，用滚水浸之，然后可饮。若饮少，功与茶叶相近。饮多及浓，亦能令人不寐，口干皮燥。咖啡之内，函有咖啡精，与茶叶所函之精无异。但其内函有油有糖，惟其油不能飞去，与茶叶所函之油有别耳。

初高辣②

其树生热地，其叶甚大，花生树身，不出于枝。凡出花处，茁枝甚短。其果略似黄瓜模样，果之皮肉略坚，肉有核二三十粒。此核味略甜，面有薄衣，去净薄衣，将此炒熟，研细末，加入白糖和匀，或加些米粉、面粉、香料，西名花呢拿等，用水及牛乳各一半，煎滚搅匀而食。或不用水，单用牛乳，沸和食之。核内所函大半属油之类，内另有树胶有浆，所以加牛乳、白糖食之，能补人身，比咖啡、茶叶更为有益也。所函之精，

---

① 录自〔美〕嘉约翰《卫生要旨·论饮食养身之要》。
② 录自〔美〕嘉约翰《卫生要旨·论饮食养身之要》。

与咖啡、茶叶内函之精相同。

诸露

凡谷菜果蓏、草木花叶诸品，具有水性之物，皆取其新鲜及时者，依法入甑，蒸馏得水，名之为露。用得其宜，远胜诸药。何者？诸药既干既久，或失本性，譬用陈米作酒，酒力无多。若不堪久藏之物，尤宜蒸露密储。如以诸药煎作汤饮，味故不全，间有因煎失其本性者。惟质重味厚，滋补下焦，如地黄、枸杞之类，必须煎汁也。若作丸散，并其渣滓唊之，殊劳脾运。惟峻厉猛烈之药，宜丸以缓之，冰、麝忌火诸香，必丸而进之。五苓、六一等剂，须散以行之。凡人饮食，盖有三化：一曰火化，烹煮熟烂。二曰口化，细嚼缓咽。三曰胃化，蒸变传运。二化得力，不劳于胃。故食生冷，大嚼急咽，则胃受伤也。胃化既毕，乃传于脾，传脾之物，悉成乳糜，次乃分散，达于周身。其上妙者，化气归筋；其次妙者，化血归脉，用能滋益精髓，长养肌体，调和营卫。所云妙者，饮食之精华也。故能宣越流通，无处不到。所存糟粕，乃下于大肠。今世滋补丸剂，皆干药合成，精华已耗，又须受变于胃，传送于脾，所沁入宣布，能有几何？不过徒劳脾胃，悉成糟粕下坠而已。朝吞暮饵，抑何愚耶！

汪谢城[①]曰：诸露行津解热，诚为妙品。但肆中贪多，而蒸之过久，以致味薄；或羼他物以取香，如枇杷叶露，亦羼香物，正与嗽证相反，故必自蒸为佳。又中有饮湿者，诸露皆非所宜。

---

① 汪谢城：清代学者，浙江归安（今湖州）人。

酒

大寒凝海①而不冰，其性热也。甘苦辛酸皆不是，其味异也。合欢成礼，祭祀宴宾，皆所必需；壮胆辟寒，和血养气，老人所宜。行药势，剂诸肴，杀鸟兽鳞介诸腥。陈久者良，多饮必病。故子弟幼时，总不令饮酒，到大来不戒而自不饮矣。凡民日食不过一升，而寻常之量辄饮斗酒，是一人之饮，足供数人之食。至于盛肴馔，多朋从，其费又不可胜计也。酒之为物，勤俭多妨，故禁酒可以使民富。贞洁之人，以酒乱性；力学之人，以酒废业；盗贼之徒，以酒结伙；刚暴之徒，以酒行凶。凡世间败德损行之事，无不由于酒者。此书之所以作酒诰②，汉时所以三人群饮，罚金四两也③。酒之为物，志气两昏，故禁酒可以兴民教，富之教之，诚富国坊民之善术。今蕞尔小邑，岁费造酒之米，必以万石计，不但米价日昂，竟至酿成大劫，此其一端也，可不鉴哉！

　　按④：酒之为害：一、坏胃，令饮食不能消化。二、坏脑部及脑筋（醉则胡行乱语，是其据也）。三、醉后猖狂，触犯尊长亲朋而不知，以致闯祸招灾，营生难就。四、更有要事，当知而昧，当为而懈者，凡酒必须米、麦、粟酿成，米、粟等皆造物生以养人命者，反将各物坏却，而造成伤生之酒，其罪非轻。故史鉴遗传，无不以酒为戒，败国危身，其酷烈可胜言哉！考酒内所函之酒精（俗名火酒），其功力在此，其毒即在

① 海：疑为"沍"。
② 酒诰：出自《尚书·周书》，实为中国第一条禁酒令。
③ 汉时所以三人群饮，罚金四两也：见《史记·孝文本纪》："其赦天下，赐民爵一级，女子百户牛酒，酺五日。"《集解》引文颖曰："汉律三人以上无故群饮，罚金四两。今诏横赐得令会聚饮食五日也。"
④ 按语为郑观应所加，录自〔美〕嘉约翰《卫生要旨·伤生诸物》。

是也。

解酒毒（大醉不醒），枳椇子煎浓汁灌，人乳和热黄酒服，外以生熟汤浸其身，则汤化为酒而人醒矣。

酒酿

甘温。补气养血，助运化，充痘浆。多饮亦助湿热。冬制者耐久藏。

烧酒（一名汗酒）

性烈火热，遇火即然。消冷积，御风寒，辟阴湿之邪，解鱼腥之气。阴虚火体，切勿沾唇。孕妇饮之，能消胎气。汾州造者最胜。凡大雨淋身，及多行湿路，或久浸水中，皆宜饮此，寒湿自解。如陡患泄泻，而小溲清者，亦寒湿病也，饮之即愈。

风寒入脑，久患头疼，及饮停寒积，脘腹久疼，或寒湿久痹，四肢酸痛，诸药不效者，以滴花烧酒频摩患处，自愈。若三伏时，将酒晒热拓患处，效更捷。素患冻瘃者，亦于三伏时晒酒涂患处，至冬不作矣。

霍乱转筋而肢冷者，以烧酒摩拓患处效。

解烧酒毒：莱菔汁、青蔗浆随灌。绿豆研水灌，或以枳椇子煎浓汤灌。大醉不醒，急以热豆腐遍体贴之，冷即易。以醒为度。外用井水浸其发，并用故帛浸湿贴于胸膈，仍细细灌之，至苏为度。凡烧酒醉后吸烟，则酒焰内燃而死。又有醉后内火如焚，而反恶寒者，厚覆衣被亦能致死。即口渴饮冷，止宜细细饮之，以引毒火外达。若连饮过多，热毒反为骤冷所遏，无由外达，亦多闭伏不救也。

愈风酒方：陈海蜇（漂净，拭干，晾极燥，十二两），黑大豆、嫩桑枝、松针（杵烂，各四两），陈酒（七斤），封浸，煮三炷香。

喇嘛酒方：治半身不遂，风痹麻木。胡桃肉、龙眼肉（各

四两），杞子、首乌、熟地（各一两），白术、当归、川芎、牛
膝、杜仲、白芍、豨莶草、茯苓、丹皮（各五钱），砂仁、乌
药（各二钱五分）。上十六味，绢袋盛之，入瓷瓶内，浸醇酒
五斤，隔水煎浓，候冷，加滴花烧酒十五斤，密封七日。

健步酒方：生羊肠（一具，洗净，晾燥）、龙眼肉、沙苑
蒺藜（隔纸微炒）、生苡仁（淘净晒燥）、仙灵脾（以铜刀去边
毛）、真仙茅（各四两）。上六味，用滴花烧酒二十斤，浸三七
日，下部虚寒者宜之。华亭董氏方也。见《三冈识略》。

熙春酒方：生猪板油（一斤）、甘杞子、龙眼肉、女贞子
（冬至日采，九蒸九晒）、真生地（洗净，晒干）、仙灵脾（去
边毛）、生绿豆（洗净，晒干，各四两）。上七味，滴花烧酒二
十斤，封浸一月。茹素者，去猪油，加耿柿饼一斤可也。此酒
健步驻颜，培养心肾，衰年饮之甚妙。或但以猪脂、白蜜浸之，
名玉液酒。温润补肺，泽肌肤，美毛发。治老年久嗽极效，随
息自验。

固春酒方：治风寒湿袭入经络，四肢痹痛不舒，俗呼风气
病，不论新久，历治辄效。鲜嫩桑枝、大豆黄卷（或用黑大豆
亦可）、生苡仁、枢木子（即十大功劳红子也，黑者名极木子，
亦可用。无则用叶，或用南天烛子亦可，各四两）、金银花、
五加皮、木瓜、蚕砂（各二两），川黄柏、松子仁（各一两）。
上十味，绢袋盛而缝之，以好烧酒十斤，生白蜜四两，共装坛
内，将口封固扎紧，水锅内蒸三炷香，取起，放泥地上七日，
即可饮矣。每日量饮一二杯，病浅者一二斤即愈。

定风酒方：天冬、麦冬、生地、熟地、川芎、五加皮、牛
膝、秦艽（各五钱），川桂枝（三钱）。上九味，绢袋盛之，以
滴花烧酒二十斤，净白蜜、赤沙糖、陈米醋各一斤，搅匀，浸
入瓷坛，豆腐皮封口，压以巨砖，安水锅内蒸三炷香（坛须宽

大，则蒸时酒弗溢出也），取起，埋土中七日，此内府方也。功能补血息风而健筋骨，且制法甚奇。凡患虚风病者，饮之辄愈。而药味平和，衰年频服，极有裨益，并无流弊。

按：酒性皆热，而烧酒更烈，韧如羊肠，润如猪脂，并能消化，故不但耗谷麦，亦最损人，尤宜禁之。然治病养老之功，亦不可没。世传药酒，率以刚燥之品助其猛烈，方名虽美，而遗患莫知。惟此七方，用药深有精义，洵属可传。但饮贵微醺，不可过恣，始为合法。虚寒衰老之人，寒宵长夜，苦难酣眠达晓，宜制小银瓶，略如鼻烟壶式，口用旋盖，以暖酒灌入，佩于里衣兜肚之间，酒可彻夜不凉。丁夜醒时，饮而再睡，不烦人力，恬适自如，补益之功甚大。若能此外勿饮，更可引年。凡饮酒，并宜隔汤顿温也。

淡巴菰

辛温。辟雾露秽瘴之气，舒忧思郁懑之怀，杀诸虫，御寒湿。前明军营中始吸食之，渐至遍行天下，不料其为亚片烟之先兆也。然圣祖最恶之，而昧者犹以熙朝瑞草誉之，谬矣！

卧房卑湿，以干烟叶厚铺席下良。并可以辟臭虫、蜈蚣、蛇、蝎诸虫也。

绞肠痧，烟筒中垢如豆大一丸，故病人舌下掬水灌之，垂死可活。

蛇咬及诸毒虫螫，以烟筒中垢涂之。

按①：生熟烟、水烟之为害：一、令口涎出多。二、伤耗喉咙津液而干渴。三、烟气入血，散及全身，口气焦臭。四、害胃消化功力。五、起心跳之患。六、损脑及损脑筋功力。且其为害，渐染而不觉，坏延各脏，精血暗亏，终因此而夭折其

---

① 按语为郑观应所加，录自〔美〕嘉约翰《卫生要旨·伤生诸物》。

生命，或五年，或十年不等。因烟叶内所函之精有毒，西名泥哥颠，一滴甚烈，毒能坏人。

亚片

亚片入药，亦始前明。李濒湖《本草纲目》收之。国朝乾隆间始有吸其烟者，初则富贵人吸之，不过自速其败亡。继则贫贱皆吸之，因而失业破家者众，而盗贼满天下。以口腹之欲，致毒流宇内，涂炭生民，洵妖物也，智者远之。亦有因衰病而误堕其中者，以吸之入口，直行清道，顷刻而遍一身，壅者能宣，郁者能舒，陷者能举，脱者能收。凡他药所不能治之病，间有一吸而暂效者，人不知其为劫剂，遂诧以为神丹。而日病吸此，尤易成引。迨引既成，脏气已与相习，嗣后旧疾复作，必较前更剧，而烟亦不能奏效矣。欲罢不能，噬脐莫及，乃致速死。余见实多，敢告世人，毋蹈覆辙。徐松龛[①]云：天竺自六朝后，皆称印度。今五印度，为英吉利所辖，进口货物，近以亚片为主。宇宙浮孽之气，乃独钟于佛国，何其怪也！

按[②]：鸦片烟之为害，中土久已习惯，相沿成风，若饮狂泉，严刑莫禁矣。一、坏却各脏功用。二、耗胃内精液。三、大便闭结。四、坏脑部功用（吸多，通宵不寐，是其据也）。五、烟臭发出全身，不可向迩，面目黧黑，口舌秽污。六、误食则醉闷而死。家有此物，往往愚妇、怨婢轻生，至耗财阻事，又其余害也。

戒法：断引之方，验者甚少，且用烟或烟灰者居多。似乎烟可少吸，一不服药，引即如故。惟此方日服，仍可吸烟，旬余引自渐减，又不伤身。盖物性相制，此药专制亚片之毒，故

---

① 　徐松龛：近代思想家，著《瀛环志略》。
② 　按语为郑观应所加，录自［美］嘉约翰《卫生要旨·伤生诸物》。

能断引，绝无他患也。

方用鲜松毛数斤，略杵，井水熬稀膏，每晨开水化服一二钱。或每土一斤，用松树皮半斤，煎汤熬烟，如常吸食，引亦渐断。或以一味甘草，熬为膏，调入烟内，初且少入，渐以加多，如常吸之，断引极易。

解毒：肥皂或金鱼杵烂，或猪屎水和绞汁灌之，吐出即愈。甘草煎浓汁，俟凉频灌。生南瓜，捣绞汁，频灌。青蔗浆，恣饮。

凡服烟而死，虽身冷气绝，若体未僵硬，宜安放阴处泥地（一经日照，即不可救）。撬开牙关，以竹箸横其口中，频频灌以金汁、柿汁、南瓜汁、甘草膏之类，再以冷水在胸前摩擦，仍将头发解散，浸在冷水盆内，或可渐活。

谷食类

籼米

甘平。宜煮饭食，补中养气，益血生津，填髓充肌，生人至宝。量腹节受，过饱伤人。凡患病不饥，妇人初产，感证新愈，并勿食之。磨粉蒸糕，松而不韧，病人弱体，可作点心，饭露生津，补虚疗膈。籼种甚多，有早、中、晚三收，赤、白二色，以晚收色白者良。凡不种秔之处，皆呼籼为秔。湖州蒸谷或炒谷而藏之，作饭尤香。早收者性温，不耐久藏。

汪谢城曰：凡八谷一类之中，必皆有大小、早晚、黏不黏各种。如稻为一谷，其黏者为糯，不黏者为秔。而籼又秔别种，呼籼为秔，犹呼穬为大麦，未为大误。吾乡蒸谷炒谷米，用米少而得饭多，不但取其香也。郑元庆[①]《湖录》论之甚详。

---

① 郑元庆：清代学者，浙江归安（今湖州）人。

按：各种米函浆最多易化。

秔米（亦作粳）

甘平。宜煮粥食，功与籼同。籼亦可粥，而秔较稠；秔亦可饭，而籼耐饥。粥饭为世间第一补人之物，强食亦能致病戕生。《易》云："节饮食。"《论语》云："食无求饱。"尊生者能绎其义，不必别求他法也。惟患停饮者，不宜啜粥。痧胀霍乱，虽米汤不可入口。以其性补，能闭塞隧络也。故贫人患虚证，以浓米饮代参汤，每收奇绩。若人众之家，大锅煮粥时，俟粥锅滚起沫团，浓滑如膏者，名曰米油，亦曰粥油。撇取淡服，或加炼过食盐少许服亦可，大能补液填精，有裨羸老。至病人产妇，粥养最宜，以其较籼为柔而较糯不黏也。亦可磨粉作糕，而嘉兴人不善藏谷，收米入囤，蒸罨变红，名曰冬舂米，精华尽去，糟粕徒存，暴珍天物，莫此为甚。炒米虽香，性燥助火，非中寒便泻者忌之。又有一种香秔米，自然有香，亦名香珠米。煮粥时，稍加入之，香美异常，尤能醒胃。凡煮粥，宜用井泉水，则味更佳也。

糯米（一名元米，一名占米）

甘温。补肺气，充胃津，助痘浆，暖水脏。酿酒熬饧，造作饼饵。若煮粥饭，不可频餐，以性太黏滞难化也。小儿、病人，尤当忌之。冻米（冬月所制）：性不黏滞，止泻补脾。炒米：香燥助火，多食伤津。

脾虚泄泻，糯米炒黄磨粉，加白沙糖调服。虚寒多溺，糯米饭杵为资，卧时煮热，细嚼食之。

诸米泔（第二次者，清而可用），清热，止烦渴。诸禾秆，甘温，煎汁饮，治寒湿发黄，停食腹胀，消牛肉积。作荐御寒，暖于棉絮。按穰藉靴鞋，暖足去湿。烧灰淋汁，冷服解砒毒。

饧（稀者为饴，干者为饧。诸米皆可熬，以糯米熬者为胜）

甘温。补中、益气、养血，能助湿热，动火生痰。凡中满吐逆，疳疟痔膨便秘，牙痛水肿，目赤等证，皆忌之。

鱼脐疔，瘰疬瘰疬，并用饴糖涂。稻芒鱼骨鲠喉，及误吞竹木钱钗，中天雄、附子、草乌毒，并宜频食饴糖。解银黝毒，日用饴糖四两作小丸，不时以麻油吞下，须服过有①日外，方无虑。火烧成疮，饧糖烧灰傅。

粟米（色有青黄，粒有粗细，种类不同，亦名梁，俗呼小米）

功用与籼、秫二米略同，而性较凉，病人食之为宜。糯者亦名秫。汪谢城曰：梁之黏者，固可称秫，而实非治不寐之秫。

按②：粟米函油最多，每百斤内有黄油六七斤。宜先以水浸透久煮，否则难化。

黍米（北人呼为黄米，以其色黄也，然亦有赤者）

功与籼似。厥性较温，南方所无也。

稷米（一名高粱，俗呼芦稷）

甘凉。清胃，补气，养脾。糯者名秫。治阳盛阴虚，夜不得寐，及食鹅鸭成症。凡黍、稷、粟之糯者，皆可酿酒造饧。而南方稷米，但有不黏者耳。汪谢城曰：前人《本草》分别多误，惟程氏《九谷考》③ 所辨为是。《本草纲目》以黏、不黏

---

① 有：清同治二年（1863）上洋吉乐斋刻本为底本整理的《王孟英医学全书·随息居饮食谱》作"百"。

② 按语为郑观应所加，录自［美］嘉约翰《卫生要旨·论饮食养身之要》。

③ 《九谷考》：清代程瑶田所著。

分黍、稷，是分一谷为二谷也。

小麦面

甘温。补虚乏，实皮肤，厚肠胃，强筋力。北产重罗者良，造为挂面，可以致远，病人食之甚宜。南方地卑，麦性黏滞，能助湿热。时感及疟痢、痔疝、肿胀、脚气、痞满、痧胀、肝胃痛诸病，并忌之，新麦尤甚。惟单酵水造为蒸饼，较不助病，且可入药。

按①：白面粉每百分函水十四分，浆五十九分，胶十二分八，蛋白一分八，盐类一分六。粗麦粉煮成糊，加牛乳、沙糖服之有益。

跌打挫胸，白面同栀子捣匀，水调涂。远行脚研成疱，白面水调涂。大衄血出，飞罗面入盐少许，冷水调服三钱。大便久泻，飞罗面炒熟，每晨加白沙塘，或炒盐调服。

麸（麦皮也）

凡患身体疼痛，及疮疡溃烂沾渍，或小儿暑月出痘，溃烂不能着席者，并用夹褥装麸藉卧，性凉而软，洵妙法也。

按②：麦一百分内，十四分麦糠，八十六分麦粉。

面筋（麸入水中，洗揉而成）

性凉。解热，止渴消烦，劳热人宜煮食之。但不易化，须细嚼之。误吞钱者，以面筋放瓦上，炙存性，研末，开水调服，在喉者即吐出，入腹者从大便下。

---

① 按语为郑观应所加，录自［美］嘉约翰《卫生要旨·论饮食养身之要》。
② 按语为郑观应所加，录自［美］嘉约翰《卫生要旨·论饮食养身之要》。

麦粉（麸洗面筋，浇出之浆，滤干成粉，俗呼小粉）

甘凉。可为粢饵、素食、浆衣之用。陈久者炒焦，以醋熬成膏，治一切痈疡汤火伤。

大麦（一名牟麦，一名穬麦）

种类不一，方土不同，今人罕食。药肆以之造麦蘖，金华人以之饲猪，故其肉最佳。而造为兰熏，甲于天下也。

汪谢城曰：麦为小麦，牟为大麦，穬麦一名。穄麦，则大麦之别种。南方无牟，即呼穬为大麦，实则同类而异种也。大麦须有消肿胀之功，穬麦须亦可用。

荍麦（亦作荞，俗名乌麦）

甘温。罗面煮食，开胃宽肠，益气力，御风寒，炼滓秽，磨积滞。与莱菔同食良，以性有微毒而发痼疾，莱菔能制之也。而易长易收，尤为救荒极品，各处皆宜广种为是。另有一种味苦者，虽不堪食，亦可济荒。

小儿丹毒热疮，荍麦面醋调涂。白浊白带，脾积久泻，休息痢，并宜食此面。痢疾，炒熟荍麦二钱，沙糖汤调下。绞肠痧痛，荍麦炒焦，开水调服。汤火伤，荍面炒黄，水和傅。

玉蜀黍（一名玉高粱，俗名苞芦，又名纤粟，又名六谷）

嫩时采得，去苞须煮食，味甚甜美。老则粒坚如石，舂磨为粮，亦为救荒要物。但粗粝性燥，食宜半饱，庶易消化。至东廧稷子，各种杂粮，及黄精、玉竹之类，并可充饥作食，造酒济荒，兹不备载。

苡米

甘平。健脾益胃，补肺缓肝，清热息风，杀虫胜湿。故治筋急拘挛，风湿痿痹，水肿消渴，肺痿吐脓，咳嗽血溢，肺胃

肠痈，疝气五淋，干湿脚气，便泻霍乱，黄疸蛔虫诸病，并煮
汤饮，亦可蒸食，煮粥煮饭，无不宜之。脾约便艰，不宜多食。
性专达下，孕妇忌之。

黑大豆

甘平。补脾肾，行水调营，祛风邪，善解诸毒。性滞壅气，
小儿不宜多食，服厚朴者忌之。服蓖麻子者，犯之必死。小者
名稆豆，品较下，仅堪喂马，故名马料豆。俗谓功胜黑大豆，
殊失考也。

辟谷救荒：黑豆（淘净，蒸极透，晒干，如是三次，九次
更妙），磨细末，柿饼（煮烂，去蒂核），与豆末等分，捣丸鸡
子大，每细嚼一丸，津液咽下，勿用汤水，可终日不饥。远行
携带甚便，且可任吃诸物，略无所忌。又能滋补脾肾，而治噎
食、便泻等病。

辟疫稀痘，解诸药毒：黑大豆（二合），甘草（一钱），煎
汁频饮。

黑大豆皮，入药，止盗汗。

大豆黄卷（即黑大豆为蘖也），治湿痹筋挛膝痛，消水病
胀满，非表散药也。

黄大豆

甘平。补中解毒。宜煮食，炒食则壅气。浸罨发芽，摘根
为蔬，味最鲜美。肺痈痧气，生嚼不腥，疑似之间，试之甚验。

痘后痈毒，嚼生黄豆，涂之即溃。浸胖，捣涂诸痈疮，
亦妙。

青大豆

甘平。补肝养胃。嫩时剥而为肴，味极鲜美。盐水煮而烘
之，可以久藏致远。诸豆有早中晚三收，以晚收粒大者良。并
可作腐、造酱、榨油，惟青豆性较软，更为食品所宜。荚阔粒

扁者，尤佳。

兵荒救饥：豆（青黄随用）七斗，脂麻（黑白不拘）三斗，并淘净即蒸，蒸过即晒，晒干去壳，再蒸再晒，凡三次。捣极熟，丸胡桃大。每细嚼一丸，津咽下，可三日不饥。诸无所忌，所费不多，一料可济万人。

白豆

豆具五色，功用略同。惟白者夏熟早收，故粒小而性温，能发病也。

赤豆

甘平。补心脾，行水消肿，化毒排脓。多食耗液，蛇咬者百日内忌之。以紧小而赤黯色者入药，其稍大而鲜红、淡红色者止为食用，故《本草》以赤小豆名之。后人以广产木本，半红半黑之相思子，亦有红豆之名，遂致误用。亦犹黑大豆有紧小为雄一言，而昧者讹为马料豆也。

水肿脚气，赤小豆一斗，煮极烂，取汁五升，温渍足膝，兼食小豆，勿杂食。水鼓腹大，动摇有声，皮肤黑者，赤小豆三升，白茅根一握，水煮食豆，以消为度。乳汁不通，赤小豆煮汁饮，或煮粥食。诸般痈毒，赤小豆生研，入苎根杵匀，鸡子清调敷。丹毒如火，赤小豆末，鸡子清稀调涂之。

绿豆

甘凉。煮食，清胆养胃，解暑止渴，润皮肤，消浮肿，利小便，已泻痢，醒酒弭疫。浸罨发芽，摘根为蔬，味极清美。生研绞汁服，解一切草木金石诸药、牛马肉毒。或急火煎清汤，冷饮亦可。

绿豆皮入药，清风热，去目翳，化斑疹，消肿胀。绿豆粉，宜作糕饵素馔，食之清积热，解酒食诸毒。新汲水调服，治霍乱转筋，解砒石、野菌、烧酒及诸药毒。暑月痱疮，绿豆粉、滑石，和匀扑。

打扑损伤，绿豆粉炒紫色，新汲水调敷，以杉木皮缚定。杖疮疼痛，绿豆粉炒研，鸡子清和涂。一切痈肿初起，绿豆粉炒黄黑色，牙皂一两，同研，米醋调敷，皮破者油调之。外肾生疮，绿豆粉、蚓粪等分，研涂之。

蚕豆（以其熟于蚕时，故名蚕豆，一名佛豆）

甘平。嫩时剥为蔬馔，味甚鲜美。老则煮食，可以代粮，炒食可以为肴。性主健脾快胃，浸以发芽，更不壅滞。亦可煮糜作糕饵。肆中磨细，掺入小粉，亦可烫皮搓索，以混绿豆粉。

豌豆（粒圆如珠，《尔雅》名戎菽，《管子》作荏菽，《本草》名胡豆，《唐史》作毕豆，《辽志》作回回豆，俗呼淮豆，亦曰寒豆）

甘平。煮食和中，生津止渴，下气，通乳消胀。研末涂痈肿，擦面去䵟𪒟。亦可作酱用。

豇豆

甘平。嫩时采荚为蔬，可荤可素。老则收子充食，宜馅宜糕。颇肖肾形，或有微补。

扁豆

甘平。嫩荚亦可为蔬，子以白者为胜。去皮煮食，补肺开胃，下气止呕，清暑生津，安胎去湿。治带浊时痢，解鱼酒药毒。炒熟则温，健脾止泻，患疟者忌之。

赤白带下，白扁豆为末，米饮下，每服二钱。毒药伤胎，腹痛口噤，手强头低，自汗，似乎中风，九死一生，人多不识，

若作风治，必死无疑。生白扁豆为末，米饮服方寸匕①，或浓
煎汁亦可。亦解轻粉毒，宜冷饮。

霍乱转筋，生白扁豆末，冷水和，少入醋服。或以藤叶捣
汁服。砒石、诸鸟兽肉毒，生白扁豆末，冷水和服。扁豆花，
治痢疾崩带，解诸药毒。

刀豆

嫩荚可酱以为蔬，蜜以为果。子老入药，甘平下气，温中
止哕。

按②：各种豆类，每百分有浆五十五分，水十二分，胶质
二十八分，盐类三分，油一分半。西医均谓浆多而胶少，内有
些硫磺磷质，病者不宜食。

薯蓣（一名山药）

甘平。煎食，补脾肾，调二便，强筋骨，丰肌体，辟雾露，
清虚热。既可充粮，亦堪入馔。不劳灌溉，广种为宜。子名零
余子，功用相同。肿胀气滞诸病均忌。

噤口痢，山药半生半炒，研末，米饮下二钱。诸肿毒，山
药捣烂，涂即散。

甘薯（一名番薯，一名地瓜，亦名山薯）

甘温。煎食，补脾胃，益气力，御风寒，益颜色。种类不
一，以皮赤无筋味纯甘者良，亦可生啖。凡渡海注船者，不论
生熟，食少许即安。硗瘠之地，种亦蕃滋，不劳培植，大可救
饥。切而蒸晒，久藏不坏。切碎同米煎粥食，味美益人。惟性

---

① 方寸匕：古代量取药末的器具名。《备急千金药方》卷一："作匕正
方一寸，抄散取不落为度。"
② 按语为郑观应所加，录自［美］嘉约翰《卫生要旨·论饮食养身之
要》。

大补，凡时疫疟痢、肿胀便秘等证，皆忌之。

按①：薯蓣各种函浆每百分十六分至二十分，水七十五分，盐类二分。番薯函糖十一分，宜连皮炖，胜于去皮，病者不宜。

调和类

胡麻（一名脂麻，俗名油麻）

甘平。补五内，填髓脑，长肌肉，充胃津，明目息风，催生化毒。大便滑泻者勿食。有黑白二种，白者多脂。相传谓汉时自大宛来，故名胡麻。生熟皆可食，为肴为饵，榨油并良，而不堪作饭。《本草》列为八谷之麻，误矣。古人救饥用火麻，即《本经》之大麻，殆即八谷之麻也。

小儿初生，嚼生脂麻，绵包与咂，最下胎毒，频咂可稀痘。妇人乳少，脂麻炒研，入盐少许，食之（此方可作小菜，杭人呼为脂麻盐，余最喜之。且可治口臭，孕妇乳母尤宜常食，甚益小儿也）。腰脚疼痛，新脂麻炒香杵末，日服合许，温酒蜜汤任下，以愈为度。溺血，脂麻杵末，东流水浸一宿，平旦绞汁，煎沸服。头面诸疮，妇人乳疮阴疮，生脂麻嚼烂傅。谷贼（稻芒阻喉也），脂麻炒研，白汤下。汤火伤，诸虫咬伤，脂麻生研涂。

麻酱

脂麻炒如法，磨为稀糊，入盐少许，以冷清茶搅之则渐稠，名对茶麻酱，香能醒胃，润可泽枯。羸老孕妇、乳媪婴儿、脏燥疮家及茹素者，藉以滋濡化毒，不仅为肴中美味也。

---

① 按语为郑观应所加，录自［美］嘉约翰《卫生要旨·论饮食养身之要》。

脂麻油

甘凉。润燥补液息风，脾①毒杀虫，消诸疮肿。烹调肴馔，荤素咸宜。诸油惟此可以生食，故为日用所珍。且与诸病无忌，惟大便滑泻者禁之。凡方书所载，香油即麻油也。久藏泄气，则香味全失，故须随制随用。渣亦香甘，可为食料。笋得之而味美质软，故麻渣不可以罨竹。

漏胎难产（因血液干涩也），麻油、白蜜各一两，同煎数十沸，温服。小儿丹毒，汤火灼伤，生麻油涂浸，并饮之。

小儿发热，不拘风寒饮食，时行痘疹，并宜用之。以葱涎入麻油内，手指蘸油，摩擦小儿五心、头面、项背诸处，辄愈。蛊毒及砒石、河豚毒，多饮生麻油，即吐出。肿毒初起，麻油煎葱黑色，趁热通手旋涂自消。虽大毒初起，若内服一二斤，毒气自不内攻也。猘犬毒蛇咬者，亦宜先饮生麻油一二盏良。打扑伤肿，麻油熬熟，和醇酒服。以火烧地令热，俾卧之，立愈无痕。

茶油

甘凉。润燥，清热，息风，解毒，杀虫，上利头目。烹调肴馔，日用所宜。蒸熟用之，泽发生光。诸油惟此最为轻清，故诸病不忌。燃灯最亮，而不损目。泽发不腻，其渣浣衣去垢，岂他油之浊腻可匹哉！

豆油

甘辛温。润燥，解毒，杀虫。熬熟可入烹炮。虽谷食之精华，而肥腻已甚。盛京②来者，清澈独优，燃灯甚亮。

---

① 脾：清同治二年（1863）上洋吉乐斋刻本为底本整理的《王孟英医学全书·随息居饮食谱》作"解"。

② 盛京：今沈阳。

菜油

甘辛温。润燥，杀虫，散火丹，消肿毒。熬熟可入烹炮。凡时感痧胀、目疾、喉证、咳血、疮疡、痧痘、疟疾、产后，并忌之。以有微毒，而能发风动疾也。世俗以其气香而尚之，罔知其弊，以致疾病缠绵而不察。惟外用涂汤火伤，刮痧，调疮药皆妙。肆中或以花生、苏子等油屪之。

盐

咸凉。补肾，引火下行，润燥祛风，清热渗湿，明目杀虫，专治脚气。和羹腌物，民食所需。宿久卤尽色白，而味带甘者良。擦牙固齿，洗目去翳，点蒂钟坠，傅蛇虫螫，吐干霍乱，熨诸胀痛。

霍乱转筋，盐卤摩拓患处。或以裹脚布浸卤束之，并治诸般脚气。无卤用极咸盐汤亦可。凡无病人濯足，汤中常加盐卤，永无脚疾。

豉（俗呼豆豉）

咸平。和胃，解鱼腥毒，不仅为素肴佳味也。金华造者胜。淡豉入药，和中，治温热诸病。

酱

纯以白面造者，咸甘而平，调馔最胜。豆酱以金华、兰溪造者佳，咸平。篸油则豆酱为宜。日晒三伏，晴则夜露，深秋第一篸者胜，名秋油，即母油，调和食味，荤素皆宜。痘痂新脱时食之，则瘢黑。嘉兴造者咸寒，以少日晒之功也。油亦质薄味淡，不耐久藏。

猘犬咬及汤火伤，未成疮者，以酱涂之。中砒毒，豆酱调水服。胎气上冲及虚逆呕吐，好酱油开水调服。亦解亚片毒。

醋

酸温。开胃养肝，强筋暖骨，醒酒消食，下气辟邪，解鱼蟹鳞介诸毒。陈久而味厚气香者良。性主收敛，风寒咳嗽，外感疟痢，初病皆忌。《续文献》云：狮子日食醋酪各一瓶，故俗谓狮吼为"吃醋"云。

产后血运，热病神昏，惊恐魂飞，客忤中恶，并用铁器烧红，更迭淬醋中，就病人之鼻以熏之。汤火伤，醋淋洗。诸肿毒，醋调大黄末涂。

糟

甘辛温。醒脾消食，调脏腑，除冷气，杀鱼醒毒。以杭、绍白糯米所造，不榨酒而极香者胜。拌盐糟藏诸食物，味皆美嫩。惟发风动痰，痧痘、产后、咽喉目疾、血证、疮、疟，均忌之。以糟入油料，制为糟油，调馔香美。然亦发疾，非病人所宜。扑损打伤，及蛇虫蜂螫，酒糟罨。

蜜

蜜者，密也。味甘质润，而性主固密护内。故能补中益气，养液安神，润肺和营，杀虫解毒。生者凉，熟者平。以色白起沙而作梨花香者为胜。炼法：以器盛，置重汤中煮一日，候滴水不散为熟蜜。或以蜜一斤，入水四两，放砂石器内，桑柴火慢熬，掠去浮沫，至滴水成珠亦可。但经火炼，其性温也。若果饵肴馔，渍制得宜，味皆甘美，洵神品哉！忌同葱食，痰湿内盛，胀满呕吐者亦忌。以之丸药，须察其宜，颟顸滥用，焉能济事哉！汤火热油伤，蜜涂。产后口渴，炼蜜调白汤。

川椒（一名蜀椒，一名巴椒，一名汉椒）

辛热。温中下气，暖肾祛寒，开胃杀虫，除湿止泻，涤秽舒郁，消食辟邪。制鱼腥阴冷诸物毒，辟蝇蚋、蜈蚣、蚊蚁等虫。多食动火堕胎，阴虚内热者忌之。闭口者杀人。中其毒者，冷水解之。漆疮作痒，川椒煎汤洗。凡入漆所，嚼川椒涂鼻中，不患漆疮，并辟疫秽邪气。妇人秃发，川椒四两，酒浸，密室内日日涂之。

花椒（本名秦椒，一名櫶）

辛温。调中下气，除湿杀虫，止痛行瘀，解鱼腥毒。

胡椒

辛热。温中除湿，化冷积，止冷痛，去寒痰，已寒泻，杀一切鱼肉鳖蕈阴冷食毒。色白者胜。多食动火烁液，耗气伤阴，破血堕胎，发疮损目。故孕妇及阴虚内热血证等患，或有咽喉口齿目疾者，皆忌之。绿豆能制其毒。发散寒邪，胡椒、丁香各七粒，碾碎，以葱白杵膏，和涂两手心，合掌握定，夹于大腿内侧，温覆取汗。蜈蚣咬，嚼胡椒封。

辣茄（一名櫶，一名櫶，亦名越椒，俗名辣子，亦曰辣椒、辣虎、辣枚子。各处土名不一，其实即古人重九所佩之食茱萸也）

辛苦热。温中燥湿，御风寒，杀腥消食，开血闭，快大肠。种类不一，先青后赤。人多嗜之，往往致疾。阴虚内热，尤宜禁食。

丁香

辛温。暖胃，去湿散寒，辟恶杀虫，消痞解秽，已冷利，止冷痛，疗虚哕，补虚阳，制酒肉、鱼蟹、瓜果诸毒。古人噙之，亦以治口臭也。阴虚内热人忌之。

辟秽：丁香一两为末，川椒六十粒，和之，绢囊盛佩。过食蟹蚌、瓜果致病：丁香末五分，姜汤下。乳头裂破：丁香末傅，并治痈疽恶肉，外以膏药护之。阴冷：母丁香为末，纱裹如脂大，纳入。反胃：母丁香一两为末，盐梅肉捣丸芡子大，每噙一丸。胃寒吐泻，母丁香、橘红等分，研，蜜丸豆大，米汤下一丸。

桂皮

辛温。暖胃，下气和营，燥湿去风，杀虫止痛，制鸟兽、鳞介、瓜果诸毒。血虚内热，温暑、时邪诸病均忌。

桂花

辛温。辟臭，醒胃化痰。蒸露浸酒，盐渍糖收，造点作馅，味皆香美悦口。亦可蒸茶油泽发。

松花

花上黄粉。及时拂取，和白沙糖作糕饵，食之甚美，亦可酿酒。主养血息风，多食亦能助热。单服治泻痢，随证以汤调。

椿芽

香椿嫩叶也。甘辛温。祛风解毒。入馔甚香，亦可瀹热，腌焙为脯，耐久藏。多食壅气动风，有宿疾者勿食。

玫瑰花

甘辛温。调中活血，舒郁结，辟秽和肝。蒸露熏茶，糖收作馅，浸油泽发，烘粉悦颜，酿酒亦佳。可消乳癖。

茉莉花

辛甘温。和中下气，辟秽浊，治下痢腹痛。熏茶蒸露，入药皆宜。珍珠兰更胜。

甜菊花

甘凉。清利头目，养血息风，消疔肿。点茶蒸露、酿酒皆佳，苦者勿用。余如野蔷薇、金银花，功用略同，可类推也。久患头风，或目疾时作，甘菊花去蒂，装枕用。疔肿垂死，甘菊花一握，捣汁饮，冬月取根用。女人阴肿，甘菊苗杵烂煎汤，先熏后洗。

薄荷叶

辛甘苦温。散风热，清利头目，咽喉、口齿诸病，和中下气，消食化痰，开音声，舒郁满，辟秽恶邪气，疗霍乱疬疮。酿酒蒸糕，熬糖造露均妙。惟虚弱多汗者，忌之。鼻衄：薄荷叶塞。血痢：薄荷叶煎服。蛇蜂猫伤：薄荷绞汁涂。

汪谢城曰：薄荷多服，耗散真气，致生百病。余尝亲受其累，不可不知。如浸火酒，拌水烟，人多嗜之，实阴受其害而不觉耳。

紫苏叶

辛甘温。下气安胎，活血定痛，和中开胃，止嗽消痰，化食，散风寒，治霍乱脚气，制一切鱼肉虾蟹毒。气弱多汗、脾虚易泻者，忌食。

干霍乱：紫苏煎服，并治蛇咬及中蟹毒。乳痈肿痛，紫苏汤频饮，渣滓封患处。金疮跌打出血，紫苏杵烂傅，并治猘犬咬。

茴香

辛甘温。调中开胃，止痛散寒，治霍乱蛇伤，癫疝脚气，杀虫辟秽。肴馔所宜，制鱼肉腥臊、冷滞诸毒。小便频数而色清不渴者，茴香淘净，盐炒研末，炙糯米糕蘸食。

莳萝（一名小茴）

辛甘温。开胃健脾，散寒止痛，杀虫消食，调气止呕，定腰齿之疼，解鱼肉之毒。

蔬食类

葱

辛甘平。利肺通阳，散痈肿，祛风达表，安胎止痛，通乳和营。主霍乱转筋，奔豚脚气，调二便，杀诸虫，理跌扑金疮，制鱼肉诸毒。四季不凋，味辛带甘而不臭者良。气虚易汗者，不可单食。又忌同蜜食。

胎动下血，葱白煎浓汁饮，未死即安，已死即下，未效再饮。中恶卒死，急取葱心黄，刺入鼻中，男左女右，入七八寸，血出即愈。并以葱刺入耳中五寸，亦治自缢垂死。小儿无故卒死，以葱白纳入下部，及两鼻孔内，气通或嚏即生。小儿盘肠内钓腹痛，以葱汤洗儿腹，仍捣葱贴脐上，良久，溺出痛止。小便闭胀，葱白三斤，挫炒，帕包二个，更互熨小腹。阴囊肿痛，煨葱入盐，杵烂涂。赤白痢，葱白一握，细切，和米煮粥，日日食之。一切肿毒，葱白杵烂，和蜜涂，并治跌打杖伤，金疮挫胸，流注走痛，筋骨痹疼，脑破血流，痈毒初起，均宜厚傅，可取立效。乳痈初起，葱白煎汁饮，并解金银毒。

韭

辛甘温。暖胃补肾，下气调营。主胸腹、腰膝诸疼，治噎膈经产诸证，理打扑伤损，疗蛇、狗、虫伤。秋初韭花，亦堪供馔。韭以肥嫩为胜，春初早韭尤佳。多食昏神，目证疟疾，疮家痧痘后均忌。

产后血运，切韭安瓶中，沃以热醋，令气入鼻中。产后怒哭伤肝，呕青绿水，韭汁入姜汁少许和服。卒然中恶，韭汁注鼻中。漏脯郁肉，诸食物毒，韭汁灌之。

薤

辛温。散结，定痛宽胸，止带安胎，活血治痢。多食发热，忌与韭同。

奔豚气痛，捣薤汁服。赤白痢、产后痢、小儿疳痢，薤白和米煮粥食。汤火伤，薤白和蜜杵涂。

蒜（今名小蒜，俗曰夏蒜。相传此为中国之蒜）

辛温。下气，止痛杀虫。发风损目，病后忌之。

葫（今名大蒜，汉时自西域来）

生辛热，熟甘温。除寒湿，辟阴邪，下气暖中，消谷化肉，破恶血，攻冷积。治暴泻腹痛，通关格便秘，辟秽解毒，消痞杀虫。外灸痈疽，行水止衄，制腥臊鳞介诸毒。入药以独子者良。昏目损神，不宜多食。阴虚内热，胎产痧痘，时病疮疟，血证，目疾，口齿喉舌诸患，咸忌之。子苗皆可盐藏，叶亦可茹，性味相似。

干湿霍乱转筋，噤口痢，鼻渊鼻衄不止，并捣蒜，贴涌泉穴。水肿溺闭，大蒜、田螺、车前子等分，杵，摊脐中。喉痹肿痛，诸物鲠喉，并以大蒜塞鼻中。阴疽阴毒，以蒜片安疮顶，艾炷灸之。蛇、蝎、蜈蚣咬，杵蒜封之。心腹冷痛，虚寒泻痢，陈年醋浸大蒜，食数颗。

芸苔

辛滑甘温，烹食可口。散血消肿，破结通肠。子可榨油，故一名油菜。形似菘而本削，茎狭叶锐，俗呼青菜，以色较深也。发风动气，凡患腰脚口齿诸病，及产后痧痘，疮家，痼疾，目证，时感，皆忌之。游风丹毒，妇人乳吹，并以油菜捣敷，兼可煎洗诸疮。

蒝荽（本名胡荽）

辛温。散寒，辟邪解秽，杀虫止痛，下气通肠，杀鱼腥，发痘疹。多食损目，凡病忌之。子性味略同。

上七品，二氏[①]以为荤菜，谓其损性灵也。

痘疹不达，胡荽二两，切碎，以酒二大盏，煎沸沃之，盖定勿令泄气，候冷去滓，微微含喷，从项背至足令遍，勿喷

────────────

① 二氏：指佛、道两家。

头面。

按：《直指方》云：痘疹不快，用此喷之，以辟恶气，床帐上下左右皆宜挂之，以御天癸淫伏寒湿诸气，一应秽恶所不可无。然惟儿体虚寒，天时阴冷，喷之故妙。若儿壮实，及春夏晴暖，阳气发越之时，用之助虐。以火益火，胃中热炽，毒血聚蓄，则必变黑陷也，不可不慎。今人治痘疹，不辨证之寒热，时之冷暖，辄用芫荽子入药者，误人多矣。

芥

辛甘而温。御风湿，根味尤美。补元阳，利肺豁痰，和中通窍，腌食更胜。开胃性平，以冬收细叶无毛青翠而嫩者良。一名雪里蕻①。晴日刈之，晾至干瘪，洗净，每百斤以燥盐五斤，压实腌之。数日后，松缸一伏时，俾卤得浸渍。如卤少，泡盐汤候冷加入，仍压实，一月后开缸，分装坛瓮，逐坛均以卤灌满浸为法。设卤不敷，仍以冷盐汤加之。紧封坛口，久食不坏，生熟皆宜，可为常馔。若将腌透之菜，于晴燥时，一日晒极干，密装干洁坛内，陈久愈佳。香能开胃，最益病人。用时切食，荤素皆宜。以之烧肉，虽盛暑不坏。或切碎腌装小坛，毋庸卤浸，但须筑实密封，尤堪藏久。腌芥卤煮食物，味甚鲜美。若坛盛埋土中，久则清澈如水，为肺痈喉证神药。春芥发风动气，亦可腌食，病人忌之。

白芥子研末，水调如糊，以纸密封半时，可作食料。辛热爽胃，杀鱼腥生冷之毒。多食动火，内热者忌之。入药治痰在胁下及皮里膜外者。

---

① 雪里蕻：性温，味甘辛。具有解毒消肿、开胃消食、温中利气的功效。用于治疗疮痈肿痛、胸膈满闷、咳嗽痰多、牙龈肿烂、便秘等症。

菘（一名白菜，以其茎色白也。亦有带青色者，然本丰茎阔，迥非油菜）

甘平。养胃，解渴生津。荤素咸宜，蔬中美品，种类不一，冬末最佳。腌食晒干，并如上法，诸病不忌。喻氏尝云：白饭青蔬，养生妙法，肉食者鄙，何可与言。鲜者滑肠，不可冷食。

黄矮菜（一作黄芽菜）

甘平。养胃，荤素皆宜，雪后更佳，但宜鲜食。北产更美，味胜珍馐。亦可为菹，诸病不忌。

芜菁（即蔓青，一名九英菘，一名诸葛菜。一种根如芦菔者，名大头菜，向产北地，今嘉兴亦种之）

腌食咸甘，下气开胃。析酲消食，荤素皆宜，肥嫩者胜，诸病无忌。其子入药，明目养肝。

芦菔（俗名萝卜）

生者辛甘凉（有去皮即不辛者，有皮味亦不辛，生啖胜于梨者，时少耳），润肺化痰，祛风涤热。治肺痿吐衄，咳嗽失音，涂打扑汤火伤，救烟熏欲死，噤口毒痢，二便不通，痰中类风，咽喉诸病。解酒毒煤毒（并捣汁饮）、面毒（一名来服，言来麰之所服也，俗作莱菔）、茄子毒。消豆腐积，杀鱼腥气。熟者甘温，下气和中，补脾运食，生津液，御风寒，肥健人，已带浊，泽胎养血，百病皆宜。四季有之，可充粮食。故《膳夫经》①云：贫窭之家，与盐饭偕行，号为三白，不仅为蔬中圣品已。种类甚多，以坚实无筋、皮光肉肥者胜。荤肴素馔，无不宜之。亦可腌晒作腊，酱制为脯。

---

① 《膳夫经》：唐代的烹饪书、茶书，杨晔撰。又名《膳夫经手录》，全四卷（今仅存残本），今收入《中国食经丛书》。

守山粮：用坚实芦菔（不拘白赤），洗净蒸熟，俟半干捣烂，再以糯米舂白，浸透蒸饭，捣如糊，二物等分，合杵匀，泥竹壁上，待其自干，愈久愈坚，不蛀不烂。如遇兵荒，凿下掌大一块，可煎成稀粥一大锅，食之耐饥。或做成土坯式，砌墙亦可。有心有力者，不可不知之。反胃噎食，沙石诸淋，噤口痢疾，肠风下血，蜜炙芦菔细嚼，任意食之。肺痿咳血，芦菔和羊肉或鲫鱼频煮食。消渴，芦菔煮猪肉频食。或捣汁，和米煮粥食，亦可。浑身浮肿，及湿热腹胀，出丫子芦菔（名地骷髅），煎浓饮。

叶，辛苦，瀹过可鲜茹，可腌食，可晒干久藏，或生菜挂干。俟芦菔罢时，洗净，浸去苦味，切碎，和米煮饭，俭乡虽有年亦尔，不仅为救荒之食也。若于立冬日采而露之，任其雨淋日晒，雪压风吹，至立春前一日，入瓮封藏，如不燥透，收悬屋内，俟极干入瓮。凡一切喉证，时行，瘟疫，斑疹，疟痢，水土不服，饮食停滞，痞满，疳疸胀泻，脚气痧毒诸病，洗净浓煎，服之并效，

子，入药，治痰嗽，齁喘气鼓，头风溺闭，及误服补剂。

胡芦菔（皮肉皆红，亦名红芦菔，然有皮肉皆黄者）
辛甘温。下气宽肠。气微臊，虽可充食，别无功用。

羊角菜
苦辛甘温。下气。病人忌食，能动风也。煎汤可洗痔疮，捣罨风湿痹痛。

菠薐（亦名菠菜）
甘辛温。开胸膈，通肠胃，润燥活血。大便涩滞，及患痔人，宜食之。根味尤美，秋种者良。惊蛰后，不宜食，病人忌之。

莙菜（亦名甜菜）

甘苦凉。清火祛风，杀虫解毒，涤垢浊，稀痘疮，止带调经，通淋治痢。妇人小儿，尤宜食之。老者良。先用清水煎去苦味（其汤浣衣，最去油垢），然后再煮食之。或云即古之葵菜也。

苋

甘凉。补气，清热明目，滑胎，利大小肠。种类不一，以肥而柔嫩者良。痧胀滑泻者忌之，尤忌与鳖同食。蛇蜂蜈蚣螫，捣苋汁服，渣傅患处。徐灵胎云：尝见一人，头风痛甚，两目皆盲，遍求良医不效。有乡人教用十字路口及人家屋脚边野苋菜，煎汤注壶内，塞住壶嘴，以双目就壶熏之，日渐见光，竟得复明。愚按：《本草》：苋通九窍，其实主青盲，明目。而苋字从见，益叹古圣取义之精。

同蒿（一名蓬蒿，亦呼蒿菜）

甘辛凉。清心养胃，利腑化痰。荤素咸宜，大叶者胜。

芹

甘凉。清胃涤热，祛风，利口齿咽喉头目，治崩带淋浊诸黄。白嫩者良。煎勿太熟。旱芹味逊，性味略同。

荠

甘平。明目，养胃和肝，治痢辟虫。病人可食。

姜

辛热。散风寒，温中，去痰湿，止呕定痛，消胀杀虫。治阴冷诸疴，杀鸟兽鳞介秽恶之毒。可酱渍，可糖腌。多食久食，耗液伤营。病非风寒外感，寒湿内蓄，而内热阴虚，目疾喉患，血证疮疡，呕泻有火，暑热时疟，热哮火喘，胎产痧胀，及时病后、痧痘后，均忌之。

闪拗手足，跌打损伤，生姜、葱白杵烂，和面炒热罨。初伏日，以生姜穿线，令女子贴身佩之，年久愈佳，治虚阳欲脱之证甚妙，名女佩姜。

莴苣

微辛微苦，微寒微毒。通经脉，利二便，析酲消食，杀虫蛇毒。可腌为脯。病人忌之。茎叶性同，姜汁能制其毒。

苦菜（本名荼，一名苦苣，亦名苦荬，北人甚珍之）

苦寒。清热明目，补心凉血，除黄杀虫，解暑，疗淋痔，愈疔痈。入馔先瀹去苦味。盛暑以之煨肉犹凝，故脾胃虚寒者忌之。不可共蜜食。或云：蚕妇亦不宜食。血淋溺血，苦荬一把，酒水各半，煎服。诸疗，捣苦荬汁涂，能拔根。或预采青苗，阴干，研末，水调傅，亦妙。

蒲公英（一名黄花地丁）

甘平。清肺利膈化痰，散结消痈，养阴凉血，舒筋固齿，通乳益精。可为蔬，老则入药，洵为上品。今人但以治乳患，抑何陋耶？别有紫花地丁，一名如意草，甘凉，清热补虚，消痈凉血，耐饥益气。为救荒仙草，以生嚼无草气，故可同诸草木叶咀食充饥也。

萱萼（干而为菹，名黄花菜，一名金针菜）

甘平。利膈，清热养心，解忧释忿，醒酒除黄。荤素宜之，与病无忌。

马兰

甘辛凉。清血热，析酲解毒，疗痔杀虫。嫩者可茹、可菹、可馅，蔬中佳品，诸病可餐。

蒲蒻（即香蒲根。《诗》云"其蔌维何，维笋及蒲"是矣）

甘凉。清热养血，消痈明目，利咽喉，坚牙，通二便。其花中蕊屑名蒲黄，细若金粉。当欲开时便取之，可密收作果食。入药凉血消瘀，炒黑又专止血，为喉舌诸血证妙品。

按：草木嫩时可茹者，在在有之。惟各处好尚不同，名谓不一，因限于篇幅，繁不胜搜，姑谱一二如上，以例其余。

莼（亦作蓴）

甘凉柔滑。吴越名蔬。下气止呕，逐水治疸。柔嫩者胜。时病忌之。一切痈疽，莼菜捣傅，未成即消，已成即毒散。

海带

咸甘凉。软坚散结，行水化湿。故内而痰饮带浊，疝胀疝瘕，水肿奔豚，黄疸脚气，外而瘿瘤瘰疬，痈肿瘘疮，并能治之。解煤火毒，析醒消食，荤素佥宜，短细者良。海藻、昆布，粗不中食，入药功同。

紫菜

甘凉。和血养心，清烦涤热。治不寐，利咽喉，除脚气瘿瘤，主时行泻痢，析醒开胃。淡干者良。

石华

甘咸寒滑。专清上焦客热，久食愈痔，而能发下部虚寒。盛夏煎之，化成胶冻。寒凝已甚，中虚无火者忌食。粗者名麒麟菜，性味略同。

海粉

甘凉。清胆热，去湿，化顽痰，消瘿瘤，愈瘰疬。

发菜（本名龙须菜）

与海粉相同，而功逊之。

苔菜

咸凉。清胆，消瘰疬瘿瘤，泄胀化痰。治水土不服。

木耳

甘平。补气耐饥，活血，治跌扑伤。凡崩淋血痢，痔患肠风，常食可瘳。色白者胜。煮宜极烂，荤素皆佳。

香蕈

甘平。开胃，治溲浊不禁。包边圆嫩者佳。俗名香菇。痧痘后、产后、病后忌之，性能动风故也。

蘑菇

甘凉。味极鲜美，荤素皆宜，开胃化痰。嫩而无砂者胜。多食发风动气，诸病人皆忌之。

鲜蕈（一名土菌）

甘寒。开胃，蔬中异味。以寒露时松花落地所生者无毒最佳。荤素皆宜，病人均忌。或洗净沥干，以麻油或茶油沸过，入秋油浸收，久藏不坏。设莫辨良毒，切勿轻尝。中其毒者，以地浆、金汁解之。

茭白（一名菰笋，一名茭笋）

甘寒。清湿热，利二便，解酒毒，已癞疡，止烦渴、热淋，除鼻皶目黄。以杭州田种肥大纯白者良。精滑、便泻者，勿食。

茄（一名落苏）

甘凉。活血，止痛消痈，杀虫已疟（故一名草鳖甲），消肿宽肠。治传尸劳、瘕疝诸病。便滑者忌之。种类不一，以细长深紫、嫩而子少者胜。荤素皆宜，亦可腌晒为脯。秋后者微毒，病人勿食。

妇人血黄，老茄竹刀切片，阴干为末，温酒下二钱。肠风下血，经霜茄子连蒂烧存性，研，每日空心，酒服二钱七。癀疝、胎疝，双蒂茄悬房门上，出入视之，茄蔫所患亦蔫，茄干亦干矣。又法：双茄悬门上，每日抱儿视之二三次，钉针于上，十余日消矣。

磕伤青肿，老黄茄极大者，切如指厚，新瓦焙研，温酒服二钱七，卧一寝，了无痕迹。热毒疮肿，生茄一枚，割去二分，去瓤二分，似罐子形，合患处即消。如已出脓，再用取瘥。喉痹，糟茄或酱茄，细嚼咽汁。乳裂，老茄裂开者，阴干，烧存性，研，水调涂。

瓠芦（亦作壶卢，俗作葫芦，一名瓠瓜，俗呼蒲芦）

甘凉。清热，行水通肠。治五淋，消肿胀。其嫩叶亦可茹。故《诗》云"幡幡瓠叶，采之烹之"也。种类不一，味甘者嫩，时皆可食。苦者名匏瓜，入药用。老则皆可为器。

冬瓜（一名白瓜）

甘平。清热，养胃生津，涤秽除烦，消痈行水。治胀满、泻痢、霍乱，解鱼酒等毒。诸病不忌，荤素咸宜，惟冷食则滑肠耳。以搭棚所种，瓜不着地，皮色纯青多毛，味纯甘而不酸者良。

诸般渴痢，煮冬瓜食之，并饮其汁。亦治水肿，消暑湿。若孕妇常食，泽胎化毒，令儿无病。与芦菔同功。发背，冬瓜截去头，合疮上，瓜烂截去再合，以愈为度。已溃者合之，亦能渐敛。

练（瓜瓤也），甘平。绞汁服，止消渴，治淋，解热毒。洗经澡身，去黚黯，令人白皙。

子（古方所用瓜子，皆冬瓜子也），甘平。润肺，化痰浊，治肠痈。

皮，甘平。祛风热，治皮肤浮肿、跌扑诸伤。

叶，清暑，治疟疾、泄泻，止渴，疗蜂螫恶疮。

藤，秋后齐根截断，插瓶中，取汁服，治肺热、痰火、内痈诸证良。

丝瓜（一名天罗）

甘凉。清热解毒，安胎，行乳调营，补阳通络，杀虫理疝，消肿化痰。嫩者为肴，宜荤宜索。老者入药，能补能通，化湿除黄，息风止血。

痘疮不快，初出或未出，多者令少，少者令稀。老丝瓜近蒂三寸，连皮烧存性，研，沙糖汤调下。喉痹，丝瓜捣汁，灌之。痈疽不敛，丝瓜捣汁，频抹。酒痢，或便血腹痛，或肛门患痔，干丝瓜煨存性，研，酒服二钱，兼治乳汁不通，经阻气痛，腰痛疝痛，酒积黄疸等病。化痰止嗽，丝瓜煨存性，研末，枣肉丸弹子大，每一丸，酒下。风热牙疼，丝瓜一条，以盐擦过，煨存性，研，频擦，兼治腮肿，水调傅。小儿浮肿，丝瓜、灯薪、葱白等分，煎浓汁服，并洗。

叶，嫩时可茹。绞汁服，治痧秽腹痛。性能消暑解毒，接贴疔肿，甚妙。虫癣，侵晨采带露丝瓜叶七片，逐片擦七下，忌鸡鱼发物。睾丸偏坠，丝瓜叶煨存性三钱，鸡子壳烧灰二钱，同研，温酒下。汤火伤，捣丝瓜叶傅。

苦瓜（一名锦荔枝）

青则苦寒。涤热，明目清心。可酱可腌。鲜时烧肉，先瀹去苦味，虽盛夏而肉汁能凝。中寒者勿食。熟则色赤，味甘性平。养血滋肝，润脾补肾。

菜瓜（一名越瓜，一名梢瓜）

生食甘寒，醒酒涤热。糖腌充果，醯酱为菹，皆可久藏。病目者忌。

黄瓜（一名胡瓜，《随园食单》误作王瓜）

生食甘寒，清热利水，可菹可馔，兼蔬蔬之用。而发风动热，天行病后，疳疟泻痢，脚气疮疥，产后痧痘，皆忌之。喉肿眼痛，老黄瓜一条，上开一小孔，去瓤，入芒硝令满，悬阴处，待硝透出，刮下吹点。杖疮、汤火伤，五月五日摘黄瓜入瓶内，封挂檐下，取水扫之。

南瓜

早收者嫩，可充馔，甘温，耐饥，同羊肉食则壅气。晚收者甘凉，补中益气。蒸食味同番薯，既可代粮救荒，亦可和粉作饼饵，蜜渍充果食。凡时病疳疟，疸痢胀满，脚气，痞闷，产后痧痘，皆忌之。

解亚片毒，生南瓜捣汁，频灌。戒亚片引，宜用南瓜蒸熟多食，永无后患。火药伤人，生南瓜捣傅，并治汤火伤。枪子入肉，南瓜瓤傅之即出。晚收南瓜，浸盐卤中备用亦良。胎气不固，南瓜蒂煅存性，研，糯米汤下。虚劳内热，秋后将南瓜藤齐根剪断，插瓶内，取汁服。

芋

煮熟，甘滑，利胎，补虚涤垢。可荤可素，亦可充粮。消渴宜餐，胀满勿食。生嚼治绞肠痧，捣涂痈疡初起，丸服散瘰疬，并奏奇功。煮汁洗腻衣，色白如玉。捣叶罨毒箭及蛇虫伤。

笋（竹萌也）

甘凉。舒郁，降浊升清，开膈消痰。味冠素食，种类不一，以深泥未出土，而肉厚色白，味重、软嫩、纯甘者良。可入荤肴，亦可盐煮，烘干为腊，久藏致远。出处甚繁，以天目早园为胜。小儿勿食，恐其咀嚼不细，最艰克化也。毛竹笋味尤重，必现掘而肥大极嫩，堕地即碎者佳。荤素皆宜，但能发病，诸病后、产后均忌之。闽人造为瀹笋，以货远方，极嫩者胜，煎去劣味，始可入馔，产处州者较优。惟山中盛夏之鞭笋，严寒之冬笋，味虽鲜美，与病无妨。

豆腐（一名菽乳）

甘凉。清热润燥，生津解毒，补中宽肠，降浊。处处能造，贫富攸宜，洵素食中广大教主也。亦可入荤馔。冬月冻透者，味尤美。以青黄大豆，清泉细磨，生榨取浆，入锅点成后，嫩而活胜。其浆煮熟，未点者为腐浆，清肺补胃，润燥化痰。浆面凝结之衣，揭起晾干为腐皮，充饥入馔，最宜老人。点成不压则尤嫩为腐花，亦曰腐脑。榨干所造者有千层，亦名百叶，有腐干，皆为常肴，可荤可素。而腐干坚者甚难消化，小儿及老弱、病后皆不宜食。芦菔能消其积。由腐干而再造为腐乳，陈久愈佳，最宜病人。其用皂矾者名青腐乳，亦曰臭腐乳，疳、膨、黄病、便泻者宜之。生榨腐渣炒食名雪花菜，熟榨者仅堪饲猪。

豆腐泔水，浣衣去垢。一味熬成膏，治臁疮甚效。休息久痢，醋煎豆腐食。杖后青肿，切豆腐片贴之，频易。或以烧酒煮贴，色红即易，不红乃已。解盐卤毒，熟豆腐浆灌之。

果食类

梅

酸温。生时宜蘸盐食，温胆生津，孕妇多嗜之。以小满前肥脆而不带苦者佳。食梅齿齼，嚼胡桃肉解之。多食损齿，生痰助热。凡痰嗽，疳膨，痞积胀满，外感未清，女子天癸未行，及妇女汛期前后，产后痧痘后，并忌之。青者盐腌，曝干为白梅。亦可蜜渍糖收法制，以充方物。半黄者，烟熏为乌梅，入药及染色用之。极熟者榨汁，晒收为梅酱，古人用以调馔。故《书》曰"若作和羹，尔惟盐梅"也。

喉痹乳蛾，青梅二十枚，盐十二两，腌五日，取梅汁，入明矾（三两），桔梗、白芷、防风（各二两），牙皂（三十条，俱研细末），拌汁和梅入瓶收之，每用一枚噙咽。凡中风痰厥，牙关不开，以此擦之，亦妙。梅核膈气，半黄梅子，每个用盐一两，腌一日夜，晒干，又浸又晒，至水尽乃止。用青钱三个，夹二梅，麻线缚定，通装瓷罐内，封埋土中，百日取出，每用一枚，含之咽汁，入喉立愈。刺在肉中，白梅肉嚼傅，亦治刀箭伤出血。乳痈肿毒，白梅煅存性，研，入轻粉少许，麻油和围，初起、已溃皆可用。诸疮努肉，乌梅肉烧存性，研，傅。久崩久痢，便血日久，乌梅烧存性，研，米饮下二钱。蛔虫上行，蛔结腹痛，乌梅煎汤饮。指头肿痛，乌梅肉和鱼鲜捣封。

梅花，半开时收藏。或蜜渍，或点茶，或蒸露，或熬粥，均妙。以绿萼白梅为佳。入药，舒肝解郁，清火稀痘。

梅叶，解水毒。洗葛衣，则去霉点而不脆。

杏

甘酸温。须俟熟透食之，润肺生津。以大而甜者胜。多食生痰热，动宿疾。产妇、小儿、病人，尤忌之。亦可糖腌蜜渍，收藏致远，以充方物。其核中仁味苦，入药，不堪食。

阴疮烂痛，杏仁烧黑，研膏，傅。阴户虫痒，杏仁烧存性，研烂，绵裹纳入。肛蜃痒痛，杏仁杵膏，频敷。小儿脐烂成风，杏仁去皮，研，敷。箭镝在咽，或刀刃在咽膈诸隐处，杵杏仁敷。杏叶煎汤，洗眼癣良。

叭哒杏

甘凉。润肺，补液濡枯。仁味甘平，补肺润燥，止嗽下气，养胃化痰。阔扁尖弯如鹦哥嘴者良。去衣，或生或炒，亦可作酥酪。双仁者，有毒勿用。寒湿痰饮，脾虚肠滑者忌食。

桃

甘酸温。熟透啖之，补心活血，解渴充饥。以晚熟大而甘鲜者胜。多食生热，发痈疮、疟痢、虫疳诸患。可作脯，制酱造醋。凡食桃不消，即以桃枭烧灰，白汤下二钱，吐出即愈。别有一种水蜜桃，熟时吸食，味如甘露，生津涤热，洵是仙桃。北产者良，深州最胜，太仓、上海亦产，较逊。

桃枭（桃实在树，经冬不落，正月采收，中实者佳），煎汤服，止盗汗，已痁疟①。

桃仁，治产后阴肿（炒，研，傅）、妇人阴疮（杵烂，绵裹塞）。

李（一名嘉庆子）

甘酸凉。熟透食之，清肝涤热，活血生津。惟檇李为胜，而不能多得。不论何种，以甘鲜无酸苦之味者佳。多食生痰助湿，发疟痢，脾弱者尤忌之。亦可盐曝糖收蜜渍为脯。

柰

南产实小，名林檎，一名来禽，一名花红。其青时，体松不涩者，一名柴果。甘酸温。下气生津，和中止泻。瀹汤代茗，味极清芬。均以大者胜。多食涩脉滞气，发热生痰。

北产实大，名频婆，俗呼苹果。甘凉轻软，别有色香。润肺悦心，生津开胃，耐饥醒酒，辟谷救荒，洵果中仙品也。

栗

甘平。补肾益气，厚肠止泻，耐饥，最利腰脚，解羊肉毒。辟谷济荒，生熟皆佳，点肴并用。嫩时嚼之，作桂花香。老者风干则甜而嫩。同橄榄食，风味尤美。以钱塘产者良。凡食均须细嚼，连液吞咽则有益。若顿食至饱，反壅气伤脾。其外感未去，痞满疳积，疟痢瘰疬，产后，小儿，病人，不饥便秘者，并忌之。以生极难化，熟最滞气也。

---

① 痁疟：疟疾。

枣

鲜者甘凉，利肠胃，助湿热。多食患胀泻、热渴，最不益人，小儿尤忌。干者甘温，补脾养胃，滋营充液，润肺安神，食之耐饥。亦可浸酒，取瓤作馅，荤素皆宜。杀乌头、附子、天雄、川椒毒。卧时口含一枚，可解闷香。以北产大而坚实肉厚者，补力最胜，名胶枣，亦曰黑大枣。色赤者名红枣，气香味较清醇，开胃养心，醒脾补血，亦以大而坚实者胜。可取瓤和粉作糕饵。焚之辟邪秽，歉岁均可充粮。义乌所产为南枣，功力远逊，仅供食品。徽人所制蜜枣，尤为腻滞，多食皆能生虫助热，损齿生痰。凡小儿、产后及温热暑湿诸病前后，黄疸，肿胀，疳积，痰滞，并忌之。

梨

甘凉。润肺，清胃凉心，涤热息风，化痰已嗽，养阴濡燥，散结通肠，消痈疽，止烦渴，解丹石、烟煤、炙煿、膏粱、麹蘖诸毒。治中风不语、痰热惊狂、温暑等疴，并绞汁服，名天生甘露饮。以皮薄心小，肉细无渣，略无酸味者良，北产尤佳。切片贴汤火伤，止痛不烂。中虚寒泻，乳妇、金疮忌之。新产及病后，须蒸熟食之。与芦菔相间收藏则不烂。可捣汁熬膏，亦可酱食。

木瓜

酸平。调气，和胃养肝。消胀舒筋，息风去湿。蜜渍酒浸。多食患淋，以酸收太过也。专治转筋，能健腰脚，故老人宜佩也。

脚气筋挛，以木瓜切片，囊盛，日践踏之。霍乱转筋，木瓜一两，煎服，仍煎汤，浸青布，裹其足。辟臭虫，木瓜片铺席下。反花痔，木瓜末、鳝鱼身上涎，调涂。霉疮结毒，木瓜一味，研末，水法丸，日以土茯苓汤下三钱。

柿（俗名柿）

鲜柿甘寒。养肺胃之阴，宜于火燥津枯之体。以大而无核，熟透不涩者良。或采青柿，以石灰水浸过，则涩味尽去，削皮啖之，甘脆如梨，名曰绿柿。凡中气虚寒，痰湿内盛，外感风寒，胸腹痞闷，产后，病后，泻痢，疟，疝，痧痘后，皆忌之。不可与蟹同食。

干柿甘平，健脾补胃，润肺涩肠，止血充饥，杀痔疗痔，治反胃，已肠风。老稚咸宜，果中圣品，以北产无核者胜。惟太柔腴，不堪藏久。

柿饼、柿花，功用相似，体坚耐久，并可充粮。反胃便泻，并以柿饼饭上蒸熟，日日同饭嚼食，能不饮水更妙。凡小儿初食饭时，亦如此嚼喂，甚良。产后嗽逆，气乱心烦，柿饼碎切，煮汁饮。痰嗽滞血，大柿饼饭上蒸熟，每用一枚，批开，糁①真青黛一钱，卧时食之，薄荷汤下。痘疮入目，柿饼日日食之。解桐油银黝毒，多食柿饼。热痢血淋，柿饼细切，同秔米煮粥食。

柿霜，乃柿之精液，甘凉清肺，治吐血咯血，劳嗽，上消，咽喉口舌诸病，甚良。

柿蒂，下气，治咳逆噫哕、气冲不纳之证。

柿漆，另有一种小柿，虽熟而色不赤，名曰稗柿，亦曰漆柿。须于小暑前秭未生核时，采而捣烂，其汁如漆，可以染罾葛造扇，盖性能却水也。亦可生啖，性尤冷利。

石榴

甘酸温涩。解渴析酲，多食损肺伤齿，助火生痰。最不益

---

① 糁：清同治二年（1863）上洋吉乐斋刻本为底本整理的《王孟英医学全书·随息居饮食谱》作"搀"。

人，但供观美而已。皮可染皂。

中虫毒，石榴皮煎浓饮。腿肚生疮，初起如粟，搔之渐开，黄水浸淫，痒痛溃烂，遂致绕胫而成痼疾。酸榴皮煎浓汁，冷定频扫。

花，治吐血，研末吹鼻，止衄血。亦敷金疮出血，以千叶大红者良。

按：诸花忌浇热水，惟此花可以烈日中灌溉，并宜以荤浊热汤浇之，则益茂，但勿着咸味耳。正月二十日分枝，则当年即花，物性之难测如此。余幼时，见业师王烺中先生善养此花，而人罕知其法，故附识以传于世。

橘

甘平。润肺，析酲解渴。闽产者名福橘，黄岩所产皮薄色黄者名蜜橘，俱无酸味而少核，皆为佳品。然多食生痰聚饮，风寒咳嗽及有痰饮者勿食。味酸者，恋膈滞肺，尤不益人。并可糖腌作脯，名曰橘饼。以其连皮造成，故甘辛而温，和中开膈，温肺散寒，治嗽化痰，醒酒消食。

橘皮，解鱼蟹毒，化痰下气，治咳逆呕哕、噫噎胀闷、霍乱疝疟、泻痢便秘、脚气诸病，皆效。去白者名橘红。陈久愈良，福橘皮为胜。或瀹茗时入一片，亦妙。惟化州无橘，俗尚化州橘红，其色不红，皆柚皮也。产后溺闭不通，橘红二钱为末，空心温酒下。乳吹，橘皮一两，甘草一钱，水煎服。鱼骨鲠，橘皮常含咽汁。嵌甲，痛不能行，橘皮煎浓汤浸良久，甲肉自离，轻手剪去，以虎骨末敷之。

橘核，治疝气乳痈。

橘叶，消痈肿，治乳癖。

金橘（《广州志》名夏橘，《上林赋》曰卢橘）

甘温。醒脾，下气辟秽，化痰止渴，消食解酲。其美在皮，以黄岩所产，形大而圆，皮肉皆甘而少核者胜。一名金蛋。亦可糖腌压饼。

橙皮

甘辛。利膈辟恶，化痰消食，析酲止呕，醒胃，杀鱼蟹毒。可以为菹，可以伴蒨，可以为酱，糖制宜馅，蜜制成膏，嗅之则香，咀之则美，洵佳果也。肉不堪食。惟广东产者，可与福橘争胜。

香橙饼：橙皮二斤切片，白沙糖四两，乌梅肉二两，同研烂，入甘草末一两，檀香末五钱，捣成小饼，收干藏之。每噙口中，生津舒郁，辟臭解酲，化浊痰，禀岚瘴，调和肝胃，定痛止呕。汤瀹代茶，亦可供客。

柑

甘寒。清热，止渴析酲。以永嘉所产者名瓯柑，核少无滓最胜，京师呼为春橘。多食滑肠停饮，伤肺寒中。凡气虚脾弱，风寒为病，产妇、小儿及诸病后忌之。种类甚多，大小不一。海红柑，树小而结实甚大，皮厚肉红可久藏，俗呼文旦。生枝柑，形不圆，色青肤粗，味微酸，留之枝间，大可耐久，俟味变甘，乃带叶折，故名。俗呼蜜罗。

柑皮，辛甘凉。下气调中，解酒，杀鱼腥气。可以入茗，或去白，焙研末，点汤入盐饮。亦有用汤瀹过，以之煨肉者。

柚（一名朱栾，一名香栾，俗作香橼者非）

酸寒。辟臭，消食解酲。多食之弊，更甚于柑。种类甚繁，大小不一，俗呼大者为香脬，小者为香圆。

柚皮，辛苦而甘。消食化痰，散愤懑之气。陈久者良。

佛手柑（《图经》名枸橼，亦名香橼，今人误以柚之小者为香橼，盖失考也）

辛温。下气，醒胃豁痰，辟恶解酲，消食止痛。多食耗气，虚人忌之。金华产者胜。味不可口，而清香袭人，置之案头，可供玩赏。置芋片于蒂，而以湿纸围护，经久不瘪。捣罨其蒂，则香更充溢。浸汁浣葛纻，最妙。亦可蜜渍收藏。入药以陈久者良。蒸露尤妙。其花功用略同。

枇杷

甘平。润肺，涤热生津。大而纯甘，独核者良。多食助湿生痰，脾虚滑泻者忌之。蜜饯糟收，可以藏久。

叶，毛多质韧，味苦气平。隆冬不凋，盛夏不萎。禀激浊扬清之性，抱忘炎耐冷之姿，静而能宣。比风温、温热、暑燥诸邪在肺者，皆可藉以保柔金而肃治节，香而不燥。凡湿温、疫疠、秽毒之邪在胃者，皆可用以澄浊气而廓中州。《本草》但言其下气止渴，专治呕嗽哕噫，何其疏耶！宜以夏前采叶，刷毛洗净切碎，净锅炒燥，入瓶密收。用以代茶常饮，可免时气沾染，真妙法也。亦可蒸露。

山楂（亦作查，一名山里果。北产者大，亦名棠球，俗名红果）

酸甘温。醒脾气，消肉食，破瘀血，散结消胀，解酒化痰，除疳积，已泻痢。大者去皮核，和糖蜜捣为糕，名楂糕，色味鲜美，可充方物。入药以义乌产者胜。多食耗气、损齿、易饥，空腹及赢弱人，或虚病后忌之。

痘疹干黑危困，山楂为末，紫草煎酒，调服一钱，轻者白汤下，即时红活。食肉不消，山楂四两，水煮食，并饮其汁。肠风下血，山楂为末，艾汤调服。恶露不行，腹痛，山楂煎汤，调沙糖服。

杨梅

甘酸温。宜蘸盐少许食。析酲止渴，活血消痰，涤肠胃，除烦澼恶气。盐藏蜜渍，酒浸糖收，为脯为干，消食止痢，大而纯甜者胜。多食动血，酸者尤甚。诸病挟热者忌之。树皮煎汤，洗恶疮疥癣，漱牙痛。澄冷服，解砒毒。研末，烧酒调傅，治远近挛筋。烧灰油调，傅汤火伤。

樱桃

甘热。温中。不宜多食，诸病皆忌，小儿远之，酸者尤甚。青蔗浆能解其热。

银杏（一名白果）

生苦平涩。消毒杀虫，涤垢化痰。擦面去皱疱、黚黤、皱皱，及疥癣、疳矗、阴虱。熟甘苦温，暖肺益气，定喘嗽，止带浊，缩小便。多食壅气动风，小儿发惊动疳。中其毒者，昏晕如醉，白果壳或白鲞头煎汤解之。食或太多，甚至不救，慎生者不可不知也。

小便频数，肠风下血，赤白带下，并以白果煨熟，去火气，细嚼，米饮下。手足皱裂，下疳阴虱，头面癣疮，并用生白果杵烂涂擦。

针刺入肉，瓷锋嵌脚，水疔暗疔，并将白果肉浸菜油中，年久愈佳，捣傅患处。

胡桃（一名核桃）

甘温。润肺，益肾利肠，化虚痰，止虚痛，健腰脚，散风寒，助痘浆，已劳喘，通血脉，补产虚，泽肌肤，暖水脏，制铜毒，疗诸痈，杀羊膻，解齿齼。以壳薄、肉厚、味甜者良。宜馅宜肴，果中能品。惟助火生痰，非虚寒者勿多食也。风寒感冒，头痛身热，胡桃肉、葱白、细茶、生姜共杵烂，水煎热服，汗出而痊。内热者，去姜，加白沙糖。小便频数，胡桃肉卧时嚼之，温酒下。石淋痛楚，胡桃肉一斤，同细米煮浆粥，日日食之。小肠气痛，便毒初起，并以胡桃煨研，温酒下。背痈、附骨疽未成脓者，胡桃十个，煨熟去壳，槐花一两，同研，热酒调下。疗疮恶疮，胡桃破开，取肉嚼烂，仍安壳内，合疮上，频换。压扑损伤，胡桃肉杵烂，温酒顿服。

榛

甘平。补气，开胃耐饥，长力厚肠，虚人宜食。仁粗大而不油者佳。亦可磨点成腐，与杏仁腐皆为素馔所珍。

梧桐子

甘平。润肺清热，治疝，诸病无忌。鲜更清香。

桑椹

甘平。滋肝肾，充血液，止消渴，利关节，解酒毒，祛风湿，聪耳明目，安魂镇魄。可生啖（宜微盐拌食），可饮汁，或熬以成膏，或爆干为末。设逢歉岁，可充粮食。久久服之，须发不白。以小满前熟透，色黑而味纯甘者良。熟桑椹，以布滤取汁，瓷器熬成膏，收之。每日白汤或醇酒调服一匙，老年服之，长精神，健步履，息虚风，靖虚火。兼治水肿胀满，瘰疬结核。

楮子

有甜、苦二种。苦者煮炒令熟，味亦带甘，并可食。亦可磨粉充粮，耐饥止泻。气实肠燥者勿食。患酒膈者，苦楮煮熟，细嚼频食，自愈。

橡实（栎树子也，其壳可染皂，故一名皂斗）

苦温。须浸透去涩味，蒸煮极熟食之。补脾胃，益气力，止泻耐饥。性似栗楮，可御凶年。杜工部客秦州，尝采以自给，其嫩叶亦可煎饮代茶。痈坚如石，不作脓，橡斗子用醋于青石上磨汁涂，干则易，自平。

荔枝

甘温而香。通神益智，填精充液，辟臭止疼，滋心营，养肝血。果中美品，鲜者尤佳，以核小肉厚而纯甜者胜。多食发热，动血损齿，凡上焦有火者忌之。食之而醉者，即以其壳煎汤，或蜜汤解之。痘疮不发，荔枝肉浸酒饮，并食之，忌生冷。诸疔，荔枝肉、白梅肉各三个，捣饼贴之，根即出。

龙眼（一名桂圆，俗呼圆眼）

甘温。补心气，定志安神，益脾阴，滋营充液。果中神品，老弱宜之。以核小、肉厚、昧纯甘者良。然不易化，宜煎汁饮。外感未清，内有郁火，饮停气滞，胀满不饥，诸候均忌。

玉灵膏（一名代参膏）：自剥好龙眼肉，盛竹筒式瓷碗内，每肉一两，入白洋糖一钱，素体多火者，再入西洋参片如糖之数，碗口幂以丝绵一层，日日于饭锅上蒸之，蒸至百次。凡衰羸老弱别无痰火便滑之病者，每以开水瀹服一匙，大补气血，力胜参耆。产妇临盆，服之尤妙。

核，研末，名骊珠散，傅刀刃跌打诸伤，立能止血定痛，愈后无瘢。

壳，研细，治汤火伤。焚之辟蛇。

橄榄（一名青果）

酸甘平。开胃生津，化痰涤浊，除烦止渴，凉胆息惊，清利咽喉，解鱼酒野蕈毒。盐藏药制，功用良多。点茶亦佳，以香嫩多汁者胜。河豚鱼鳖诸毒，诸骨鱼鲠，橄榄捣汁，或煎浓汤饮。无橄榄，以核研末，或磨汁服。下疳，橄榄烧存性，研，油调傅，兼治耳足冻疮。稀痘，橄榄核，常磨浓如糊，频与小儿服之。

榄仁，甘平。润肺，解毒杀虫，稀痘，制鱼腥，涂唇吻燥痛。小儿及病后宜以为果饵。

榧

甘温。润肺，止嗽化痰，开胃杀虫，滑肠消谷。可生啖，可入素羹。猪脂炒，皮自脱。以细而壳薄者佳。多食助火，热嗽非宜。肠胃诸虫患，每晨食榧肉七枚，以愈为度。

海松子

甘平。润燥，补气充饥，养液息风，耐饥温胃，通肠辟浊，下气香身。最益老人，果中仙品，宜肴宜馅，服食所珍。

槟榔

苦甘温涩。下气消痰，辟瘴杀虫，析酲化食，除胀泄满，宣滞破坚，定痛和中，通肠逐水。制肥甘之毒，膏粱家宜之。尖长质较软，色紫而香，俗呼枣儿槟榔者良。且能坚齿，解口气。惟虚弱人及澹泊家忌食。

枳椇（一名鸡距子）

甘平。润燥，止渴除烦，利大小肠，专解酒毒。多食发蛔虫。

无花果

甘寒。清热，疗痔润肠，上利咽喉。中寒忌食。

蒲桃

甘平。补气，滋肾液，益肝阴，养胃耐饥，御风寒，强筋骨，通淋逐水，止渴安胎。种类甚多，北产大而多液，味纯甜者良，无核者更胜。可干可酿，枸杞同功。胎上冲心，蒲桃煎汤饮。无则用藤叶亦可。呕哕霍乱，溺闭，小肠气痛，以蒲桃藤叶，煎浓汁饮，外可淋洗腰脚腿痛。

附：种蒲桃法

正月末，取蒲桃嫩枝长四五尺者，卷为小圈，令紧实，先治地土松而沃之，以肥种之，止留二节在外，候春气透发，众萌竞吐，而土中之节不能条达，则尽萃于出土之二节，不二年成大棚，其实如枣且多液也。

落花生（一名长生果）

煮食甘平。润肺，解毒，化痰。炒食甘温，养胃，调气，耐饥。入馔颇佳，榨油甚劣。以肥白香甘者良。有火者，但宜煮食。

西瓜

甘寒。清肺胃，解暑热，除烦止渴，醒酒凉营，疗喉痹口疮，治火毒时证。虽霍乱泻痢，但因暑火为病者，并可绞汁灌之。以极甜而作梨花香者胜。一名天生白虎汤。多食积寒助湿，每患秋病，中寒多湿，大便滑泄，病后产后，均忌之。食瓜腹胀者，以冬腌干菜瀹汤饮即消。

瓜瓤，煨猪肉，味美色佳而不腻。

瓜肉，曝干腌之，亦可酱渍，以作小菜，食之已目赤口疮。肉外青皮，以瓷锋刮下，名西瓜翠衣，入药凉惊涤暑。

瓜子，生食化痰涤垢，下气清营。一味浓煎，治吐血、久嗽皆妙。剥配橙饤，作馅甚美。带壳炒香，佐酒，为雅俗共赏之尤。大者胜。

甜瓜

甘寒。涤热，利便除烦，解渴疗饥，亦治暑痢。种类匪一，以清香甘脆者胜。多食每患疟痢。凡虚寒多湿，便滑，腹胀，脚气，及产后病后，皆忌之。其子亦可食。

黄疸鼻瘜，湿家头痛，并用瓜蒂为末，吹鼻内，口含冷水，俟鼻出黄水愈。

藕

甘平。生食生津，行瘀止渴，除烦开胃，消食析酲。治霍乱口干，疗产后闷乱，罨金疮，止血定痛，杀射罔[1]鱼蟹诸毒。熟食补虚，养心生血，开胃舒郁，止泻充饥，捣罨冻疮。亦可入馔，果中灵品。久食休粮，以肥白纯甘者食。生食宜鲜嫩，煮食宜壮老。用砂锅桑柴缓火煨极烂，入炼白蜜收干食之，最补心脾。若阴虚肝旺，内热血少，及诸失血证，但日熬浓藕汤饮之，久久自愈，不服他药可也。老藕捣浸澄粉，为产后病后、衰老虚劳妙品。但须自制，市物恐掺杂不真也。市中熟藕，多杂秽物，故易糜烂，最不宜食，诸病皆忌。

藕节，入药，功专止血。

藕实（即莲子）

鲜者甘平。清心养胃，治噤口痢，生熟皆宜。干者甘温，可生可熟，安神补气，镇逆止呕，固下焦，已崩带遗精，厚肠胃，愈二便不禁。可磨以和粉作糕，或同米煮为粥饭，健脾益肾，颇著奇勋。以红花所结肉厚而嫩者良。但性涩滞气，生食须细嚼；熟食须开水泡，剥衣挑心煨极烂。凡外感前后，疟痢疳痔，气郁痞胀，溺赤便秘，食不运化，及新产后，皆忌之。汪谢城曰：陈莲子虽久煮不糜，取莲根新出嫩芽同煮则烂矣。

薏（莲子心也）

苦凉。敛液止汗，清热养神，止血固精。所谓能清君相火邪也。劳心吐血，莲心七枚，糯米二十一粒为末，酒下。心动精遗，莲心一钱，研末，入辰砂一分，淡盐汤下。

莲须，苦涩。治遗精失血。

莲花，贴天泡疮。以一瓣书"人"字于上，吞之可催生。研末，酒服方寸匕，治跌打呕血。白者蒸露，清心涤暑凉营。千叶小瓣者，鲜服壮阳。

---

[1]　射罔：中药名。草乌头的煎汁。

莲房（莲蓬壳也），破血，亦能止血。酒煮服，治胎衣不下。水煎饮，解野蕈毒。

杆，通气舒筋，升津止渴。霜后采者，清热止盗汗，行水愈崩淋。

叶，功用与房略同。其色青，其象震，故能升发胆中清气，以达脾气。凡脾虚气陷而为便泻不运者，可佐入培中之剂，如荷米煎之类是也。古方荷叶烧饭，即是此义。盖烧饭即煮饭，后人拘泥字面，不解方言，入火烧焦，全失清芬气味矣。凡上焦邪盛，治宜清降者，切不可用。东垣清震汤之谬，章杏云已力辨其非。试察其能治痘疮倒陷，则章氏之言益信。《痘疹论》云：痘疮倒陷，若由风寒外袭，窍闭血凝，渐变黑色，身痛肢厥者，温肌散邪，则气行而痘自起也。用霜后荷叶贴水紫背者，炙干，自直僵蚕炒去丝，等分为末，每服五分，温酒或芫荽汤调下。盖荷叶能升发阳气，散瘀血，留好血，僵蚕能解结滞之气故也。此药平和易得，而活人甚多，胜于人牙、龙脑多矣，名南金散。

阳水浮肿，败荷叶烧存性，研，每二钱，米饮下，日三。诸般痈肿，荷叶蒂不拘多少，煎汤淋洗，拭干，以飞过寒水石，同腊猪脂涂之，能拔毒止痛。孕妇伤寒，大热烦渴，恐伤胎气，嫩荷叶焙干，五钱，蚌粉减半，共研，每三钱，新汲水入蜜调服，并涂腹上，名罩胎散。胎动已见黄水，干荷蒂一枚，炙，研，糯米淘汁一钟调下。赤白痢，荷叶煨研，每二钱，糖汤下。脱肛，贴水荷叶焙研，酒服三钱，并以荷叶盛末坐之。赤游火丹，新生荷叶杵烂，入盐涂。阴肿痛痒，荷叶、浮萍、蛇床，煎汤日洗。漆疮，干荷叶煎汤洗。刀斧伤，荷叶煨研，傅。遍身风疬，荷叶三十张，石灰一斗，淋汁，合煮溃之，半日乃出，数日一作。

芡实（一名鸡头）

甘平。补气，益肾固精，耐饥渴，治二便不禁，强腰膝，止崩淋带浊。必蒸煮极熟，枚齿细咀，使津液流通，始为得法。鲜者盐水带壳煮，而剥食亦良。干者可为粉，作糕煮粥代粮，亦入药剂。惟能滞气，多食难消，禁忌与莲子同。其茎嫩时可茹，能清虚热。根可煮食，裰岁济饥。叶一张（须圆图者），煎汤服，治胞衣不下。

菱芰

鲜者甘凉，析酲清热。多食损阳助湿，胃寒脾弱人忌之。老者风干，肉反转嫩。熟者甘平，充饥代谷，亦可澄粉，补气厚肠。多食滞气，胸腹痞胀者忌之。芡花向日，菱花向月，故芡暖而菱寒。镜号菱花，谓女人容貌如月也。

凫茈（即荸荠，一名乌芋，一名地栗）

甘寒。清热。消食析酲，疗膈杀疳，化铜辟蛊，除黄泄胀，治痢调崩。以大而皮赤、味甜无渣者良，风干更美。多食每患胀痛，中气虚寒者忌之。煮熟性平，可入肴馔，可御凶年。澄粉点目，去翳如神，味亦甚佳，殊胜他粉。

辟蛊，荸荠晒干为末，每白汤下二钱，蛊家知有此物，即不敢下。血崩，荸荠一岁一枚，煅存性，研，酒调下。便血，捣荸荠汁一钟，和好酒半钟，空心温服。赤白痢，午日午时，取完好荸荠，洗净拭干，勿令损破，安瓶内，入好烧酒浸之，黄泥密封收藏，每用二枚，细嚼，空心原酒下。

慈姑（俗作茨菇，一名白地栗，一名河凫茈）

甘苦寒。用灰汤煮熟，去皮食，则不麻涩。入肴加生姜，以制其寒。功专破血通淋，滑胎利窍。多食发疮动血，损齿生风。凡孕妇及瘫痪、脚气、失血诸病，尤忌之。

百合

甘平。润肺，补胃清心，定魄息惊，泽肤通乳，祛风涤热，化湿散痈。治急黄，止虚嗽，杀蛊毒，疗悲哀，辟诸邪，利二便，下平脚气，上理咽喉。以肥大纯白、味甘而作檀香气者良。或蒸或煮，而淡食之，专治虚火劳嗽。亦可煮粥煨肉澄粉食，并补虚羸，不仅充饥也。入药则以山中野生，弥小而味甘者胜。风寒痰嗽、中寒便滑者勿食。

山丹（俗呼红花百合，种类不一，亦有黄花者）

甘苦凉。清营涤暑，润燥通肠。剥去外一层，水浸去苦味，或蒸或煮，加白洋糖，食之耐饥。亦可煮粥澄粉，补力虽逊，似亦益人。忌同上。

按：藕粉、百合粉之外，尚有嘉定澄造之天花粉，阴虚内热及便燥者，服之甚宜。余者止可充平人之食，不可调养病人。最不堪者，徽州之葛根粉。非风寒未解者，皆不可食。

甘蔗

甘凉。清热，和胃润肠，解酒杀蛕，化痰充液。治痎疟暑痢，止热嗽虚呕，利咽喉，强筋骨，息风养血，大补脾阴。榨浆名天生复脉汤，以皮青围大节稀、两形如竹竿者胜。故一名竹蔗，亦作竿蔗。与榧仁同嚼则渣软。皮紫者，性温功逊。

蔗饴（蔗汁煎成如饴，色黑，今人呼曰沙糖）

甘温。和中活血，止痛舒筋。越人产后辄服之。然多食助热生痰，伤营滞胃。凡内热或血不阻者忌之。

赤沙糖（出处不一，品色甚多，有青糖、红糖、球糖、绵糖等名）

甘温。暖胃缓肝，散寒活血，舒筋止痛，制亚片烟。吴人产后用以行瘀。多食损齿生虫，其弊如上。

以上二种，味不带酸苦者佳。

白沙糖（即白洋糖，亦曰白糖，古名石蜜。此乃竹蔗煎成，坚白如冰者为冰糖，轻白如霜者为糖霜。凡霜一瓮，其中品色亦自不同，故有冰花、上白、次白等名也）

甘平。润肺和中，缓肝生液，化痰止嗽，解渴析醒，杀鱼蟹腥，制猪肉毒，辟韭蒜臭，降浊怡神。辛苦潜移，酸寒顿改，调元赞化，燮理功优。冰糖、糖霜，均以最白者为良。多食久食，亦有损齿生虫之弊。痞满呕吐，湿热不清，诸糖并忌。

解盐卤毒，糖霜多食。小儿未能谷食，久疟不瘳，浓煎冰糖汤服。中虚脘痛，痘不落痂，食鱼蟹而不舒，啖蒜韭而口臭，并以糖霜点浓汤饮。噤口痢，冰糖五钱，乌梅一个，煎浓频呷。

汪谢城曰：诸糖，时邪、痧疹、霍乱皆大忌，余见误服致危者，不一其人。即夏月产后，用以行瘀，亦宜慎也。

按①：各种果子，内函有水，有酸味，但以长熟者为佳，如未成熟，须蒸制方可。西国有桑子、菩提子、乌敛梅、沙梨、苹果、樱桃、蛇梅、珠菩提、李子、杏梅、桃子，以上各果，每函水约百分中有八十分至八十五分之多者，所函糖多少不等。如菩提子每百分有糖十三分零，其余有函糖九分，或七八分至一二分不等。酸质大约每百分有函一分至一分半者。中国果子，有柿子、荔枝、杨桃、龙眼、黄皮、香蕉、枇杷、葡萄、芒果、柑、橙、菠萝、雪梨、苹果、无花果、桃、李、杨梅、枣、栗、橘、柚、菱藕、核桃等，比较西国之果，大概相同。诸果之中，亦有函水甚多者，亦有函糖多少不等，并有些酸质在内。凡果子应时采取者，所函之水最为清润，故有益于人。所函酸质，亦可开胃、利小便、去毒。

---

① 按语一段录自〔美〕嘉约翰《卫生要旨·论饮食养身之要》。

毛羽类

豮猪肉（去势曰豮）

甘咸平。补肾液，充胃汁，滋肝阴，润肌肤，利二便，止消渴，起尫羸。以壮嫩花猪、糯而易熟、香而不腥臊者良。烹法甚多，惟整块洗净，略抹糖霜，干蒸极烂者，味全力厚，最为补益，古人所谓蒸豚也。吴俗尚蹄肘，乃古之豚肩遗意，但须缓火煨化（嘉苏妇人，不事中馈，而尚市脯，劣厨欲速用硝，不但失饪，亦且暴殄）。多食助湿热，酿痰饮，招外感，昏神智，令人鄙俗。故先王立政，但以为养老之物。圣人云：勿使胜食气。而回回独谓此肉为荤也。末俗贪饕，不甘澹泊，厚味腊毒，漫不知省，蔑礼縻财，丧其廉俭。具不得已之苦心者，假神道以设教，创持斋之日期，虽属不经，良有深意。若幼时勿纵其口腹，不但无病，且易成人。至一切外感，及哮嗽、疟痢、痧疸、霍乱、胀满、脚气、时毒、喉痹、痞满、疔痈诸病，切忌之，其头肉尤忌。产后食肉，亦勿太早。痧痘时病后，须过弥月始可食也。新鲜之肉曰腥（《论语》"君赐腥"是矣）。方书所云忌食新鲜之"鲜"，忌食鱼腥之"腥"，皆指此言也。医家病家往往颟顸不省，故详及之。其未经去势之豩猪肉、娄猪肉，皆不堪食。黄臕猪肉、瘟猪肉并有毒，虽平人亦忌之。中其毒者，芭蕉根捣汁服。

小儿火丹及打伤青肿、破伤风，并用新宰猪肉乘热片贴，频易。液干难产、津枯血夺、火灼燥渴、干嗽便秘，并以猪肉煮汤，吹去油饮。

猪皮

杭人以干肉皮煮熟，刮去油，刨为薄片，暴燥以充方物，名曰肉鲊，久藏不坏。用时以凉开水浸软，麻油、盐料拌食甚佳。

按：皮即肤也。猪肤甘凉，清虚热，治下利、心烦、咽痛，今医罕用此药矣。若无心烦、咽痛兼证者，是寒滑下利，不宜用此。凡勘病择药，先须辨此，庶不贻误。

千里脯

冬令极冷之时，取煺净好猪肋肉，每块约二斤余，勿侵水气，晾干后，去其里面浮油及脊骨肚囊，用糖霜擦透其皮，并抹四围肥处（若用盐亦可，然藏久易瘃也）。悬风多无日之所，至夏煮食。或加盐酱煨，味极香美，且无助湿发风之弊，为病后、产后虚火食养之珍。

兰熏（一名火腿）

甘咸温。补脾开胃，滋肾生津，益气血，充精髓，治虚劳怔忡，止虚痢泄泻，健腰脚，愈漏疮。以金华之东阳冬月造者为胜，浦江、义乌稍逊，他邑不能及也。逾二年即为陈腿，味甚香美，甲于珍馐，养老补虚，洵为极品。取脚骨上第一刀（俗名腰封），刮垢洗净，整块置盘中，饭锅上千蒸闷透，如是七次，极烂而味全力厚，切食最补。然必上上者，始堪如此蒸食，否则非咸则硬矣。或老年齿落，或病后脾虚少运，则熬汤，撇去油，但饮其汁可也。外感未清、湿热内恋、积滞未净、胀闷未消者，均忌。时病愈后，食此太早，反不生力，或致浮肿者，皆余邪未净故耳。

附：腌腿法

十一月内，取壮嫩花猪后腿（花猪之蹄甲必白，煺净取下，勿去蹄甲，勿灌气，勿浸水），用力自爪向上紧捋，有血一股向腿面流出即拭去（此血不挤出，则至夏必臭），晾一二日，待干，将腿面浮油细细剔净，不可伤膜（若膜破，或去蹄甲，则气漏而不能香）。每腿十斤，用燥盐五两（盐不燥透，

则卤味入腿而带苦)，竭力擦透其皮，然后落缸，脚上悬牌，
记明月日。缸半预做木板为屉，屉凿数孔，将擦透之腿平放版
屉之上，余盐匀洒腿面，腿多则重重叠之不妨。盐烊为卤，则
从屉孔流之缸底，腌腿以此为要诀，盖沾卤则肉霉而必苦也。
既腌旬日，将腿翻起，再用盐如初腌之数，逐腿洒匀。再旬日，
再翻起，仍用盐如初腌之数，逐腿洒匀。再旬日，自初腌至此
匝一月也，将腿起缸，浸溪中半日，刷洗极净，随悬日中晒之。
故起缸必须晴日，若雨雪不妨迟待。如水气晒干之后，阴雨则
悬当风处，晴霁再晒之，必须水气干尽，皮色皆红，可不晒矣。
修圆腿面，入夏起花以绿色为上，白次之，黄黑为下，并以菜
油遍抹之。若生虫有蛀孔，以竹签挑出，菜油灌之。入伏装入
竹箱盛之。苟知此法，但得佳猪，处处可造（常州造腿，未得
此法）。且后腿之外，余肉皆可按法腌藏，虽补力较逊，而味
亦香美，以为夏月及忌新鲜者之用。

　　噤口痢，腌肉脯煨烂食。中诸肉毒及诸食停滞、恶痢不瘳，
并用陈火腿骨煅存性，研，开水下。

　　按：纪文达公云：油腻得灰即解散，故油腻凝滞之病，即
以其物烧灰，调服自愈，犹之以灰浣垢耳。余谓尚未尽然。如
过食白果、荔枝而醉者，即以其壳煎汤，饮之立解。吾杭市脯
独香黏味美者，其煮猪肉，或羊锅中之汤，永不轻弃，但日撇
净油，加盐添水煮之，名曰老汁，故物易化也。即纯用秋油醇
酒煨鸡、鸭、鹿、豕等肉之卤锅，亦功在老汁，故味美易糜。
观此则食物不消，当以本物消之之义，别有至理存焉。

猪脂（俗呼板油）

　　甘凉。润肺，泽槁濡枯，滋液生津，息风化毒，杀虫清热，
消肿散痈，通腑除黄，滑胎长发。以白厚而不腥臊者良。腊月
炼之，瓷器收藏。每油一斤，入糖霜一钱于内，经久不坏。暑

月生猪脂，以糖霜腌之，亦可久藏，此物性之相制也。外感诸病、大便滑泻者，均忌。

胞衣不下，小便不通，并以猪脂一两，水一盏，煎数沸服。小儿蛔病羸瘦，频服猪油。中诸肝毒，猪油一盏顿服。痘疮、便秘四五日，肥猪脂一块，水煮熟，切如豆大与食，自然脏腑滋润，痂亦易落，无损于儿。乳痈发背诸肿毒，猪脂切片，冷水浸贴，热即易，以散尽为度。误吞铁钉，猪脂多食令饱，自然裹出。

猪脑

性能柔物，可以熟皮。涂诸痈肿，及手足皲裂，皆效。多食损人，患筋软阳痿。

猪胰（俗作脺）

甘平。润燥，涤垢化痰，运食清胎，泽颜止嗽。凡妇人子宫脂满不受孕，及交合不节而子宫不净者，皆宜蒸煮为肴，多食自可受孕。妊妇食之，蠲胎垢，其儿出痘必稀。小儿食之消积滞，可免疳黄诸病。且血肉之品，无克伐之虞，虽频食亦无害也。所谓泽颜止嗽者，非用以作面脂而治肺也。食此则痰垢潜消，无秽浊熏蒸之弊，容颜自泽，而咳嗽自平矣。

猪肺

甘平。补肺，止虚嗽，治肺痿、咳血、上消诸证。用须灌洗极净，煮熟尽去筋膜，再煮糜化食。或和米作粥，或同苡仁末为羹，皆可。猪之脏腑，不过为各病引经之用，平人不必食之。不但肠胃垢秽可憎，而肺多涎沫，心有死血，治净匪易，烹煮亦难。君子不食豢腴[1]，有以夫。

---

[1] 君子不食豢腴：《礼记·少仪》中原文为"君子不食圂腴"。

猪心

甘咸平。补心，治恍惚、惊悸、癫痫、忧恚诸证，皆取其引入心经，以形补形，而药得祛病以外出也。煮极难熟。余病皆忌。

猪肝

甘苦温。补肝明目，治诸血病，用为向导。余病均忌，平人勿食。

打伤青肿，炙猪肝贴之。一切痈疽初起，新宰牡猪肝，切如疮大一块，贴之，以布缠定，周时即愈，肝色变黑，狗亦不食。阴痒，炙猪肝纳入，当有虫出。

猪胆

苦寒。补胆清热。治热利，通热秘，杀疳虫，去目翳，傅恶疮，治厥癫疾。浴婴儿，沐发生光。

小儿初生，猪胆汁入汤浴之，不生疮疖。喉痹，腊月朔，取猪胆，不拘大小五六枚，用黄连、青黛、薄荷、僵蚕、白矾、朴硝各五钱，装入胆内，青纸包了，掘一地窟，深方各一尺，以竹横悬此胆于内，用板盖定，候至立春日取出，待风吹去青纸，胆皮研末密收，每吹少许。赤白痢，腊月猪胆百枚，俱盛黑豆入内，着麝香少许，阴干，每用五七粒为末，生姜汤下。疔疮恶毒，腊月猪胆风干，和生葱捣傅。汤火伤，猪胆汁调黄柏末涂。

猪腰子（猪内肾也）

甘咸平。煮极难熟，俗尚嫩食，实生唉也。腰痛等证，用以引经，殊无补性。或煮三日，俾极熟如泥，以为老人点食，颇可耐饥。诸病皆忌，小儿尤不可食。

痈疽发背初起，猪腰子一对，同飞面杵如泥傅。

猪石子（外肾也）

甘咸温。通肾，治五癃、奔豚、茎痛、阴阳易、少腹急痛、癫痫、惊恐、鬼蛀、虫毒诸证。无是病者勿食。

猪脾（一名联贴，俗名草鞋底）

甘平。消痞。甚不益人。

猪胃（俗呼猪肚）

甘温。补胃，益气充肌，退虚热，杀劳虫，止带浊遗精，散症瘕积聚。肉厚者良。须治洁煨糜，颇有补益。外感未清、胸腹痞胀者，均忌。

胎气不足，或屡患半产，及娩后虚羸，猪肚煨糜频食，同火腿煨尤补。中虚久泻，猪肚一枚，入蒜煮糜，杵烂，丸梧桐子大，每米饮下三十丸。虚弱遗精，猪肚一枚，入带心连衣红莲子煮糜，杵丸桐子大，每淡盐汤下三十丸。

猪肠

甘寒。润肠，止小便数，去下焦风热，疗痢痔、便血、脱肛。治净煨糜食。外感不清、脾虚滑泻者，均忌。

肠风脏毒，血痢不已，脱肛出血，并以猪大肠入槐花末，令满缚定，以醋煮烂，捣丸梧子大，每二十丸，米饮下。

猪胰

甘咸凉。炙食，治梦中遗溺。

猪脊髓

甘平。补髓养阴。治骨蒸劳热，带浊遗精。宜为衰老之馔。

猪血

咸平。行血杀虫。余病皆忌。

猪蹄爪

甘咸平。填肾精而健腰脚，滋胃液以滑皮肤，长肌肉，可愈漏疡。助血脉能充乳汁。较肉尤补，煮化易凝。宜忌与肉同。老母猪者胜。

妇人无乳，及乳痈发背初起，并以母猪蹄一双，通草同煮食，并饮其汁。硇砂损阴，猪蹄一只、浮萍三两，煮汁渍之，冷即出，以粉傅之。

猪乳

甘咸凉。初生小儿饮之，无惊痫痘疹之患。大人饮之，可断酒。

狗肉（广南名曰地羊）

《本草》云：味酸温。中其毒者，杏仁解之。孕妇食之，令子无声。时病后，食之必死。道家谓之地厌。

羊肉

甘温。暖中，补气滋营，御风寒，生肌健力，利胎产，愈疝止疼。肥大而嫩，易熟不膻者良，秋冬尤美。与海参、芦菔、笋、栗同煨，皆益人。加胡桃煮，则不膻。多食动气生热，不可同南瓜食，令人壅气发病。时感前后，疟痢痔疝，胀满癫狂，哮嗽、霍乱诸病，及痧痘、疮疥初愈，均忌。新产后，仅宜饮汁，勿遽食肉。

产后虚羸，腹痛觉冷，自汗，带下，或乳少，或恶露久不已，均用羊肉切治如常，煮糜食之，兼治虚冷劳伤，虚寒久疟。

羊脂

甘温。润燥，治劳痢，泽肌肤，补胃耐饥，御风寒，疗痿痹，杀虫治癣，利产舒筋。多食滞湿酿痰。外感不清、痰火内盛者，均忌。

妇人阴脱，赤丹如疥，并煎羊脂涂。发背初起，羊脂切片，冷水浸贴，热即易之。误吞针铁，多食羊脂则自下。

羊脑

甘温。治风寒入脑，头疼久不愈者良。多食发风生热。余病皆忌。

羊骨髓

甘温。润五脏，充液，补诸虚，调养营阴，滑利经脉，却风化毒，填髓耐饥。衰老相宜，外感咸忌。

羊血

咸平。生饮止诸血，解诸毒。治崩血衄，及死胎不下，产后血闷欲绝，胎衣不落，并误吞一切金石、草木、蜈蚣、水蛭者，均宜热服即瘥。热食但能止血，患肠风、痔血者宜之。

羊脊骨

甘温。补肾，利督强腰。胫骨磨铜，头骨消铁。

羸老胃弱，羊脊骨一具，捶碎，熬取浓汁，煮粥常食。肾虚腰痛，羊脊骨一具，捶碎，熬取浓汁，和盐料食。膏淋虚浊虚利，羊脊骨煅，研末，米饮下二钱。误吞金银铜钱，羊胫骨煅研，三钱，米饮下。误吞铁物，羊头骨煅研，调稀粥食。

羊肺

甘平。补肺气，治肺痿，止咳嗽，行水，通小便，亦治小便频数。病后产后，虚羸老弱，皆可以羊之脏腑煮烂食之。外感未清者，均忌。

羊心

甘平。补心，舒郁结，释忧恚，治劳心、膈痛如神。余先慈苦节抚孤，遂患此证，诸药不应，食此即愈。后屡发，用之辄效，久食竟痊。

羊肝

甘凉。补肝明目，清虚热，息内风，杀虫愈痫，消疳蠲忿。

诸般目疾，并可食之。

羊胆

苦寒。清胆热，补胆汁，专疗诸般目疾，兼治蛊毒疮疡。目疾，羊胆汁点，或煮熟吞之。代指，以指刺热汤中七度，刺冷水中三度，随以羊胆汁涂之。

羊腰子（羊内肾也）

甘平。补腰肾，治肾虚耳聋，疗症瘕，止遗溺，健脚膝，理劳伤。

羊石子（外肾也）

甘温。功同内肾而更优。治下部虚寒，遗精淋带，症瘕疝气，房劳内伤，阳痿阴寒，诸般隐疾，并宜煨烂，或熬粥食。亦可入药用。下部火盛者忌之。

羊脬

甘温。补脬损，摄下焦之气。凡虚人，或产后患遗溺者，宜之。

羊胃（俗名羊肚）

甘温。补胃，益气生肌，解渴耐饥，行水止汗。

羊肠

甘温。补气，健步固精，行水厚肠，便溺有节。故董香光秘传药酒方以之为君也。捶熟为线，坚韧绝伦，补力之优，于此可见。

牛肉

章杏云①云：牛为稼穑之资，天子无故不忍宰，祭祀非天

---

① 章杏云：清代医家，著《调疾饮食辨》。

神不敢歆，岂可妄杀乎？及观《庄子》牺牛耕牛之喻，知古人宰杀者惟牺牛，而耕牛必不杀。袁存斋云：天生万物，大概以有用于人为贵，律文宰牛马有禁，宰羊豕无禁。所以然者，羊豕无用于人，而牛马有用于人也。

按：此二说，皆通儒之论，余家世不食牛，奉祖训而守礼法，非有惑于福利之说也。故不谱其性味。中其毒者，杏仁、芦根汁、稻秆煎浓汁，人乳并可解之。

汪谢城曰：牛肉亦有可食者，其祭祀之胙乎！每见不食牛者，以此胙赐与僮，不免亵越。余有一法，以此牛供祭之后，用合霞天胶、黄明胶诸药，不亵神余，又治民病，最为两得。

按①：可食之油，共有两等，有牲畜之油，有植物类之油。质略轻，水能浮而不能化，辨僵及伊打酒（西药名，似火酒）可化，有稀成流质者，有坚凝如膏如蜡者，因所函之质有四种，多寡不同故也。一阿连，一士的亚连，一巴蔻颠，一甘油。阿连，流质，色白，泰西白榄油、中国花生油，均函此质。士的亚连，色白，状如珠，沸火酒能化，火酒煰之，气辛而刺鼻。巴蔻颠，色白，状如珠，沸火酒能化。甘油，无色，流质略稠，味甘，与水易合，煰之，其气可焚。凡猪、牛、羊之油，均函其油质在内，与上三质相合而成，多少不同。羊油函士的亚连多，其质略硬。牛油函士的亚连最多。猪油函阿连质多，故略软。牛乳油函阿连、巴蔻颠二质，牛乳每百分内函乳油三分。以各种油入食物，较浆糖功用倍之。若天气严寒，食油更妙，缘油内所函之质，能养人身之火。无论何等油，受热至二百六十度内不能坏（系用百度表以核者）。若过此，则其气辛辣。

---

① 按语一段录自〔美〕嘉约翰《卫生要旨·论饮食养身之要》。

凡以油制食物者，当知勿过斯度可也（此则函油之物）。

马肉

辛苦冷。有毒。食杏仁，或饮芦根汁解之。其肝，食之杀人。

驴肉

酸平。有毒。动风，反荆芥，犯之杀人。

骡肉

辛苦温。有毒。孕妇食之难产。

野猪肉

甘平。补五脏，润肌肤，治癫痫、肠风、痔血。禁忌与猪肉同。

蹄爪补力更胜。一切痈疽不敛，多年漏疮，煨食即愈。其脂腊月炼过收藏，和酒服，令妇人多乳。服十日后，可给三四儿，素无乳者亦下。亦可涂肿毒疥癣。

豪猪肉（一名箭猪）

甘寒。有毒。多膏滑肠，能发风虚，不可多食。

虎肉

酸咸温。作土气，味不佳，宜腌食。补脾胃，益气力，止多唾善呕，辟精魅鬼疰。入山则虎见畏之。其脂治反胃，涂白秃、冻疮、痔疮、狗咬疮。

豹肉

酸温。安五脏，补绝伤，御风寒，辟鬼魅，壮筋骨，强健人。

熊肉

甘温。补虚损，杀劳虫，治风痹筋骨不仁。有痼疾者，忌食。其蹯（俗呼熊掌），益气力，御风寒，极难腌，须用石灰沸汤剥净，以酒、醋、水三件同封固，微火煮一昼夜，大如皮球，白肉红丝，色味艳美。其背上脂，惟冬月有之，名熊白，功与肉同，味更美。其胆入药，治疗疽，去翳息惊，为珍品。

象肉

甘平。不益人，多食则体重。煮汁饮，通小便。煅灰服，治溺多。和油傅，愈秃疮。其皮生肌，为疮家收功药。又治金疮不合，涂下疳，并煅灰用。其牙治风痫惊悸，内热骨蒸，诸物鲠喉，通小便，疗诸疮久痔，辟一切邪魅精物，并以生屑调服。外傅针刺诸物入肉。

羚羊肉

甘平。治筋骨急强中风，愈恶疮，免蛇虫伤。

山羊肉（野羊也）

甘热。治冷劳赤白带下，利产妇，辟岚瘴，理筋骨急强。时病人忌之。其血破瘀生新，疗跌打诸伤、筋骨疼痛、吐衄瘀停诸病。

鹿肉

甘温。补虚弱，益气力，强筋骨，调血脉。治产后风虚，辟邪。麋肉同功。但宜冬月炙食。诸外感病忌之。其茸、角、鞭、血，皆主温补下元，惟虚寒之体宜之。若阴虚火动者服之，贻误匪浅。全鹿丸尤不可信。叶天士尝辟之，不可不知。中风口眼㖞邪，生鹿肉同生椒捣贴，正即去之。

麂肉

甘平。补气，暖胃耐饥，化湿祛风，能瘳五痔。痞满气滞者，勿食。

獐肉（一名麋）

甘温。祛风，补五脏，长力，悦容颜。

按：《食疗》云，八月至十一月食之，味美胜羊。十二月至七月食之动气，多食发痼疾，患消渴。

狸肉

甘平。补中益气，治诸疰，去游风，疗温鬼毒气，皮中如针刺，愈肠风下血及痔瘘如神。狸类甚多，惟南方有白面而尾似牛者，名牛尾狸，亦曰玉面狸，专上树木食百果，俗呼果子狸。冬月极肥美，亦可糟食。《内则》：食狸去正脊。若捕而畜之，鼠皆帖服不敢出。别种皆不堪食。

貒肉（一名猪獾）

甘温。补羸瘦，长肌下气，平咳逆，劳热、水胀、久痢，煮食即瘥。野兽中佳品也。

獾肉（一名狗獾）

功与貒相似，兼能杀蛔虫。黄瘦疳膨，食之自愈。

狼肉

咸温。补五脏，御风寒，暖胃厚肠，壮阳填髓。其脂润燥，治诸恶疮。《内则》：食狼去肠，腹有冷积者最宜，阴虚内热人忌食。狼肥豺瘦，谚云"体瘦如豺"，故豺肉不堪食也。《食疗》云：食豺令人瘦。

兔肉

甘冷。凉血，祛湿疗疮，解热毒，利大肠。多食损元阳，令人痿黄。冬至后至秋分，食之伤人神气。孕妇及阳虚者尤忌。兔死而眼合者，误食杀人。

水獭肉

甘咸凉。清血热，理骨蒸，下水通经，祛毒风，利大小便。

多食消男子阳气。其肝性热，辟蛊杀虫，补产虚，已劳嗽，治传尸鬼疰、鱼骨鲠喉、疟久不瘥、心腹积聚、肠痔下血、寒疝攻疼。其爪搔喉，亦治骨鲠。

猬肉（俗名刺鼠）

甘平。下气杀虫，治反胃痔漏。

按：食此必去骨净尽，误食令人瘦劣。其皮煅研服，治遗精甚效。

鸡

甘温。补虚暖胃，强筋骨，续绝伤，活血调经，拓痈疽，止崩带，节小便频数，主娩后虚羸。以骟过细皮肥大而嫩者胜，肥大雌鸡亦良。若老雌鸡熬汁最佳，乌骨鸡滋补功优。多食生热动风。凡时感前后、痘疹后、疮疡后、疟痢痔疝、肝气目疾、喉证、脚气、诸风病，皆忌之。未骟者，愈老愈毒，诸病均不可食。惟辟邪宜用丹雄鸡也。中恶昏聩，丹雄鸡一只，安放病者心间，以鸡头向病人之面，鸡伏而不动，待其飞下，病者亦苏。

鸡冠血

老雄鸡者力胜。治无故卒死，或寝卧奄忽而绝，皆是中恶，刺取鸡冠血涂面上，干则再上，并滴入口鼻中。卒缢垂死，心中犹温者，勿断绳，刺鸡冠血滴口中。卒然忤死，不能言，刺鸡冠血，和真珠末，丸小豆大，纳三丸入口中。小儿卒惊，似有痛处，不知疾状，亦刺血滴口中。鬼击卒死，刺鸡冠血沥口中，令咽，仍破此鸡拓心下，冷乃弃之道旁。女人交接违礼血出，刺鸡冠血频涂。对口发背诸毒，刺鸡冠血滴疽上，血尽再换，不过五六次痛止毒散。浸淫疮不即治杀人，宜刺鸡冠血涂，日四五次。蜈蚣、蜘蛛咬，马咬成疮，燥癣作痒，并刺鸡冠血涂。中蜈蚣毒，舌胀出口者是也，刺鸡冠血浸舌，并咽之。诸虫入耳，鸡冠血滴耳中。

鸡膍胵（一名鸡内金）

治喉痹，鸡内金勿洗，阴干煅末，竹管吹之。

切口疮，鸡内金煅灰傅。鹅口，白鸡内金为末，乳服五分。走马牙疳，鸡内金不落水者五枚，枯矾五钱，共研搽。小儿疣目，鸡内金擦之自落。小儿疟疾，鸡内金煅存性，乳服，男用雌，女用雄。噤口痢，鸡内金焙研，乳汁服。反胃，鸡内金一具，煅存性，研，酒下，男用雌，女用雄。发背初起，鸡内金不落水者阴干，用时温水润开贴之，随干随润，以愈为度。发背已溃，鸡内金同棉絮焙末搽。疮口不合，鸡内金日贴之。阴头疳蚀，鸡内金不落水拭净，新瓦焙脆，出火毒，研细，先以米泔洗净，搽之。亦治口疳。谷道生疮，鸡内金烧存性，研傅。

鸡肠

治遗浊淋带，消渴遗溺，小便不禁，或频数无火者，并可炙食。

鸡卵（一名鸡子，亦曰鸡蛋）

甘平。补血安胎，镇心清热，开音止渴，濡燥除烦，解毒息风，润下止逆。新下者良。并宜打散，以白汤，或米饮，或豆腐浆搅熟服。若囫囵煮食，性极难熟，虽可果腹，甚不易消。惟带壳略煮之后，将壳击碎，再入瓷罐内，多加粗茶叶同煨三日，茶汁既入，蛋亦熟透，剥壳食之，色黑而味香美，不甚闭滞也。多食动风阻气，诸外感及疟疸痔痞肿满、肝郁痰饮、脚气、痘疹，皆不可食。小儿产妇气壮者，幸食无恙。弱者多因此成疾，不可不知。

解野葛毒，虽已死者，抉开口，灌生鸡子三枚，须臾吐出。胎动下血，鸡子二枚打散，粥汤搅熟服。产后血晕，身痉直口，目向上，不知人，鸡子清一枚，调荆芥末二钱灌之。妊娠下血不止，血尽则子死，名曰胎漏，鸡子黄十四枚，以好酒二升，煮如饧服，未止再服。凤皇胎，即鸡卵抱已成雏而未出者，用为伤科长骨之药甚妙。其壳名凤皇衣，煅存性，研服，治劳复及小便不通，暨饮停脘痛。外治痘疮入目，白秃聤耳，下疳囊痛，均为妙品。

凡食物函蛋白，或牲畜之纯瘦肉，或麦、豆、小粟内所函之蛋白，皆有石、磷二质在内，故能相合而长养人身之骨也，用物者不可不知。凡食物必须加盐少许，其益有二：一为调和百物，适口味长；一为盐内绿气并镪质，能助胃质及肝所发之胆汁，可化食物。故盐能益胃养肝，为不可缺少之物。①

蛋白

核鸡蛋内每百分，函稠质三十分（即蛋白质），函水七十分。凡鸡蛋黄、白，受热一百度（即二百一十二度），均成定质。蛋黄约函硫磺少许（试验食鸡蛋之银匙羹，经久则黑，及坏蛋之气味是其据也），故鸡蛋入食料能生肌补血。凡作精工食品，以蛋为最。可生食，亦可半生熟食，或蒸糕，或调馔，均无不可。试观母鸡伏卵时，将蛋只加入，天气及暖，便成血肉毛骨，足征其功用养人也。鸽、鹅、鸭各蛋略同。复有以碱水、盐水腌制，令可经久不变者，是知此物之用甚宏也。

生物血内有蛋白，牛肉每百分函二分，鸡蛋函三十分，乳牛肉函三分，白鸽肉函四分，牛肝函二十分。以牛肉研烂，浸冷水中，则蛋白自然浮出，煎沸则蛋白坠底，可知凡煮肉，忌放冷水中。盖水沸下肉，则蛋白不致流出，慢火炖之，味全益人。

---

① "凡食物函蛋白"一段：录自［美］嘉约翰《卫生要旨·论饮食养身之要》。

鹅

甘温。暖胃升津。性与葛根相似。能解铅毒,故造银粉者,月必一食也。鲜美,补虚益气,味较鸡鹜为浓。动风发疮,凡有微恙者,其可尝试乎!肥嫩者佳,烤食尤美。其肫其掌,性较和平,煨食补虚,宜于病后。其卵补中滞气,更甚于鸡。其血解一切金石毒,热饮即瘥。其毛于铜锅内炒焦,研末,豆腐皮包,酒吞服三钱,能内消诸般肿毒。

鸭(本名鹜,一名舒凫)

甘凉。滋五脏之阴,清虚劳之热,补血行水,养胃生津,止嗽息惊,消螺蛳积。雄而肥大极老者良。同火腿、海参煨食,补力尤胜,多食滞气滑肠。凡阳虚脾弱,外感未清,痞胀脚气,便泻肠风,皆忌之。其血热饮,救中恶溺死,及服金银、丹石、砒霜、野葛、亚片、诸蛊毒,入咽即活。并涂蚯蚓咬疮。其卵夜下,纯阴性寒,难熟滞气,甚于鸡子,诸病皆不可食。惟腌透者,煮食可口,且能愈泻痢。更有造为皮蛋、糟蛋者,味虽香美,皆非病人所宜。

雉(一名野鸡)

甘温。补中益气,止泄利,除蚁瘘。冬月无毒。多食损人发痔,诸病人忌之。勿与荞麦、胡桃、木耳、菌蕈同食。春夏秋皆毒,以其善食虫蚁,而与蛇交也。又诸鸟自死者,皆有毒,勿食。

鹧鸪

甘温。利五脏,开胃,益心神,解野葛、菌蕈、生金、蛊毒。南方之鸟也,飞必南翔,集必南首,故一名怀南。性属火,多食发脑痛喉痛。盖天产作阳,本乎天者亲上,飞禽之性,无不升发,于鹧鸪何尤?

竹鸡

甘平。解野鸡、山菌毒，杀腹内诸虫。

鹑

甘平。和胃，消结热，利水化湿，止疳痢，除膨胀，愈久泻。

鸀（一作鸭①）

甘平。清热，疗阴𧏛诸疮。

鹬（与翡翠同名异物）

甘温。暖胃补虚。

鸽

甘平。清热，解毒愈疮，止渴息风。孕妇忌食。卵能稀痘，食品珍之。

雀

甘温。壮阳，暖腰膝，缩小便，已崩带。但宜冬月食之。阴虚内热及孕妇忌食。其卵利经脉，调冲任，治女子血枯、崩带、疝瘕诸病。

燕窝

甘平。养胃液，滋肺阴，润燥泽枯，生津益血，止虚嗽、虚痢，理虚膈、虚痰。病后诸虚，尤为妙品。力薄性缓，久任斯优。病邪方炽，勿投。其根较能达下。

鹪鹩（一名巧妇，俗呼黄脰雀）

甘温。暖胃。

---

① 鸭：清同治二年（1863）上洋吉乐斋刻本为底本整理的《王孟英医学全书·随息居饮食谱》作"鹎"。

斑鸠

甘平。养老和中，令人不噎。

鸤鸠（即布谷）

甘温。定志安神，令人少睡。

桑扈（一名蜡嘴雀）

甘温。补胃。

莺（《诗》云黄鸟，《左传》曰青鸟，《尔雅》名商庚，《说文》谓黄鹂，《月令》作仓庚）

甘温。舒郁和肝，令人不妒。

鴷（啄木鸟也）

甘平。开膈利噎，平惊，追劳虫，已痔瘘。牙疳齿龋，煅末涂之。

鸹

甘平。补虚，已风痹病。

凫（野鸭也）

甘凉。补脾肾，祛风湿，行水消肿，杀虫清热，开胃运食，疗诸疮痫。病后虚人，食之有益。肥而其喙如鸭者良。冬月为胜。

鸂鶒（一名刁鸭，一名油鸭）

甘平。补中开胃。

雁

甘平。解毒祛风。多食动气，君子勿食，以其知阴阳之升降，少长之有序也。道家谓之天厌。

鹄（一名天鹅）

甘平。腌炙食之，利脏腑。

鹭（即鹭鸶）

咸凉。炙熟食，解鱼虾毒。其卵似鸭卵，稍锐而色较青，土人混入鸭卵中售之，气鳠而冷，更不宜人。

鸮（亦作枭，俗呼猫头鸟）

甘温。补虚劳，杀虫辟鬼魅，开胃消食，利噎平惊。治痣疟癫痫，愈恶疮鼠瘘。炙食味美，古人所珍，庄子见弹而求鸮炙是也。病后及衰弱劳瘵人最宜，惟孕妇忌之。

鳞介类 （附蚕蛹、虿蟊）

鲤鱼

甘温。下气，功专行水，通乳，利小便，涤饮，止咳嗽，治妊娠子肿，傅痈肿骨疽。可鲜可脯。多食热中，热则生风，变生诸病。盖诸鱼在水，无一息之停，发风动疾，不独鲤也，以鲤脊上有两筋，故能神变而飞越江湖，为诸鱼之长。品虽拔萃，性不益人。杭俗以其为圣子之讳，相戒勿食，最通。其两筋及黑血皆有毒。天行病后及有宿症者，均忌，醉者尤甚。曩余游婺，见烹此者，必先抽去其筋，而他处不知也。甚以醉鲤为病人珍味，岂不误人？

鳙鱼（一名鲢鱼）

甘温。暖胃，补气泽肤。其腹最腴，烹鲜极美，肥大者胜，腌食亦佳。多食热中，动风发疥，痘疹疟痢，目疾疮家，皆忌之。

鳙鱼（亦作鲬鱼，一名鳍鱼，俗呼包头鱼，以其头大也）

甘温。盖鱼之庸常，以供馐食者，故命名如此。其头最美，以大而色较白者良。

鲩鱼（音混，俗作鲥，非）

甘温。暖胃和中。俗名草鱼，因其食草也。婺州云间，以其色青也，误以青鱼呼之。禾人名曰池鱼，尤属可笑。夫池中所蓄之鱼，岂独鲩而已哉？

青鱼

甘平。补气养胃，除烦满，化湿祛风，治脚气脚弱。可鲙可脯可醉，古人所谓五候鲭即此。其头尾烹鲜极美，肠脏亦肥鲜可口。而松江人呼为乌青，金华人呼为乌鲻，杭人以其善唼螺也，因呼为螺蛳青。其胆腊月收取，阴干，治喉痹、目障、恶疮、鱼骨鲠皆妙。

上五种皆购秧而蓄之，故无子。惟鲤鱼则溪河亦有，故间有有子者。

鲙：以诸鱼之鲜活者剸切而成。青鱼最胜，一名鱼生。沃以麻油、椒料，味甚鲜美，开胃析酲。

按：《食治》云：凡杀物命，既亏仁爱，且肉未停冷，动性犹存，烹饪不熟，食犹害人。况鱼鲙肉生，损人尤甚，为症痕，为瘤疾，为奇病，不可不知。昔有食鱼生而成病者，用药下出，已变鱼形，鲙缕尚存。有食鳖成积者，用药下出，已成动物而能行，可不戒哉！

鲊：以盐糁酝酿而成，俗所谓糟鱼、醉鲞是也。惟青鱼为最美。补胃醒脾，温营化食。但既经糟醉，皆能发疥动风，诸病人均忌。

鳟鱼（一名赤眼鱼）

甘温。补胃暖中。多食动风生热。

鲻鱼

甘平。补五脏，开胃，肥健人。与百药无忌。湖池所产，无土气者良。腹中有肉结，俗呼算盘子，与肠脏皆肥美可口。子亦鲜嫩，异于他鱼。江河产者逊之，但宜为腊。

白鱼（一名鱎鱼）

甘温。开胃下气，行水助脾，发痘排脓。可腌可鲊，多食发疥，动气生痰。

鳠鱼（即鲩鱼，一名黄颊鱼）

甘温。暖胃。与鳟略同。

石首鱼（一名黄鱼，亦名江鱼）

甘温。开胃，补气填精。以大而色黄如金者佳。多食发疮助热，病人忌之。腌而腊之为白鲞，性即平和，与病无忌。且能消瓜成水，愈腹胀泻痢。以之煨肉，味甚美。太平所产，中伏时一日晒成，尾弯色亮，味淡而香者最良，名松门台鲞，密收，勿受风湿，可以久藏。煮食开胃醒脾，补虚活血，为病人产后食养之珍。

按：古人以干鱼为鲍鱼。《礼记》谓之蔈，诸鱼皆可为之。《内经》治血枯用之，后人聚讼纷纷，迄无定指。愚谓：台鲞虽生嚼不醒，性兼通补，入药宜用此为是。其鳔甚薄，不为珍品，但可熬胶耳。

鮸鱼

形似石首鱼而大，其头较锐，其鳞较细。鲜食味逊，但宜为腊。《正字通》以为即石首鱼者，误也。鮸本音"免"，今人读如"米"。其鳔较石首鱼者大且厚，干之以为海错，产南洋者佳。古人名为鮧鰊，煨烂食之，补气填精，止遗带，大益虚损，外感未清、痰饮内盛者勿食，以其腻滞也。又治诸血证，疗破伤风如神。

勒鱼

甘平。开胃，暖脏补虚。大而产南洋者良。鲜食宜雄，其白甚美；雌者宜鲞，隔岁尤佳。多食发风。醉者更甚。

鲳鱼（亦作鯧）

甘平。补胃，益血充精。骨软肉腴，别饶风味，小而雄者胜。可脯可鲊，多食发疥动风。

鲥鱼

甘温。开胃，润脏补虚。其美在鳞，临食始去，厥味甚旨。可蒸可糟，诸病忌之，能发痼疾。鳞可为钿，亦可拨疔。

鮆鱼（亦作鲭）

甘温。补气。肥大者佳，味美而腴。亦可作鲊。多食发疮助火。以温州所产有子者佳。干以为腊，用充方物，味甚鲜美，古人所谓子鱼是也。大者尤胜，食品珍之，与病无忌。

鲈鱼

甘温。微毒。开胃安胎，补肾舒肝。可脯可鲊。多食发疮患癖。其肝尤毒，剥人面皮。中其毒者，芦根汁解之。

鳍鱼（其美在脊也，俗作鲫，一名鲋鱼）

甘平。开胃，调气生津，运食和营，息风清热，杀虫解毒，散肿愈疮，止痢止疼，消疳消痔。大而雄者胜，宜蒸煮食之。外感邪盛时勿食，嫌其补也。余无所忌。煎食则动火。

痔血，鲫鱼常作羹食。酒渍下血，酒煮鲫鱼常食。浸淫疮，生鲫鱼切片，盐捣，贴，频易。

鲂鱼（一名鳊鱼）

甘平。补胃养脾。祛风运食，功用与鲫相似。产活水中，肥大者胜。

鳜鱼（一名鳈鱼）

甘平。益脾胃，养血，补虚劳，杀劳虫，消恶血，运饮食，肥健人。过大者能食蛇，故有毒而发病。

鲦鱼（一名渡父鱼，俗呼土鲋，亦曰菜花鱼）

甘温。暖胃，运食补虚。春日甚肥，与病无忌。

鲦鱼（一名白条，小者曰鱟条）

甘温。暖胃。助火发疮，诸病人勿食。

银鱼（一名鲙残鱼）

甘平。养胃阴，和经脉。小者胜，可作干。

蠡鱼（一名黑鳢，亦名乌鳢，亦曰黑鱼，即七星鱼）

甘寒。行水，化湿祛风，稀痘愈疮，下大腹水肿脚气，通肠疗痔，主妊娠有水肤浮。病后可食之。道家以为水厌。

稀痘，除夕黄昏，用大黑鱼一尾，煮汤浴小儿，七窍俱到，不可嫌鳃，以清水洗去也，甚验。水气垂死，肠痔下血，黑鱼一斤重者煮汁，和冬瓜、葱白作羹食。偏正头风，陈黑鱼头煎汤熏，数次断根。

鲟鱼

甘温。补胃，活血通淋。多食发疔患症。味佳而性偏劣，作鲊亦无补益。鼻脯味美疗虚。子主杀虫，味亦肥美。

鳇鱼（亦作黄，本名鳣，一名蜡鱼，亦名玉版鱼）

甘温。补虚，令人肥健。多食难化，发疔生痰。作鲊极珍，亦勿多食。反荆芥。其肚及子，盐藏颇佳。其脊骨、腮鼻、唇鳍皆脆软，以充珍错，其鳔最良，固精止带。

鮠鱼（亦作鳂回，一名白鳠）

甘温。行水调中，多食能动痼疾。

鲛鱼（即沙鱼）

甘平。补五脏。作鲊甚益人。其皮亦良。解诸鱼毒，杀虫辟蛊，愈传尸劳。煨肉味佳，滋阴补血。鬣翅以清补胜，煨糜甚利虚劳。

乌鲗（亦作乌贼，一名墨鱼）

咸平。疗口咸，滋肝肾，补血脉，理奇经，愈崩淋，利胎产，调经带，疗疝瘕，最益妇人。可鲜可脯，南洋所产淡干者佳。骨名海螵蛸，入药功相似。

卒然吐血，小儿痰驹，并以海螵蛸末二钱，米饮下。跌打出血，海螵蛸末傅。

比目鱼（本名鲽，一名箬鱼）

甘平。补虚。多食动气。

鲇鱼

甘温。微毒。利小便，疗水肿、痔血、肚痛。不宜多食。余病悉忌。反荆芥。口眼㖞斜者，活切其尾尖，朝吻贴之。

黄颡鱼（俗呼黄刺鱼）

甘温。微毒。行水祛风，发痘疮。反荆芥。

河豚鱼（一名西施乳）

甘温。补虚祛湿，疗痔杀虫。反荆芥、菊花、桔梗、甘草、附子、乌头。中其毒者，橄榄、青蔗、芦根、金汁，或槐花微炒，同干胭脂等分，捣粉，水调灌之。其肝、子与血尤毒。或云：去此三物，洗之极净，食之无害。然卫生者何必涉险以试耶？

带鱼

甘温。暖胃，补虚泽肤。产南洋而肥大者良。发疥动风，病人忌食。作鲞较胜，冬腌者佳。

鲥鱼（一名荷鱼，俗呼锅盖鱼）

甘咸平。尾有毒。主玉茎涩痛，白浊膏淋，性不益人。亦可作鲞。

海蜇（一名樗蒲鱼，即水母也）

咸平。清热消痰，行瘀化积，杀虫止痛，开胃润肠。治哮喘、疸黄、症瘕、泻痢、崩中、带浊、丹毒、癫痫、痞胀、脚气等病。诸无所忌，陈久愈佳。

虾

甘温。微毒。通督壮阳，吐风痰，下乳汁，补胃气，拓痘疮，消鳖瘕，傅丹毒。多食发风动疾，生食尤甚，病人忌之。海虾性味相同，大小不一，产东洋者尤佳。盐渍暴干，乃不发病。名式甚伙，厥味皆鲜，开胃化痰，病人可食。其子可腌可曝，味亦鲜美。

海参

咸温。滋肾，补血健阳，润燥调经，养胎利产。凡产虚病后，衰老尪羸，宜同火腿或猪羊肉煨食之。种类颇多，以肥大肉厚而软者，膏多力胜。脾弱不运、痰多便滑、客邪未净者，均不可食。

蟾蜍

甘苦凉。清热杀虫，消疳化毒，平惊散癖，行湿除黄，止痢疗温，愈诸恶疮及猘犬咬。凡小儿疮家疫疠，并宜食之。其肝尤良。其眉间白汁有大毒，名蟾酥，为外科要药。

发背肿毒初起，取活蟾蜍一只，系放疮上半日，蟾必昏愦，置水中救其命。再易一只如前法，蟾必踉跄。再易一只，必俟蟾如故，则毒散矣。

田鸡（一名水鸡）

甘寒。清热行水，杀虫解毒，愈疮，消疳，已痔。多食助湿生热，且肖人形而杀之甚惨。孕妇最忌。其骨食之患淋。

鳗鲡

甘温。补虚损，杀劳虫，疗痔疡瘘疮，祛风湿。湖池产者胜，肥大为佳，蒸食颇益人。亦可和面。苗亦甚美，名曰鳗线。然其形似蛇，故功用相近。多食助热发病，孕妇及时病忌之。且其性善钻，能入死人死畜腹中，唼其膏血。不但水行昂首，白点黑斑，四目无腮，尾扁过大者，即为毒物也。尊生者慎之。产海中者，形大性同，名狗头鳗。多腌为腊，疮痔家宜食之。余病并忌。

鳝 （俗作鳝，亦呼鳝鱼）

甘热。补虚助力，善去风寒湿痹，通血脉，利筋骨，治产后虚羸，愈臁疮痔瘘。肥大腹黄者胜。宜与猪脂同煨。多食动风发疥，患霍乱损人、时病前后、疟疸胀满诸病，均大忌。黑者有毒，更有蛇变者，项下有白点，夜以火照之则通身浮水上，或过大者，皆有毒，不可不慎也。其血涂口眼㖞斜、赤游风。滴鼻止衄，滴目治疹后生翳。

鳅 （俗名泥鳅）

甘平。暖胃壮阳，杀虫收痔。耕牛羸瘦，以一条送入鼻中立愈。

蚺蛇

甘温。治诸疮痨，辟蛊杀虫，化毒祛风，除疳御瘴，疗猘犬咬。味美胜鸡。烧酒浸之，历久不坏。胆为伤科圣药，腹内之油缩阳。雄蛇之如意钩，又为房术妙品。

白花蛇

甘咸温。祛风湿，治半身不遂，口面㖞斜，风疬瘢疡，骨节疼痛，痘疮倒陷，搐搦惊痫，麻痹不仁，霉疮疥癣。头尾甚毒，去尽用之。产蕲州者良，虽干枯而目光不陷，故一名蕲蛇。

凡饮蛇酒，切忌见风。

乌蛇

甘平。治诸风顽痹，皮肤不仁，热毒癞疮，眉髭脱落。功并白蛇，性善无毒。

《朝野佥》载：商州有人患大风，家人恶之，为起茅屋，有乌蛇堕酒罂，时病人不知，饮酒渐瘥，罂底见有蛇骨，始知其由。

一法：以大乌蛇三条，蒸熟，取肉焙末，蒸饼丸米粒大，以喂乌鸡，待尽杀鸡，煮熟取肉，焙研末，酒服一钱。或蒸饼丸服，不过三五鸡愈。

一法：用大乌蛇一条，打死，盛之待烂，以水二碗浸七日。去皮骨，入糙米一升，浸一日，晒干。用白鸡一只，饿一日，以米饲之，待毛羽脱尽，杀而煮食，以酒下之，吃尽，用热汤一盆浸洗大半日即愈。

或谓：君以限于篇幅，虽谷肉果菜，未及遍搜，顾因鳗、鳢而类及于蛇，岂以其形相若耶？然毒物恶可以供馔也。余曰：子但知蛇之毒不可以供食，而不知腊之以为饵，可已大风、挛踡、瘘疬，去死肌，杀三虫。更有乌蛇之性善无毒，误饮其酒者，大风遂愈。此非常之士，能立非常之功也。彼鳗、鳢者，世以为寻常食品，竟有食之而即死者，此庸碌之人往往偾事也。类而谱之，可为任才者循名不责实之鉴，岂徒为饮食之人费笔墨哉？

龟

四灵之一。变化通神，本非食品，亦与蛇匹。有杀之而得祸者，有食之而即死者，书家所载甚多，兹不具赘。不但为孕妇所忌也。其壳入药，但可煎熬，末而服之，能还本质。

鳖（一名团鱼，亦曰甲鱼）

甘平。滋肝肾之阴，清虚劳之热。主脱肛崩带，瘰疬症瘕。以湖池所产背黑而光泽，重约斤许者良。宜蒸煮食之。或但饮其汁则益人。多食滞脾。且鳖之阳，聚于上甲，久嗜令人患发背。孕妇及中虚寒湿内盛，时邪未净者，切忌之。又忌与苋同食。回回不食鳝、鳖，谓之无鳞鱼。凡鳖之三足者，赤腹者，赤足者，独目者，头足不缩者，其目四陷者，腹下有王字、卜字文者，过大者，在山上者，有蛇文者，并有毒，杀人。或云：薄荷煮鳖亦害人。其壳入药，亦不可作丸散服。人咬指烂，久而欲脱，及阴头生疮，诸药不愈者，鳖甲煅存性，研，鸡子清调傅。

鼋

甘平。有毒。难死通灵。异味损人，勿轻染指。

蟹

甘咸寒。补骨髓，利肢节，续绝伤，滋肝阴，充胃液，养筋活血。治疟愈痿，疗跌打、骨折、筋断诸伤，解鳝鱼、莨菪、漆毒。壳主辟邪，破血。爪可催产堕胎。种类甚繁，名号不一，以吴江、乌程、秀水、嘉兴、海昌等处河中所产，霜后大而脂满者胜。和以姜、醋，风味绝伦。多食发风积冷，孕妇及中气虚寒、时感未清、痰嗽便泻者均忌。别种更寒，尤不益人。中其毒者，紫苏、冬瓜、芦根、蒜汁，皆可解之。反荆芥。又忌同柿食，误犯则腹痛吐利，急以丁香、木香解之。海产者黄坚满而无膏，不鲜。并可盐渍、酒浸、糟酱久藏。得皂荚则不沙。

鲨

辛咸平。杀虫疗痔。多食发嗽及癣疮。腌以为鲜，俗呼鲨酱。

蛎黄

甘平。补五脏，调中，解丹毒，析醒止渴，活血充肌。味极鲜腴，海错珍品，周亮工比为太真乳。壳名牡蛎，入药。

蚌

甘咸寒。清热滋阴，养肝凉血，息风解酒，明目定狂。崩带痔疮，并堪煨食。大者为胜。多食寒中，外感未清，脾虚便滑者，皆忌。

蚬

甘咸寒。清湿热，治目黄，溺涩脚气，洗疗毒、痘痈诸疮。壳黄而薄者佳。多食发嗽积冷。

蛤蜊

甘咸寒。清热解酒，止消渴，化癖除症。多食助湿生热。

蛏

甘平。清胃，治痢除烦，补产后虚，解丹石毒。可鲜可腊，时病忌之。

蚶

甘温。补血，润脏生津，健胃暖腰，息风解毒。治泻痢脓血、痿痹不仁。产奉化者佳。可炙可鲊。多食壅气，湿热盛者忌之。壳名瓦楞子，入药，涤饮消癖，破血止疼。傅牙疳，皆有效。

鳆鱼

甘咸温。补肝肾，益精明目，开胃养营，已带浊崩淋，愈骨蒸劳极。体坚难化，脾弱者饮汁为宜。壳入药，名石决明，主镇肝磨障。

淡菜

甘温。补肾，益血填精。治遗带崩淋，房劳产怯，吐血久痢。膝软腰疼，疝癖症瘕，脏寒腹痛，阳痿阴冷，消渴瘿瘤。干即可以咀食，味美不鲣。产四明者，肉厚，味重而鲜，大者弥胜。

江瑶柱

甘温。补肾，与淡菜同。鲜脆胜之，为海味冠。干者咀食，味美不鲣，娇嫩异常，味重易化。周栎园比之梅妃骨。其壳色如淡菜，上锐下平，大者长尺许，肉白而韧不中食，美惟在柱也。濒湖以为海月者谬已。

璩珇

甘平。开胃，滋液补虚，化浊升清，聪耳明目。

按：璩珇状似珠蚌，壳青黑色，长寸许，大者二三寸，生白沙中，不污泥淖，乃物之最洁者也。有两肉柱，能长短。又有数白蟹子在腹中，状如榆荚，合体共生，常从其口出，为之取食。然璩珇清洁不食，但寄其腹于蟹，蟹为璩珇而食，食在蟹而饱在璩珇，故一名共命螺，又名月蚶。每冬大雪，则肥莹如玉，日映如云母，为海错之至珍。至海镜，即海月也。一名石镜，亦名蚝镜，又呼膏药盘。土人磨其壳以为明瓦者，一壳相合甚圆，肉亦莹洁，有红蟹子居其腹为取食，名曰蚌奴。与在璩珇腹者白蟹子各不同也。

西施舌

甘平。开胃，滋液养心，清热息风，凉肝明目。海错美品，得此嘉名，实即车蛤也。

海螺

甘冷。明目。治心腹热痛。靥名甲香，主管领诸香。

田螺

甘寒。清热，通水利肠，疗目赤、黄疸、脚气、痔疮。多食寒中，脾虚者忌。性能澄浊，宜畜水缸。小便不通，腹胀如鼓，大田螺，盐半匕，生捣傅脐下一寸三分。亦治水气浮肿，同大蒜、车前捣贴。噤口痢，大田螺二枚，杵烂，入麝香三分，作饼烘热，贴脐间，半日即思食矣。脚气上冲，大田螺杵烂，傅两腿上。疗毒痔疮，田螺入冰片，化水点之。

螺蛳

甘寒。清热，功逊田螺。过清明不可食。

海蛳

咸凉。舒郁，散结热，消瘰疬。

吐铁

咸寒。补肾，明目，析酲。以大而肉嫩无泥，拖脂如凝膏，大如本身者佳。产南洋腌者味胜。更以葱酒醉食，味益佳。

蚕蛹

甘温。补气，止渴，杀虫，治疳积童劳，助痘浆乳汁，缫丝后滤干，晒焙极燥，可以久藏。气香最引蜈蚣，故须密收。炙食味佳。患脚气者忌之。猘犬咬者终身勿犯，误食必难免也。

蝗螽

蝗从阜，言其生息之繁。螽从冬，言其子能历冬不死，必得大雪则入土也。种类不一，形状稍殊，《春秋》书之，以其害稼，实即蝗之属也。若旱年水涸，鱼虾诸子悉化蝗螽之类而食禾，人始称为蝗矣。故平时之蝗螽，旱岁之蝗，北人皆炙而食之。辛甘温。暖胃助阳，健脾运食。喂猪最易肥腯。

　　按①：捕蝗虽有法，必得大雨而始息者，蝗得水而复可为

---

① 据王孟英《随息居饮食谱》末有"受业门人同邑周开第嗣香拜识"，按语为周开第所撰。

鱼虾也。呜呼！犹之民失教以为盗贼，诛之必不胜诛，得有善教者，何难复化为民耶？《饮食谱》以水始，以蝗终，续是书者，毋使民之失教，如鱼虾之失水，则蝗飞何至蔽天？庶不徒饮食之人矣。

鸟兽果实禁须知①

马脚无夜眼者，不可食。食骏马肉，不饮酒则杀人。马肉不可热食，伤及人心。马鞍下肉，食之杀人。白马黑头者，不可食。马肉、豚肉共食，醉饱辄卧大忌。马肝及毛不可妄食，中毒害人。

驴、马肉合猪肉食之成霍乱。驴肉忌荆芥，食之有大毒。

兔肉忌生姜、橘皮、芥末。

鸡、鹿、獭、兔肉不可多食，伤元气，绝血脉，损房事。亦不可同姜、橘食。妇人妊娠，不可食兔肉、山羊肉，及鳖、鸡、鸭，食之令子无声音。

春不食肝，夏不食心，秋不食肺，冬不食肾，四季不食脾。凡肝脏更不可轻啖，自死者弥甚。凡心皆为神识所舍，宜衍勿食为稳。

诸肉落水浮者不可食。诸肉及鱼，若狗不食，鸟不啄者，不可食。诸肉不干，火炙不动，见水自动者，不可食。肉中有珠点者，不可食。六畜肉，热血不断者，不可食。父母及身本命肉，食之令人神魂不安。食肥肉及热羹，不得饮冷水。《鉴》云：食肥肉热羹后，继饮冷水，冷热相搏，腻膈不行，腹痛肚胀，必成癖变，慎之慎之。

秽饭、馁肉、臭鱼，食之皆损人。物自死及口闭者，肉不

---

① "鸟兽果实禁须知"一节为郑观应增补。

可食。凡鸟自死，口不闭翅不合者，不可食。诸禽肉肝青者，食之杀人。六畜自死、疫死皆有毒，不可食之。《鉴》曰：疫毒能死六畜，其肉必有疫毒，故不可食。兽自死，北首及伏地者，食之杀人。食生肉饱饮乳，变成白虫（原注一作血虫）。鹌鹑忌菌子、木耳。猪肉落水中，有毒勿食。凡蜂蝇虫蚁等，多集食上，食之致瘘。

妊娠勿食桑椹，并鸭子。巴豆、藿羹、半夏、菖蒲、羊肉、细辛、桔梗忌菜。甘草忌菘菜。常山忌葱。黄连、桔梗忌猪肉。茯苓忌大醋。天门冬忌鲤鱼。河鲀药并食毒，凡服药前后数日，俱不可食河鲀，食之有毒。河豚鱼最发病，摄养家尤不宜食。

鱼头上白如连珠至脊上者，食之杀人。鱼头中无腮者不可食，食之杀人。鱼无肠胆者不可食，食之阴不起，女子绝生。鱼头似有字者不可食。鱼目合者不可食。以上皆怪异之形色，必有毒也。

六甲日勿食鳞甲之物。多食蚬发嗽，冷气消肾。鳖肉、乌鸡共食成瘕，合鸡子食杀人，合苋食生瘕，合芥子食发恶疾。三足者，赤足者，腹下有十字、王字、五字形者，头足不缩者，目凹陷者，腹下红有蛇纹者，及生旱地者，俱有毒，不可食。中其毒者，盐汁可解。又鳖苋毒，鳖与苋菜同食，腹生小鳖即死，饮白马尿即化。游波虫毒，凡食海蛤，慎防游波虫。其壳骨相似，惟以面上无光可辨。若误食之，令人狂走欲投水，似有祟状，惟醋解之立愈。屋漏水毒，屋漏滴食物上，食之必死。鳖忌鸡、鸡蛋、鸭、兔、雀、桃、李、薄荷、芥末。

有疮者，忌食黑鱼，令人白癜。患痔痢者，不可食鲂鱼。淡菜虽益人，然多食亦令人目暗头闷。鱼、荆并食，毒。昔一妇以鱼汤米饭饷夫，路过荆林，荆花落于汤中，食之遂死。凡服药有荆芥者，前后数日忌食鱼虾等物。生鱼同酥乳食，变诸虫。牛、猪肉同食，成寸白虫。猪、羊肉以桑楮柴煮炙食之，亦成寸白虫。鱼不得合鸬鹚肉食之。鳀鱼合鹿肉生食，令人筋甲缩。鳝鳝不可合白犬血食之。虾无须及腹下通黑，煮之反白者，不可食。食脍饮乳酪，令人腹中生虫为瘕。

兽双尾，及蟹独螯，羊一角，鸡四足，白鸟乌首，乌鸡白首，白马青蹄、黑蹄，肉落水不沾尘，经宿尚暖，曝炙不燥，入水自动，又皮肉无异，肠脏变改者，如肝色青黯，肾气紫黑，鱼无肠胆，牛肝菰叶，鮠鱼同鹿肉，芋肉同鲙酪，羊肝同生椒及乌梅，多食猪肉得胡荽，俱杀人。

藕煮食最益人，同蜜食令人腹脏肥，不生诸虫，秋间宜以此作蔬下酒。蜜鲊并食，毒。韶州有僧，饱食新蜜，还至半道，遇卖鲊者，买食半斤，至家而死。

五月五日，勿食一切生菜，发百病。六月、七月，勿食茱萸，伤神气。四季勿食生葵，令人饮食不化，发百病。

西人云：中国病者，往往以腊味火腿，及干小菜等类以斋口，不知凡晒焙干韧之物，挑担粗人食之，或可无碍。如腊鸭肫、腊肉、卤味、火腿、虾米、菜干、瓜脯、牛筋、鹿筋、鱿鱼、咸淡鱼干等，皆坚韧难化，即无病之人尚不宜吃，况年老气血弱者，吃之必难化生病。况病人胃之消化功用不足，吃此干韧之物，有不诸患丛生者乎？或妇女软弱，有瘰疬血薄者，最所当忌。生沙梨极难消化，病者切不宜食。

羊城水土湿热，出瘫出疹，大热居多。故一切油炸之物，及酥脆花生，小儿及血弱者，食之不化，生虫生积，往往皆然，诚为有损无益者也。

夫饮食得宜，可以养生；饮食不善，即以伤生。盖凡病者应食之物，于论各症中已备述其详矣。如新鲜牛乳去皮，半生熟鸡蛋，新鲜牛羊肉粥、鸡粥，清炖牛肉汁，或配粉丝，皆能助胃津液，而易消化，故病者宜之。

《食物本草》一书，乃羊城青萝山人何其言编辑，雍正时至今，百余年矣。吾粤奉为准绳，案头各置一本，尊为养生要录，每市物察形辨色而后敢食。

查书内始言雨水可烹茶，未尝不合。至引古方，立春节日，夫妇各饮一杯，还房有孕，则属虚谬。其余雨、露、霜、雪，及顺逆水、千里水、井泉水、节气水、阴阳水、甑气水、浆水、酸菜水、地浆水，皆以水之意状不同，分治各病，殊属无谓。

《论井水》云：城市近沟渠、污水难入者，须煎沸澄清方可用，须知其气味之恶，未能深究其有何杂质生物腐烂原因，因无化学之法故也。至论古井有毒，不可误食，井水沸溢，不可汲饮，亦未识因井底杂质腐烂有毒之物。

论谷食则以陈仓米能调胃，糯米能发痘浆，止虚寒泻痢，籼、稷、黍、粟、秫、粱、稗、大小麦皆能治病，是亦以色味而分配脏腑，但未知其所函何质功用，即世人或稍知米、麦、粟俱函浆水，而不知粟函黄油，并不知各种函浆之多寡，不能逐细而分也。

论豆类多云胀中，又不知豆函之浆与米、麦浆不同，略难消化之故。

论菜则以葱、韭、蒜辛味为通气之品，苋、菠、葵、菘为凉滑大肠之物，莱菔、竹笋能治小病，冬瓜、越瓜、丝瓜能止渴解热。殊不知各瓜菜皆函水多。如水果之函水多者，功用略同耳。粉葛、山药（即黎洞薯），尝以治病，作粮食实乃难化之物，无益于人，胃弱者绝不宜食。红豆、扁豆之类，亦难化之物，熬粥食之，更为停滞。木耳、香信、草菇，并非开胃之物。南枣、栗子、莲子、干葡萄、杏仁、柿饼、核桃、白果，晒焙荔枝、龙眼肉、甘草、榄、松子、炒花生、柚片、山查糕、梅姜等，以为健脾，而实皆坚韧难化之物，病人多不相宜。

西学之用食物，不敢自恃聪明，虚心查核，于百十年前名医迭出，始渐明化学之法，用显微镜以察各食物原质若何，兼函油、糖、浆、水、蛋白各类若何，深知有益无益，益多益少，有宜于壮健者（如腊肉、鱼干等），有宜于老弱病人者（如牛乳、鸡蛋半生熟、瘦肉炖粥、粉丝肉汤是也），或养脑，或化血养身，种种不同，有宜常食，有宜少餐。凡各物之功用，无一不从化学推核而出，非恃一时之察识，便可得其微妙也。如作牛肉糜粥，俱以肥嫩为佳，羊肉粥亦然。牛乳函质固佳，去皮易化，故以胃弱者、有病者宜常食以充饥，即可养活生命，逐渐生血复健也。鲜鱼新热症不宜食，因新旧症戒口不同，新热症宜格外小心。

总而言之，世人自骄自满，不肯谦心下人，学问何由增进？圮桥纳履，出门有功；从师交友，岂虚言哉？即西医化学之通行，非一朝一夕之功效。盖不惮勤劳，几经试验而得其要领也。

西人论身内水之运化，曰凡人身之水在血内，每百分有七十九分，随血管行于四肢，以养其骨肉。人身内之水，每日约出七斤，半从溺道而出，半从汗管与呼吸而出。其皮部汗管，每方停一寸，计四千余管，周身统计约二百万之多。用显微镜照之，汗管形状蜿蜒，所出之汗，是去血内杂质，且水之流灌全体，无处不到。脑浆脑筋，载水甚多，骨及皮、肉、指甲之水略少。菜果之类，无不函水者，如白菜、萝卜、沙梨等物，每百分约函水八十分；番薯、荷兰薯，每百分约函水六十分；面、豆、米，每百分约函水十二分或十五分；鱼肉、牛肉、鸡羊肉等，每百分约函水七十五分。故食物入胃化水者，多流于四肢，而身内杂质随之而出，则清爽无病。若身热不汗，则病生。故每日应出杂质与水七斤，暑天汗多溺少，寒天汗少溺多，此自然之数也。人身日食各物，转为新肉，旧肉随时化为杂质，或从大便而出，或从小便汗管而出，此新旧相换，一定之理也。

养生之要，饮食固不可缺乏。上文已将饮之损益，略为撰述，以资取用矣。而食物之有损、有益者，又在所当知。西国深通化学，考核维精。凡食物内函浆、糖、油、蛋白、水者，均有益于养身。米、粟、麦、豆、薯、芋各物，函浆虽多少不同，设以百分而论，米函浆八十分之多，麦则函浆六十六分，小粟函浆七十四分，粟米函浆六十五分，豆函浆五十五分，荷兰薯约函浆二十分，浆色白，入水则坠，冷水不能化，和水受热至沸则成糊。物之函浆，米为最多，且易消化，故食之能养人也。

《中外卫生要旨》卷三终

《中外卫生要旨》卷四

香山郑官应编辑

泰西卫生要旨

　　天下之人，莫不好生而恶死。若无罹法网、踏水火等事，寿命未终，可不致死。昔人云：人寿可至七旬，禀赋素盛者，可至八旬。然人寿至八旬者甚少，而一生无病之人，绝无而仅有。推原其故，盖由于不明养身之理，或吸污秽之气，或食害人之物，或常居暗室中，或坐定不行动，或令身体过于出力，或常劳神思虑，或为狭邪之事，则不免于夭折。不第有害于一身，且令后嗣不能强壮。人知各事之有害，而自加谨慎，则身体康健，一生无疾，不第一家之人受其益，即众人亦因此而得益也。然常人每忽略保身之事，故明理者，应详考养生之理，斯能免一己之疾病。若遇不明理者，即将以下保身之法告之。

　　保身之学，无一人不当知之。各国有人特意考究医学，而为医士上人，谓保身之学乃医家之要旨。寻常人不能潜心于此，至各种病源由渐而生，初以为无害，待至病势稍重，求医调治，孰知医至之时，疾不可为，虽尽其力，终不能救。且医者一日之事甚多，不能专为一人而细究其受病之故。向使早为调治，先去各事之能受病者，何至若斯之危急哉？病人已有发热等症，而医者见其房屋不通气，卧室不通光，四周阴沟等处发出恶气，且其人本有斫丧过甚之事，则知其生机将绝而极难挽回。苟能早为之防，必无此疾。病已及身，只可劝其改易旧习，所劝之语，亦必明理者方知之。故侍疾者，亦应详知此书之各事也。保身之学，其用有二：一能令己身无病，一能令他人无病。然其理则一也。

保身之理，易于明白。试观各国之人，有寿至百岁而一生无重疾者，何为今人不能如是耶？近时医学与保身之理，较精于昔，故人寿中数，较昔时更多。而众人偶遇不测之祸而死者，皆由于不谨慎故也。数年前有人推算，城镇居民稠密处，所死婴儿较之乡间加一倍，可见居民稠密处能令婴儿多病，必有其故，不可不详究而防之。又大城内所死之人（幼童不在内），与乡间相比，若二十四与十六之比。即如英京伦敦城内，昔时每一年内，因不保身而死者，较之华得路①之战尚多。近时伦敦城内，各处开沟泄水，放出污秽之物，用各种保身之法，每年一千人内死者二十人。昔时每年一千人内，死者二十四人。又如裡弗波②地方，用开沟等法，不准贫人居于窟室中，一年内因保身不死者有三千七百五十人。又如各西国瘟疫病，较之昔时更少，且因劳症而死者，亦较少于昔时也。

近时医学中，增数种大有益于人之事，如设法种痘及免瘰病、劳症等病。昔时之人，只能治已病，不能治未病。近时有人，考得养身之理，而知呼吸清气为人生第一要事，如饮食沐浴，以及行动各事，能明其理，自能保其身也。

人生保身之法，有紧要事者五：一曰光，二曰热，三曰空气，四曰水，五曰饮食。此五者缺一不可。无病男女老幼，其身之或存或亡，皆恃此五者而生。然用之有一定之数、一定之时，不可有偏也。

上言五者之外，尚须劳其筋骨，用其心思。若闲居安逸，则必坏其身心。然用之过甚，或用之不合于理，亦能致病也。以上之说，乃医学之根源，不得不探源立论。譬如数书言二加

---

①　华得路：今译作"滑铁卢"。

②　裡弗波：今译作"利物浦"。

二为四，几何书言直线为两点相距最近之线，有此等说则其说方全。且上说不必证之，因无人能驳也。或者曰：人得日光而能生，我已知之，何必言之？曰：既知此理，为何室中不多通日光，而居于暗处耶？何不令汝家婴儿得日光耶？或又曰：童子读书，知人得空气而能生，何必言之？曰：汝既知此理，为何所居之室不开窗以通风气耶？童子读书时已知此理，为何书塾中不多开窗以通风气，而使众人在一室内气密而臭耶？要之，非知之难，而行之之为难也。

　　无论男女老幼，皆应多得日光，常至屋外，得天之清气。婴儿有病亦然，苟非极重之病，亦宜常至屋外行走。房屋内作一切之事，均宜向光，不可背光。凡窗外之墙与树木之浓阴，有遮蔽进户之光者，皆必去之。

　　人之卧室，宜令晨光透入，不可黑暗。有人之卧室，若令晨光不能透进，何异于坟墓乎？人之睡其中者，近乎尸居也。凡室之东西，应开户牖，令上午与下午均有日光射入为妙。

　　凡人居稠密之处，大街间之小街不能多通风气，而人不免受病。且大城内难得清水，即有之，亦不敷用，故坏物不能洗。凡开沟与冲沟，皆为城中紧要之事。如大城内能开深沟，街道宽广，房屋不密，则清气多而污浊少，与居乡者略同。

　　阴沟虽能引出恶物，令空气得清，然有时空气虽浊而鼻难觉之。凡人或六畜所居之处，不通气则气不清，令人多病。此乃浅而易明之理，人每忽视之，虽已家喻户晓，而终未能醒悟也。凡居于城中者，每数日到乡一次，更换地气为妙。

　　若作事之时，自早至晚不动者，则应每日分出一二刻，时行于空旷处。略为用力之事，步行为上．乘马次之。如不行路、不乘马、不出力，而云得病之因，为地气不合之故，地气不任其咎也。近时英国颇行团练，城中少年多喜为之。暇时或练身力，或放枪炮，或习战阵之法，多得城外空气，故近时城中少年强于昔时。前用射猎、抛球等事以练身力，近时此等事不甚行，盖以团练代之也。

英京伦敦，虽为各大城最好之处，而常居城市者，应每月下乡数次。贫苦之人，亦应每年下乡数次，或每年有一月或十日在乡，此为不可少之事。近时各行家所用之人，每年假归数日，令其至乡。然下乡之人，大率不知取益之方，仍于身无裨补。最要者，将平日谋利营生之念暂且屏除，文学之士亦将书册暂时抛去，竟日游玩山水，或觉困乏，可席地眠坐太阳中。如往湖海之滨，可自摇一小舟，或挂帆把舵，或泅水钓鱼，最有益于人身。寻常富人出游，其多事费心，更甚于居家。即如访友请客，聚谈颇久，讲究礼貌，整顿衣服，皆无益于身心。所以出游之人，宜往海山僻处，布衣幅巾，不遇贵客，则心易散而身易健。如往欧洲他国游览一次最妙，因人类不同，风俗不同，言语不同，所阅各事耳目一新，虽因各事不惯而费心，然与平昔所作之事大不相同，颇有益处。但游览各国，亦有一理，不知理者，回至本国与寻常无异。凡游玩之时，虽不能读书，亦足以悟道。有人过于出力，或行至高山之顶，或遍览欧洲数国山水佳处，此事不可谓不宜，但其人之气体必素称坚强，方能得益。若身弱之人，不能为出力之事，则回至本国，较之未出游时更弱。又有人至欧洲各大城，以为一切事物必尽观之，本应十日观遍者，勉强以一日看毕。回至本国，夸张其事，实不知其详，所观各事，无有一种能知之甚明者。最妙之法，先备一书，观所论城中一切事物，择其有意趣而与己意相合者，每日观一二处，则闲暇而得益。若观之甚多，则神倦而乏味，回至本国，觉出游受苦，或从此生病，则一生永不外出矣。人欲寿长而身恒有精神，不必服药，只须常在空旷处行动，四肢多用力，则精神健旺，便可延年益寿矣。

人身每日必运动若干时为度，太过或不及，不能健壮而无病。身体各处之筋肉，本为运动而设，此乃天地生人之本意。近时各国皆用器具以省人力，行远路则用汽车与轮船，行近路则用马车。人之有四肢也，几不知其为何用，亦可慨已！壮健无病之人，必习惯运动之法。然身体之筋肉，不可不运动几处，以和血脉，即如行路用足力，摇橹用手力，乘马用腰与手足之力，皆非全用者。身内之筋愈用而愈坚壮，即如铁匠之手，与读书人之手相比大有分别。寻常运动之事，不在房室中，能得风与光之益处。若泅水能另得冷水补精神之益处，如所居近水，用小船以双桨划之为最妙。运动之法，若两人各用一桨，则每人只能运动身之一半，为不合于理。有人摇橹，常欲显力，易于受病。又行路过多，亦易于受病。有一法易知行路之多少，于行路既停之时，若不能食则知行已过限，尚能食则知行未过限。寻常行路，不可太速，年轻健壮者，每日所行之路不可少于五英里，能行十里尤妙。妇女则不然，若行路觉倦而乏力，则已至限。读书人运动为最要，西国读书人，每日分出一二小时为行路运动之工，则读书之时更能用心也。

昔时英人皆喜运动其身，故设立各种出力之事，以取快乐。近时之人，以贸易获利为先务，古人妙法渐至消亡。所余者仅有数种，即如抛球踢球，及冰面搬运大石，或快行冰面等法。又如射猎、钓鱼等事，皆运动其身之法也。然射猎之事，非富者不能为之。若作书记之人，必须每日分出若干时运动其身。近时英国工人，逢礼拜六之下半日停工，散步在外，运动其身。凡人所作之事，不能令其身多运动者，应离其作事之处二三里居住，每日往来。逢礼拜六之下半日，不必定居室中，或往外行走，稍为出力之事，操练身力。近有人以操习武艺为团练者，此种运动有益于身，并有益于国。

以上各事外有数法，能补身之力，即如手中持物摇动等法是也。又有人常居书室，读书作字，有两肩上耸，脊骨弯曲之弊，不能直身行路。若其人身长或眼近，则此病更多。既有此病，应直身行路，以矫其弊，或摇船，或自后拉重物。童子读书之时，觉渐生此病，应暂停读书，运动其身。年老士人，常有身体不直之弊，因过于伏案读书而得。又武士常侧身乘马，亦有身体不正之弊，可暂停乘马之事，或用鞍两边互坐，以改其习。又如房室内挂绳，用两手悬绳内，两足踏空，摆动其身，亦属有益。设童子脊骨不直，或身软弱，亦可用此法摆动之。

咽喉发声之处，亦须操习声音清响，非惟有益于语言，兼能有益于肺脏，并司呼吸各处。凡语声清响之人，或唱曲之人，可免肺脏各病。一家之人，于闲暇时合唱清曲，大有益处。因佳歌可以平心，而词曲之中必有佳话，令人更有兴会，且能调习声音。

睡之一事，与运动相反，每日以四个时辰为度。运动愈多者，则睡不宜少也。

人身固宜运动操习，人心亦何独不然？即如读书、咏诗、作字、弈棋等事，皆运动其心之法也。

人心之乐事，皆由于光之有各色。若无光则必如瞽者之以手按、以鼻闻、以舌尝、以耳听，而离身稍远者则无从知之，如何能知万物之理而用其情耶？可见光之为要甚矣。其变化各物之光线，目虽不能见，然此种光线较之能见之光线，更属紧要。如灯火之光，无变化各物之性情，即有之亦极微而不觉。如照像一事，恃日光变化药料，若用灯火之光，照像之法不能行也。动物与植物，红绿色皆恃日光，暗处之花草色白而不能畅茂，亦与动物之理相同。格致家云：热为荡动而成，其荡动之法与光之荡动不同，然热与光俱以日为根源，此为其相同之处。所有分别，暂无光动物不死，暂无热则动物必死。无日光之热，必用别法以补之。热为人生不可少之事，人与各种动物不同，必得热九十八度至一百度，无论天时之冷热，不可改变。但热之性情易散易传，故动物死后数刻，其热度即与空气之热度同。然生时必得九十八度之热，方不致于死。又因空气之热，寻常时小于九十八度，故必用材料化合，令其生热，若烧物然，即如将煤、木、油、蜡、煤气等烧之。若烧之甚速，则发光与热。若烧之甚迟，第发热而不发光。凡动物体所得之热，亦与此法相同也。

身外之热度，与肌肤有相关，即如空气之热小于九十八度，则有法以补身之热。身内之热，必有材料化合，令其热度增多。其化合之各质，即物与养气，而养气恃肺之能吸而得之。凡生热有二要物：一为烧料，即与养气化合之质；二为养气，即与烧料化合之质。人身内之烧料，为生物质，内含炭与轻颇多，即如小粉糖、定质油、流质油，此各质皆在血内，而脏腑内皮小孔中流动之血能补此材料之缺乏。呼吸一次，则各材料遇空气，而空气中之养气与各质化合，即如养气遇炭则成炭养₂气①，养气遇轻则成轻养₂气②。吸气内所含之养气与各质化合，则呼气内含炭养气与水气（此即天冷时所见口中之气），此两质化合之时，自必生热。呼吸一次，所生之热虽不多，但一日呼吸几万次，所聚之热已不少。凡身内之功用，藉热而成，脑筋与动筋无热不成。要之，人与动物之生命，以热为要，所呼之气含炭养气与水气，而此二质从何而得？必自身内各质而

---

①　炭养₂气：二氧化碳。
②　轻养₂气：水。

得之。各质常有所耗，因赖饮食以补其缺乏。设不食不饮，则必有法以补身之热。先用身内之油，油尽则用肉，肉尽则用血与筋，生热之料用尽则死无疑也。

地气愈冷，则需补之热尤多。近北极处，冷至四十度，寒暑表之水银已冻，但彼处人身之热必同于赤道处人身之热。赤道空气之热，常大至一百度，可见居冷地之人必用法补其热；居热地之人，因空气之热与人身之热略同，不可多食生热之料。凡补其热者，多食含炭之物，而冷处动物甚少，得含小粉料之植物甚难。然冷地出数种动物，其油甚多，人食之颇觉相宜，热地之人必不可食。居热地者，必多食肉，补身内之所缺，小粉类与油类之质不相宜也。冷热适中之地（即冬夏有大分别之地），冬时宜多食馒头与油质，夏时宜多食肉。凡冷时多食馒头与生热之料，衣服无多，亦可御寒。（按：夏月不问老幼，宜悉吃暖物。至秋即不患霍乱吐泻，腹中常暖者，诸疾自然不生，血气壮盛也。）

空气之热与身内之热，有相关之理。空气愈热，则身之肌肤筋络愈宽懈，脑筋不安，血行太速，全体软弱。盖筋以紧为要，宽懈则人不愿行动，皮肤内小管胀大而血归于皮。近皮之脑筋因此激动，传于心则脉更速，久之则有相反之事，身倦而脉迟。有时外热大，则所出之汗多，此有二故：一因皮肤出汗之管大，易放汗出；二因身热不可大于九十八度，若空气之热度大于身之热度，自有减热之法。观外面有流质散出如珠，即减热之法。而出汗之事，为化散其各质，减热至九十八度，所以热愈甚则汗愈多。大汗之后，则身必倦。且外热大，人不喜行动，因人身之热常由行动而得之。由此可知，热能宽懈动物之筋络，能加其耗散之各质，而增其汗与大小便。天冷时则有相反之事，能收紧筋络与脑筋，能减其耗散之各质，能阻出汗之事，因出汗能令人身软弱。且天冷食馒头等有小粉之料，少食肉等含淡气之料，又运动其生热之各件，所生之热能补肌肤之所散者。但天气过冷，则生热之各件不及生所需之热，如是则冷胜于热，脑无知觉，筋不运动，久之心不逼血而人亡。天气过热，亦能令人病亡，其故因各质耗散殆尽。天时极冷，强壮之人用生热之各法，可不至冻死。若虚弱之人，则易死也。

衣服护身之热，若与外冷相斗，令身内之热不易散至空气中。设空气不流动，则不易受人身之热，但空气不动乃偶有之事，风着人肌肤，则热易收尽。如用各种布为衣，则风不着肤，热不易散。空气愈冷，衣宜愈厚。近肤之衣，用法兰绒，冬时令身热不散，夏时能收汗，令汗不速散而生冷。如不用法兰绒，则棉布胜于麻布，因传热慢而能收汗也。然衣服一事，非第讲究材料，尚须讲究颜色。黑色之收热放热，较甚于白色。夏时穿黑衣较之白衣更热，冬时穿黑衣较之白衣更冷。大抵淡色衣服令人更有精神，西国时尚黑色之衣，甚无谓也。

人睡时，呼吸之气较迟于醒时，因血行略迟而内热减少，更宜保护其身内之热，被褥必不可薄。然太多亦不宜，令人多汗。凡睡醒时觉冷，必速加衣被。设因被褥不厚，而紧闭窗户御冷气，则房内之气渐毒，有害于人。一昼夜内睡时居三分之一，卧室与寝衣必须合宜为要。且日之冷热，易用法免之。夜间不甚知觉，易受寒暖，故临睡之时必留意预防也。

凡通风之法，开窗为上，开门次之。因开窗则通外空气，开门则通房内已用过之气，因门常设于室中也。开窗以进气，开门以出气，为通风之妙法。有人知通风之理，而以最高之玻璃窗钻成多孔，然不及全开为妙。寻常以关窗为习惯之事，常不肯开，惧生疾病。苟能忍耐小疾而勉强开窗，数日之后觉有大益处，自此以后永不肯关矣。又寻常之人，居室之时多，出游之时少，与天地生人之理相背。不能出外得清气者，应令清气能至室中也。

夜间楼房窗户更不宜关，日间觉空气不清，可用法得清气，故宜行动。如此处之气不清，可至他处。卧时则不然，最妙之法，用厚被褥以护身，而开窗以通风有数处。夜间不可开窗，则地面或发毒气，令人易生疟病。自日入至日出之时，不可多吸外空气。各国所有卑湿之处，常有此事，而夜间开窗之弊更大于不开窗，两害相形取其小者可也。

贫苦之家，喜闭窗而不通风。至房内观之，则知窗久不开，铰键生锈。门闭极紧，烟通塞住，臭秽难闻。问其房屋可居否？则曰：幸无冷风，颇为舒服。观其衣服甚少，食物不相宜，烹煮不合法，其人面白而瘦，常有疾病。为善者送与暖和之衣服，温厚之被褥，房内通风，而人不觉冷矣。明理者，应常劝人房内通风为要。穷人困苦，大半由于不明养身之理也。

空气之不清，非惟动物放炭养_气，又因动植物腐烂而生毒气，即如已死之动植物，或动物之粪，遇空气则腐烂，发出数种毒气。此气之最毒者为轻硫①，其臭难当，人最恶之，故不宜受此气之毒也。凡有发此气之质，人必扫除殆尽，此气更毒于炭养_气。另有数种毒气，鼻闻而知，即如阴沟、粪坑、坟地等处皆发毒气，如用钙绿等物能免其害。所以房屋内必开阴沟，用水冲之，以流其恶。且各种秽物，亦必运至远处，室中扫除清洁，可以保身。

有数处地气与数种病相宜，即如肺痨病（此病肺体渐坏），要气暖而天晴，空气中含水气之处；风湿要空气燥而不甚改变冷热之处。以下所言地气，皆为保身之理，未及治病之法也。

---

① 轻硫：硫化氢。

　　空气含水之多寡，与人身相关，但有数处常多，有数处常少，不能随处皆然。其测验空气含水之器，名曰燥湿表，其式有数种，但用此表之意，大约欲查得其成露之界限，可定空气中水气之热度。空气中水气愈少，则令其凝水之热度愈少。即如伦敦与相近处，露度得四十七度为中数。

　　凡乡间地土，常发水气。所下之雨，受太阳与风化为水气，而升上成云。大城内地面铺石，或有房屋所下之雨，土不能收，必用沟引出。且乡间多树木花草，令空气能湿。城中树木甚少，房屋中多火炉，能令空气燥热。故乡间空气湿于城中，海滨空气湿于内地。又大洋海之空气，亦湿于寻常沿海之处。英国西、南两方之风最湿，地气亦湿，东风过小洋海，从陆地而来，故地气甚干。

　　海岛之地气，湿于大洲，故海岛之人，其体较之大洲者不同。人欲身强而貌美，必居稍湿之空气中，且能多寿。即如法国与日耳曼国之大半，其地气较之英国更干，所以人未老而有衰形，年寿尤促。凡人身体坚固，筋力强壮，则能干事。又因身与心有相关，心力足则能考究最深之理，此书姑不详言。要之，英人之胜于他国者，大半恃地气而得之，未必由人类而分，因人类多藉地而分也。英人迁居亚美利加与澳地利亚①等处者，子若孙渐与英人不同，不能言改变之后，不失其原有之坚强也。地气太湿，令人之精神不振。因泥土湿，则常有腐烂之物在内发臭，发臭之处令人生热病、发疟疾。地气之热与湿，虽为不可忽略之事，而地气之好坏又与数事有相关。即如恒风之方向，虽与强壮者不甚相关，而弱小之人易受风之害。即如英国北风与东风冷，南风与西风暖。东风至英国者，已行过陆地甚多，

①　澳地利亚：今译作"澳大利亚"。

故极燥；西风与南风行过大西洋、太平洋，故甚湿。东风燥，有病之人难受；东北风冷而燥，更难当之。无北风之处，即可谓地气合宜。即如山能遮风，英国南陲沿海镇市，有高石崖甚多，所遮之风为北风，弱者可居。然东边与国中之地，无山遮风，坚壮之人尚无妨害，弱者则难居矣。凡有山遮风之处，空气不甚流动，不如他处之气调匀，此种地土，水亦不佳，久居之则常生各病。故瑞士国与萨浮，山谷不少，皆有空气不甚流动之弊，病者甚多。如癫狂、瘿瘤、瘰疬（此症有传代者）诸症，数处居民亦常患之。

由此可知，诸山环拱之处，地气不佳，而卑湿之处，地气更不佳也。即如英国有数处，疟疾甚多。意大里①有数处，热症亦多。阿非利加西边，常有大瘟疫，令人多病，因空气中有毒气，而毒气又近在地面也。有人云：夜间毒气与露水同降，故较之日中更多。此毒气之根源，因地面常湿而不干，物质之坏者，易于腐烂发臭。只有一法去之，开沟引水，放出河海中，地面之上多种花草。然初开沟时，毒气更多，因毒皆消化于水，放水既干，则消化尽而毒气无矣。即如数年前，荷兰国大湖名哈而邻玛，开沟放水，地面渐干，是年人多疟病，死者较多于前，然以后此病渐少。最奇者，有数处地不甚卑湿，而毒气甚多。即如意大里国本巅与加伯那两处，地面极燥而有毒气，疑是泥土极深下有积久芦苇、青苔、草木等质，日渐腐化，空气愈热，则毒气愈多。若空气不甚热之处，埋于地下之质，毒气虽发而不多也。

水为轻、养二气相合而成，用电气能分得两种气质。每分得养气一体积，必得轻气二体积，而养气重于轻气十六倍。凡

---

① 意大里：今译作"意大利"。

日用之水，必谨择之，因与食物俱有关于养身之事也。

寻常之水有数种，其分别在乎所含之盐类质。蒸水略为净水，因所蒸之水气必散，而定质留于甑内。蒸水之味淡，化学内之事常用之，医学内之事亦用之。但寻常之药，不用蒸水亦可，雨水亦可。谓雨水较真蒸水稍浊，内含炭养①与淡轻②，皆从空气中得之。雨水又名滑水，因易与肥皂化合，可洗衣服。涩水含数种金类质，河水次于雨水，因河水为地水与雨水合成。近于海之河水，盐多而不合用。寻常河水每重三千五百厘，合盐类等定质略一厘。另含炭养二气，与空气水所含之定质，内略二十分之十六，为钙养炭养③（即石炭），其余为钠绿④（即食盐）、钙养硫养⑤（即石膏），但钙养炭养不能消化于水，只能为水所含之炭养消化，水含盐类愈多，则煮饭洗衣愈不合用。河水可饮，又可为洗衣之用，因肥皂大半能消化于河水。凡大城内沟渠泄水颇多，则不可饮，因内含数种生物质与轻硫气等。有数处大城所用之水，近于阴沟之口，取而用之，大不合宜。近时伦敦之半有新开河，通水入城，又一半藉达迷斯河⑥水，有水公司管理，用水管通至城内各处，其发源之方位离城甚远也。

雨水入地中，或遇石，或遇不通水之泥则聚会，可开井，用起水筒得之。但因此水遇土中各质，即将能消化之质消化之，故井水与泉水为水之最涩者。每三万五千分，含盐类等定质二

---

① 炭养：二氧化碳。

② 淡轻：氨。

③ 钙养炭养：碳酸钙。

④ 钠绿：氯化钠。

⑤ 钙养硫养：硫酸钙。

⑥ 达迷斯河：泰晤士河。

十五分至三十分，另含炭养二气，其杂物之原质略同于河水内杂物之原质。若含盐类质多者，则不合于寻常之用。寻常涩水内，用肥皂洗衣，凝结而不消化。但此水令其沸数时，则热能逐去其炭养二气，而其钙养炭养能凝结，所以水壶与锅内常生皮一层。井水之味，胜于河水。新汲者能发泡，因含炭养二气，水色最明，人喜饮之。如用此水洗马，毛无光彩，食之胃难消化。膀胱生石淋者，饮此水不相宜。大城内井水，常有秽物随水而下，不可饮之。又坟墓多处之井泉，更不可用。此种水虽色明而味佳，人喜饮之，但内含淡养①等动物腐烂所成之质，饮之有害于人。又泉水中常有阴沟之水流入，亦不可饮。昔有一处大行瘟疫病，查得其故，因有阴沟水通入日用之水内也。

试水之涩滑，其法有二：一为用肥皂法，一为用淡轻养草酸②法。可将小玻璃瓶或小玻璃杯三个，大小相同，洗之极净，一盛蒸水，一盛寻常之河水，一盛所欲试之水，各水之体积相同。另将肥皂用水以脱消化之，将一滴入蒸水则不变色，又将一滴入河水则成一层如云而色白者，又将一滴入所欲试之水，观其白色之深淡，便知水之涩滑。第二试法，不过能试水所含之钙养③数，其法仍备三种水，分盛三瓶，每瓶水添入淡轻水④一滴，后添入淡轻养草酸水二滴，则钙养变成白色，定质沉下，权其轻重，则知水中所含钙养之数。

水之为用甚广，人尽知之，不必赘言。然其大用，在乎供人之饮。大城内之人，不多饮清水，早饭后饮茶或咖啡，午饭饮苦酒或葡萄酒，晚饭后饮茶或咖啡。凡此各物，皆为水质。

---

① 淡养：氮氧化合物，如一氧化氮、二氧化氮等，有不同程度的毒性。
② 淡轻养草酸：草酸铵。
③ 钙养：氧化钙，即石灰。
④ 淡轻水：氨水。

每人一日略饮水三升，则足以养身。人身每日放水之数亦略同，或从皮肤出汗，或为大小便而去，此为中数。有人饮水太少，故消化之事稍难，常生各病。最妙之法，饮之多而有余，因多饮水可无病。又如伤风，并同类之症，可常饮多水以治之，能令皮肤出汗而小便通畅，身内之污浊可洗去之。英国医士，有藉水以治各病者。其法，令病者于温和之时，至乡间或山中有名泉处居住，每日早起，不居室中，游览各处，食便饭后，则多饮水，以为各病全藉水治之，而不知其所用他法更妙于饮水也。然泉水之含盐类质者，能令人泄泻，不可多饮。又有泉水内含铁者，此种泉水可代补剂，阅下卷便知其详。但用此水之益处，大半在乎洁净，故家中多饮净水，必无妨害，亦无大病之人。每朝空腹饮净冷水一杯，可以得大益处。

人身用水洗净，为各事内之不可少者，较之修行诵经，更属紧要。皮肤内有无数小孔，若为尘土秽污闭塞，则汗不得出，易生各病。用肥皂亦能消化汗内之油类质，然常用肥皂洗面则皮必粗，可以不必。若无病之人，每日以冷水洗身则不惧寒暑。软弱之人，天时寒冷，不可用之，每于七日内用温水洗浴两次亦可。若不常洗浴，必致有病，而心思不能运用矣。

用温水洗浴，自九十度至一百度之热皆可用之。因人身之热度近于一百度，如水之热度过大则不相宜。且用热水洗浴与冷水大不同，因热水令人心动甚速，皮肤生热而出大汗，当时颇觉舒畅，以后渐觉乏力。水愈热而人在水中之时愈久，则身愈乏力。常用热水洗浴，则身心俱惰。如古时罗马国，本属富强，征服各国为属国，后富贵过甚，安闲无事，设立热水洗浴之法，开大热水池，每日在浴室之时略居其半，此后民人渐弱，弃去属国，数年之后，社稷为墟。然热水洗浴之法，偶与数种病相宜，即如得伤风症，用热水洗浴，至人身能当之热度，再穿厚衣服，快行数里，则伤风自愈。用海水洗身，无论冷热，其有益于人之肌肤，更甚于淡水也。即如幼童、妇女、病人，用海水洗浴为佳。但身弱之人，浸于海水中，出水之后，皮肤已干，不觉回热，则以后不可再浸矣。

前论地气之一节，言城内空气太燥而不佳，因水少故也。寻常之人，最畏湿气。然低处有积水，虽不相宜，而空气太燥，亦觉不合。夏日城中撒水于路，水散之时，空气湿冷。又园亭中有水池，能令空气凉。然水不宜停，须用法使其流动，室中置水缸亦佳。植物养于室中，甚难畅茂，因水气不足之故。近时人家房屋中，用玻璃缸养金鱼并水草等物，此事非但有意趣，尚能令室中之空气稍湿。然必留意令缸内之水不致发臭，如水中有死物，速即去之。海滨之人，用咸水养海中之物，但令常换新者，因海水较淡水更易坏也。此事须知有数端：一、置于窗户光浓之处。二、水内之鱼草等不可太多。三、水底必有土厚一寸。四、所有恶物，必速去之。

海水之用处，能有益于人之皮肤，用以洗浴甚佳。此水化散甚迟，既散之后，有余下之盐，所以人身之衣偶为海水所湿，亦无妨害，非如淡水之能令人伤风也。

水固可以洗身，又可冲去房屋内之污秽。即如厨房用过之水，厕房内有恶物，用水冲去，免人疾病。沟愈斜则水流愈速，内用砖石等铺之，总沟之口，应在空处，离人居处愈远愈妙。如泄入河中者，河水之流须甚速。如有潮水，则沟水入河之处，应离城稍远，潮水涨时，浊水不致涌入城中。多饮净水，能免各病。如风痛、风湿、石淋等症，皆可免之。

水能消化各物，与动物之生理有相关。凡食物在腹中变血，藉水以消化之。血能带水行周一身，水既补百体所少之质，又将用过之质泻出，至血管之门，冲入腹中，而腹中藉水冲至身外。可见消化、养身、通血、大小便之事，无水不成。

泰西熊三拔①撰说，高地作井，未审泉源所在，其求之法
有四：第一气试。当夜水气恒上腾，日出即止。今欲知此地水
脉安在，宜掘一地窖，于天明辨色时，人入窖以目切视地，望
地面有气如烟，腾腾上出者水气也，气所出处，水脉即在其下。
第二盘试。望气之法，旷野则可，城邑之中，室居之侧，气不
可见。宜掘地深三尺，广长任意，用铜锡盘一具，清油微微遍
擦之，窖底用木高一二寸，以支盘偃置之，盘上干草盖之，草
上土盖之。越一日开视，盘底有水欲滴者，其下则泉也。第三
缶试。又法近陶家之处，取坯瓶缶一具，如前铜盘法用之。有
水气沁入瓶缶者，其下泉也。无陶之处，以土甓代之，或用羊
绒代之。羊绒不受湿，得水气必足见也。第四火试。又法掘地
如前，篝火其底，烟气上升，蜿蜒曲折者，是水气所滞，其下
则泉也。直上者否。

凿井之法有五：第一择地。凿井之处，山麓为上，蒙泉所
出，阴阳适宜。园林室屋，所在向阳之地次之。旷野又次之。
山腰者居阳则太热，居阴则太寒，为下。凿井者察泉水之有无，
斟酌避就之。第二量浅深。井与江河地脉通贯，其水浅深尺度
必等。今问凿井应深几何？宜度天时旱涝，河水所至，酌量加
深几何而为之度，去江河远者不论。第三避震气。地中之脉，
条理相通，有气伏行焉。强而密理，中人者九窍俱塞，迷闷而
死。凡山乡高亢之地多有之，泽国鲜焉。此地震之所由也，故
曰震气。凡凿井遇此，觉有气飒飒侵入，急起避之，俟泄尽更
下凿之。欲候知气尽者，缒灯火下视之，火不灭是气尽也。第
四察泉脉。凡掘井及泉，视水所从来而辨其土色。若赤埴土，

---

① 熊三拔：明末来华的意大利传教士，研究西方水利科学的专家。

其水味恶，赤埴黏土也，中为甓为瓦者是。若散沙土，水味稍淡。若黑坟土，其水良。黑坟者，色黑稍黏也。若沙中带细石子者，其水最良。第五澄水作井底。用木为下，砖次之，石次之，铅为上。既作底，更加细石子厚一二尺，能令水清而味美。若井大者，其中置金鱼或鲫鱼数头，能令水味美，鱼食水虫及土垢故也。

试水美恶，辨水高下，其法有五，凡江河、井泉、雨雪之水试法并同。第一煮试。取清水置净器煮熟，倾入白磁器中，候澄清，下有沙土者，此水质恶也。水之良者无滓。又水之良者，以煮物则易熟。第二日试。取清水置白磁器中，向日下令日光正射水，视日光中若有尘埃，细缊如游气者，此水质恶也。水之良者，其澄澈底。第三味试。水元行也，元行无味，无味者真水，凡味皆从外合之。故试水以淡为上，味佳者次之，味恶为下。第四称试。有各种水，欲辨美恶，以一器更酌而称之，轻者为上。第五纸帛试。用纸或绢帛之类色莹白者，以水蘸而干之，无痕迹者为上。

人不可一日无谷，不可以一日无水。水之于人，顾不重欤？苟知掘井及以上试水之法，则在在可饮甘泉，而免疾病。且藉以备旱灾、御兵火，一举而数善存焉。余闻日本善于开井，但井栏之口，宜小而高，既免坠溺，仍便引汲也。

以水疗病，其法有二：第一温泉。温泉可以疗病者何也？凡治病之药，以其味四，元行皆无味，故真水不能为药。以水为药，必藉他味焉。温泉出于硫磺，硫磺为药，多所主治，而过于酷烈，医方谓其效虽紧，其患更速，难可服饵。温泉本水而得硫之精气，故为胜之。又温泉疗病，用之熏沐者什九，用之汤饮者什一。熏沐者，其热毒不致入于肠胃，而性理却能达于腠理，则利多而害少焉。第同一温泉，性味各异，其所治病，亦悉不同。西国一大郡，其山间所出温泉数十道，每道各有专治。昔有国主征集名医，辨其性理，又多用罪囚患诸对症者，累试累验，然后定为方术。是何泉水？本何性味？主何疾病？作何熏蒸？或是沐浴，或是汤饮，用何药物以为佐助？设立熏蒸器具、沐浴盆池，刊刻石碑，详著方法，树之本所。凡染病者，依方疗治，多得差焉。今温泉所在有之，亦有沐浴而行愈疾者。若更讲求试验，如前所云，拯救疲癃，当复不少也。第二药露。凡诸药系草木、果蓏、谷菜诸部，具有水性者，皆用新鲜物料，依法蒸馏得水，名之为露。今所用蔷薇露，则以蔷薇花作之。其他药所作，皆此类也。凡此诸露，以之为药，胜诸药物，何者？诸药既干既久，或失本性。如用陈米作酒，酒多无力。小西洋用葡萄干作酒，味亦薄焉。若以诸药煎为汤饮，味故不全，间有因煎失其本性者。若作丸散，并其渣滓下之，亦恐未善。

凡人饮食，盖有三化：一曰火化，烹煮熟烂；二曰口化，细嚼缓咽；三曰胸化，蒸变传送。二化得力，不劳于胃。故食生食冷，大嚼急咽，则胃受伤也。胃化既毕，乃传于脾，传脾之物，悉成乳糜，次乃分散，达于周身。其上妙者，化气归筋；其次妙者，化血归脉。用能滋益精髓，长养肌体，调和营卫。所云妙者，饮食之精华也。故能宣越流通，无处不到。所有糟粕，乃下于大肠焉。今用丸散，皆干药合成，精华已耗，又须受变于胃，传送于脾，沁入宣布，能有几何？其余悉成糟粕下坠而已。病人脾胃有如老弱，只应坐享见成饮食，而乃令操臼执爨，责以化治乎？今用诸水，皆诸药之精华，不待胃化脾传，已成微妙，才下于咽，即能流通宣越，沁入筋脉，裨益宏多。又蒸馏所得，既于诸物体中最为上分，复得初力，则气厚势大焉，不见烧酒之味浓于他酒乎？西国市肆中所鬻药物，大半是诸露水，每味用器盛置，医官止主立方，持方诣肆，和药付之。然且有不堪陈久者，国主及郡邑长吏，岁时遣官巡视诸肆，令取过时之药，是水料者即倾去之，是干料者即杂烧之，盖虑陈久之药无益于疾，或反致损也。

英国大镇，名立发埔①，阴沟不通，臭恶之气甚多，每年因此而死者万余人。后改去各弊，第二年人死之数少三千七百五十名，岂非救命之法乎？此镇之作善事者，所作大事，所得大益，众人同受其利也。

房屋之窗户，愈多愈佳。花木无光不能活，人更须得光方能活也。人身得食物以生热，身外护以衣服令热不散，四季之衣服应足以御寒，又必令身不出汗乃可。羊毛布能令身热不散，胜于麻布与棉布，里衣应用法兰绒为之，羊毛毯较之粗布更有益于穷人，因能令热不散也。

且人所吸之气，以净者为要。凡气呼吸一次，则变为浊气。如房内有火，令气变浊，故房屋必用法通风，常换空气，开窗即为换气最便之法也。

凡坚壮之人，一昼夜内呼吸空气三千立方尺。此气呼吸一次，不可再用。故房屋长十五尺，宽十五尺，高十二尺，则所容之空气足为一人一昼夜之用。一人夜间睡八小时，呼吸空气略一千立方尺，故房屋长、宽、高各十尺者，所容之空气已足用。设数人睡一房内，关闭窗户，则每人应须配准尺寸。然贫家卧房，总不能每人配准一千立方尺，务必以多通风气为要。缘人身呼出之气内有毒，故必速换新者。如有人封密门窗，夏日塞住烟通，则令家人吸受毒气，其罪与用毒药者相等。

房屋之外，或相近处，不可有粪草堆。因堆内有动物、植

_____

① 立发埔：今译作"利物浦"。

物质，粪质虽不觉发臭，亦能令人生病。发臭之阴沟，更甚于此也。如房屋之内，周年无风到者，不可住。周围有树木压逼之处，不可住。房内无地板无楼，亦不可住。盖卧房愈高愈妙，多层楼房以最高之一层为佳。

夏时以冷水洗浴，冬时以暖水洗浴，能免伤风，能补精神。屡次扫除房屋，并洗涤日用各物，能免各种发热，并免各种瘟疫病。如荷兰国之地气，为欧洲之最下者，然荷兰人常洗涤房屋，令什物洁净，亦免疾病。凡石砖墙，应屡上石灰水，令白为佳。

食物能长肉，能生热，然食物之能养身者各不同。肉为上，馒头次之，山芋又次之，青菜为下。惟人不能只食肉而身无病，如全食馒头，或全食乳，可不生病。若以各种植物更换食之，或并而食之更佳。不分出麸皮之馒头，较之白馒头更能养身。凡成人者，或每日食牛乳六升，或每日食馒头三磅，或每日食干豆一磅五两，或每日食山芋二十一磅，或每日食肉半磅、馒头二磅，皆足以养身，久不调换，亦可无病。若人只食胶质，或藕粉，或西谷米，不久即饿死，虽多无用也。

凡煮肉之法，先令水沸，然后置肉于中，则肉内之汁不散。如煮肉取汤，先将肉切片，浸于冷水中数小时，然后渐煮令沸，以熟为度。尤宜咀嚼极细，缓缓咽下，否则不能养身。如各种蔬菜，俱须加盐食之，方能有益。

食物养人，鱼肉为最。即如牛羊之肉，生时略有水一半，其余为含淡之质，五分之四为非布里尼①与蛋白，五分之一为直辣的尼②。鱼肉无红色染料在内，只有四分之一为定质，其余为水，可见鱼肉之能养人也。寻常之肉，有油四分之一至五

---

① 非布里尼：纤维素（fibrin）的音译。
② 直辣的尼：还原角蛋白（keratin）的音译。

分之一不等，故寻常之纯肉，每百分内成肉之料四十分，生热之料十分，水五十分。

凡婴儿三个月以内，应种牛痘，此事非医者不可为。因所种之苗，其合用与否，惟医者能知之。凡种痘小儿长大之后，不染天花病。即偶得之，病亦不重。不种痘者，易得天花病，易传染他人。不但一己危险，尚有害于众人。有治民之责者，必察贫家之儿女尽种痘否。如有不愿种者，必依律法治罪。如已种而所出不合法，则必再种，此事惟医者可主之。

婴儿食其母乳，为天然之理。他人之乳，或兽类之乳次之。每三小时食乳一次为宜。夜间不食乳为妙。周岁以后则必断乳，否则其母为哺乳所伤，再育儿女有身弱之病。断乳之后，用馒头浸水中成浆，添生乳油，调和食之，为最合宜。若此时食成块之菜饭，则有害于婴孩。

各种乳最合于养人之用。凡动物生育之后，即赖乳以养之。故不必考究乳为何质，亦可推知必有成肉生热两质。即如牛乳，每百分内含定质十三分，内有四分半为加西衣尼①，三分为乳油，五分为乳糖，其余半分为盐类质。可见牛乳每成肉之料四分半，有生热之粉八分配之。人乳内每成肉之料二分半，有生热之料十分配之。故将牛乳养婴儿，必添水与糖，令与人乳相同。驴乳含油少于牛乳，故更易消化，且含成肉之料，婴儿身弱者食之最宜。若人只食乳，每日须得六升，足以养身。余与小儿脾胃虚弱，余饮之舌苔白，滞食，小儿饮后则大便泄泻。凡真火不足，脾胃虚弱者，皆不宜食也。

食饭之候，应有一定，须每日如此。野人以射猎为生，食时无有一定，必先获之而后食之，此法有害于身。饮食之

————————

① 加西衣尼：酪蛋白（casein）的音译。

时，若无一定，不免有病。如腹中脏腑肝胃等，有消化各物之功用，易令其习惯。此时预备消化食物，若过其时或不及其时，则不易消化。寻常之人，一日三餐，若一日所食之物于一时内食尽，腹中难于消化。若消化已尽，食物未来，亦难冀长精神。耐至第二日方食，已不及矣。有人虽一日三餐，但一次甚多，两次甚少，常有不能消化食物之弊。苟能三次平匀，则有益于身也。

清早起身，未食早饭，腹中空虚，最易受病。所以起身以后，宜随即食饭，但早饭食之太多，则困倦无精神。早饭用脆馒头与肉少许，用茶或咖啡一二杯同食已可。寻常之人，可无难消化之疾。茶与咖啡等物，近今各国皆用之，可见其材料合于人身之用。然此两物在体内之作用，尚难明晰。余意度之，能令血不多聚于脑中，精神振作，身肯出力，脑肯运思，此两物感动脑之功甚大。近时各西人，大半恃运思为生计，而出力者少。故凡能感动脑而令人爽健之物，自然人多用之。茶与咖啡之性，与酒相反，因酒之性能令脉行加速，茶与咖啡能令脉行略迟，脑受血之压力更小，故人觉爽健也。设茶与咖啡饮甚浓者，则心跳不匀，令人眩晕不能眠，难于消化食物，且令人胆怯生病。若茶之性较咖啡更佳，但不可太浓，亦不可太多。有人多食之后，不能用心思。若饮酒则更甚。设不饮酒而多食饭。亦能如此。多食之后，饮咖啡一杯最妙，能令人有精神也。

从以上之说可知人欲免病，而一日内得最长之精神，可于辰正以后，已初以前，食早饭；未正以后，食中饭，不必甚多；酉初多食晚饭。食毕之后，散步一小时，以后不食他物，饮茶一杯，至临睡时，食物消化已尽，则以干饼等便物作点心，可以酣睡。因腹中空虚不得安卧也。如戌初以后，多食晚饭，临睡时腹中食物消化未尽，则多恶梦而睡魇缠绕，早起看舌生白胎一层，身觉困倦。要之，因食物太多而生病者，较之因食物太少而生病者固多。纵口腹之欲，贱待己身，与禽兽奚择哉？又吃饭之时，不可太速，此事非但不雅观，且令食物难于消化。齿牙嚼物，本不能甚速，所食之物与口津和匀，亦不能不迟，且胃中所进之物忽然甚多，则消化不易，腹中必发多气。凡管理婴孩者，应令其慢食细嚼而后下咽，否则习惯自然，长成之后，难于改矣。中饭为最合宜，凡幼童妇女，应于此时内食一日中最多之一分，但上等人家与中等人家，日中无闲暇之时，偶有余闲，多吃之，逾时即觉困倦，不能干事，故寻常人家，中饭不过一小分，至晚饭则食之甚多。又有喜食之人，中饭与晚饭，皆多食之，为不合于理。中饭既多，则晚饭宜少；中饭既少，则晚饭宜多。数百年前之英人，日中放量吃饭，至晚则饮啤酒，或葡萄酒皆好，但不可多。年轻之人及强壮之人，不必饮酒，妇女无病，亦不必饮酒。凡在戌刻多食，此时腹中觉饥，必能极多，且欲得美酒以助消化。至此时多食者，每有不能消化之病。且食毕之后，困倦无精神，不能与朋友谈论有益于身心之事，只能闲话而已，岂非枉费多工，而抛掷一日内最好之时乎？

酒之种类甚多，须依各人之体质配之，无有公说，可合于众人者。余以为饮酒不可过多，此言可为公说。各人必知己身需用之酒，与其数饮之酒，为补身之物，身已坚壮无病，何必饮酒耶？

凡各种肉与菜，必熟而食之。其故有二：入口嫩而易嚼，一也；入腹易于消化，二也。食物第一事，必令其细碎，如肉切之、麦磨之是也。第二事必加热使熟，加热有干、湿两法，如肉近于火，则外一层之蛋白质凝结，其非布里尼，因内水得热而涨，则肿而软，所加之热徐徐传入肉内，则肉已变化，肉内红色变为棕色，则知烧肉之功已成。

凡令食物细碎之法，皆使其易于消化。因物在腹中，必先成浆形，然后可行消化之事。肉既煮熟，齿能嚼细。若熟肉之工未至，则齿难嚼细也。又有数种烧肉之法，或炉中烘之，或油内煎之，腹中亦易消化，但不及炙与煮之妙。因炉中烘肉，近于炉边者烧坏，而烧成之材料，渐通入肉内。煎肉之法，亦不佳，因所用之油，经热变化成数种质，最难消化。又如面粉所作之点心，用油成之，油与面相合，有各种变质，亦难消化。西国名医拜里云：凡油与面合成之点心，最为可恶，其弊不可胜言。凡坚壮之人，肠胃消化之力甚大，食此等物，仅能消化；软弱之人，极难消化，食此种物，必有害于身。婴儿喜食甜味之物，可用面，或米或药水面等粉，与牛乳、蛋、糖、香料合而烘之，婴儿喜食，易于消化，极能养身。

夫世人贫苦佣工，衣食不足，夏则裸身露体，雨汗淋漓，冬则赤足短衣，霜肤坼裂。更有狱牢囚犯、乞丐下流，饥寒交逼，食则残羹剩汁，败腐腥膻，住则坐秽眠污，黾缘虮虱。此等致病，谁复相怜？倘遇水旱凶荒之岁，饥馑洊臻，无门乞贷，其流离困苦，疾病颠连，致伤厥生者，不胜枚举。又恐乱民蜂起，杀劫如麻，有不堪言喻者，均宜预为警备，设法消除，诚急务也。人心蒙昧，往往自恃富强，衣食丰足.猖狂纵恣，酗酒宿娼，麻风疔毒，入血、入肉、入骨、入脑，或随得随发，或迟之十年而后发，或骨痛，或恶疮，或四肢永远穿腐。此为自作之殃，原不足惜。外如烟瘾、酒癖，皆属自取，立法严禁，洵不容缓。各病之外，又有邪祟犯病一事，殊足骇人听闻。无论老幼男女，偶染时疾，或身热头痛，肚痛不安，乃查通书日脚，便知犯着某等邪神，必须急为解之。以水饭香楮送于外，

或向街外某方祷而送之，则病者自愈。又有热病不退，谵语如
狂者，误作邪魔附体，请茅山术士施符念咒，披发仗剑，终夜
鼓角喧阗，禹步作法，奉太上老君，或奉雷部急急如律令以驱
之，动费多金，不但无益，且令病者惊惶，反增危险。诸如此
类，巫觋亦然。若能考察病原，按症施治，兼能悔过迁善，顿
省前非，不必请方士祈祷，只向自心考察，当天立愿，自可免
邪妄之获罪也。①

凡民生不能无病，各国均赖良医，能察病原药性，便堪疗
痊。如能洞悉脏腑情形、功用，及因某病而坏缘由，乃堪称妙
手。泰西良医，首重察确内腑形状，不敢稍涉揣摩，虽拍听声
状，呼吸脉息之快慢，身热之高低，皆有准绳，一丝不紊。至
考辨药性，则用化学分核各药之质用，与人身之血脉病由相宜
相反，加以配制尽善，轻重无差，始能对症发药，药到病除也。

还望中国良医，不独洞达治病之良方，且教人免病之善法。
若未病而调养其身，较已病而拯救其苦，功效迥不相侔。凡人
身既受病，碍事伤财，合家惶感，复有因病伤生者，更属可悯。
是则一人既病，苦累多端，千百人病亦然。每念天下患病者之
苦，不胜慨惜。爰译集卫生良法，以祈保免一病，则惠及一家，
推至保免千万病。其益亦如是，岂不伟欤？②

澡浴所以除垢涤污，亦属理身要务，故继饮食而并重也。
因人身从汗管出水，并无杂质，水既出则随时化去。惟所出杂
质，尚留皮际，与外来之灰尘污秽，粘连不去。暑天每日出水，
并所出之杂质，与冬季每日出水杂质不同。倘因伤风而汗管闭

① "夫世人贫苦佣工"一段：录自［美］嘉约翰《卫生要旨·论各病之
由》。
② 凡民生不能无病……岂不伟欤：录自［美］嘉约翰《卫生要旨·论
病赖良医》。

塞，或懒洗以致积垢过多，必致身体欠安，渐生诸病。苟能按
日洗浴洁净，衣服洗换亦勤，则皮肤无疮癣之患。浴身一法，
要全身洗到，眼之胶汁及口齿之间、腋下、腿坳、大小便等处，
俱当一一洗净。应用之水，雨水最佳。江河之水，隔净为妥。
井水杂质甚多，不宜常用。至水之冷暖，各有所宜，如系壮健
之人，用冷为佳；若血薄身弱者，宜用冷水①。但常以暖水洗
浴，每遇冷风，难以抵当。惯用冷水，纵遇寒风，不至骤感。
洗身用碱，系为去油起见，但不宜常用，偶用一次无妨。

　　绒裘御寒，绤绤当暑，深思造物之成全，以备吾人之择用，
各有所宜，一则免凛冽寒砭，一则免泥泞跋涉。至冬夏衣服不
同，人皆易晓。夏季用麻葛纱绸，取其轻凉，色宜白。凡白色
皆能散热，蓝、黑色受热甚多，所以不宜。又葛麻易于浣濯。
冬季用绒（俗名大呢），或棉袄皮裘，均难水浸，只可时常晒
晾，刷去灰尘。贴体之衫，用薄绒，常可浸洗。凡人身贴体之
衣裤，一沾汗垢，即宜换洗，切勿懒惰因循，致成病患。盖洁
净亦养心之一端也。又于秋末暮春，更换衣服之时，寒暖无定，
晴明和煦，洗换无妨。倘忽然风雨，陡觉寒添，最宜小心，不
可轻略。鞋履一事，所关非小。凡坐位之处，地有冷湿，脚最
易受，脚既受冷，渐及周身生病。是以鞋之底厚，胜于薄者也。

　　朱门华屋，歌舞池台，转眼纷繁，如尘如梦，究不如水竹
三分屋二分之雅淡也。住宅一事，只求地基完固，得建磐石之
安，坚厚墙垣，不畏飘摇风雨。或依山近水，楼高面面开窗；
或种树牵萝，庭际惜惜花落。无论贫富，所住之屋，总以通风
光明为佳。前后左右，留余地以栽花莳竹，令清气往来，俗尘
扑去。倘地段窄小，屋内开大天笼，或小天阶，使通气光明，

---

①　冷水：疑误，恐为"暖水"。

切不可相连遮盖，闭塞幽阴。若家眷男女人口纷纭，或屋内多人造工，更为切要。今粤省大小书塾、习武馆、卡堆兵房、衙门、胥役公所、缉捕馆、巡丁厂、村墟伙店、渡船、戏船、育婴堂、工匠铺，下而挑担步头、羁所班房，皆臭秽难当，苦不可耐。此等积弊，因循既久，更改殊难。若非贤明地方官吏，认真整饬，多方劝谕，断不能振刷维新也。况庸人可与乐成，难与图始。务使定立界限，街道宽平透气，以免拥挤，即有火盗警急，亦易拯救驰驱，是岂筑室道旁，畏首畏尾者，能如是井井有条乎？西国无风水择日之虚妄，无邻右逼压之嫌疑，故宅屋皆高而通风，栖身安适。盖人之呼吸，咸有炭养二气，此气若盛，便能伤人。故睡房夜间应闭窗户者，不可住人过多，恐无生气透入，炭养气积久伤身。屋地极宜高爽，或离地三四尺铺厚板，即铺砖亦要填高地基，四边低处开通水渠，以清积水，方免潮湿之患。冀此邦士庶，踵而行之，则美善矣！

古人日出而作，日入而息。又云：黎明即起，既昏便息。则作息应有一定之时，岂容晨昏颠倒，以夜作昼，为无益以害其身乎？读书攻学，虽有焚膏继晷之勤，映雪囊萤之苦，亦如发愤忘食，极形容其敏电逾恒，可暂而不可常之事，以为后学自惰者兴起也。又有败家浪子，观剧斗牌，饮花酒，吸鸦片，赌棋谈谑，或通宵达旦，或废寝忘疲，以致丧心荡魄，骨立形枯。此诚沉迷邪僻，伤身尤甚，而无药可救治者。故不拘何等之人，夜间务宜歇息，使脑筋肌肉养回本力。盖日间行立动作，心发力而血运行，到夜安眠，则身静脉平，可以养回心内之力。婴儿周岁内睡时最多，日夜除饮乳外，皆属睡息。及两三岁渐长，睡亦渐少，夜间睡足，日间尚或睡一两点钟不等。十余岁时，只须夜里安睡，至壮年亦然。大凡日间辛苦做工者，夜间须得睡七八点钟时候方可，且要紧在晚，晚间依时而睡，不可或早或迟，倘过十一点钟方睡，则伤其身。即每日饭餐能依一定时候，方为有益，保养自身者不可不知。

藏修闭户，固学者玩索有得之深，而乐水乐山，乃吾儒仁知兼赅之妙。故弦诵优游，又贵怡情佳景，以悟鸢飞鱼跃之天机。是以春风沂水，童冠咏归，点之志独叶时中也。即养生之要，不但衣食温饱、住居安适而已。仍须时常行动，令周身血气流通，肉筋发力。且呼吸多收养气，血亦生旺。因静坐偃息，与行动造工，呼吸快慢不同，血气运行缓速亦异。盖呼吸愈速，收入养气愈多，所收养气既多，则各脏得以运化津液，自然功用调匀。如胃能消食，肝能生胆汁，肾能发溺而出膀胱，俱免停滞之患。故书画裁衣，坐而少动，必然精神倦乏。如中土缠足女子，行步蹒跚，所以周身脏腑功用，渐就衰弱，肉身软怯，几成残废之人。至孩童初学行步，宜于莎草园场，往来驰步，令吸养气，滋长筋骸。倘终日呆坐，纵日给多餐，难期坚壮，病亦易生。一切笔墨之流，既无勤劳工作，又无出入远行，须寻一善法，如执射运甓之类，或春秋佳日，玩水游山，命巾车，棹孤舟，两三知己谈论古今事迹，要言不烦，庶几脑筋发力，精神舒畅，以合动静交养之义，诚善法也。

人生既需衣食，不能不学习工艺，以资糊口。然既赖工作以养身，而于己身有损有益，不可不知。大概举世之工艺营生者，或劳心，或劳力。渔樵耕牧，虽胼手胝足，稍免劳心。教读坐铺、刻字裁衣等类，似乎不用奔驰，然文艺经营，生意算度，坐多行少，身虽闲静，心则憧扰无休。又如生熟烟、药材、油漆工艺，内有水银、铅粉毒气，日久身沾其害。如船户、蚕桑、牧畜、扛抬泥水之辈，或出力过度受伤，或冷风湿雨感冒。至于鞋、缆、灰、炭、硝、煤、纸、盐、茶、毡、机、染、石工、银匠、春米、磨面各工，有烟灰入肺入眼，暗伤不觉。惟造厨、琢玉、木器、铁锡匠等，俱在铺内造工，既免凄风冷雨之苦，又非困坐少动之流，似较胜诸艺也。然不论某件事业，倘夜深不息，及人多团逼，或睡处狭小稠密，均能损人。上文所云烟灰暗触，及毒气潜侵，暂时不察，迨十余年之后，人渐衰弱，诸患丛生，始悔少年择艺不慎，晚矣！夫有一日生命，须尽一日本分，以求日给所需，固不能尸位素餐，亦不可经营太甚。出作入息，淡泊自甘，不饥不寒，便足度活。若求赢余，徒自苦耳。至择术不可不慎，古训昭然。盖砚田无恶岁，乐道可忘忧，读书明理，笃信好学，诚为天下第一生涯也。凡有父兄之责者，宜及时督课子侄，勉力攻书，胜于金玉之遗留，诸般之技巧已。

凡人首务戒慎持躬，尤贵谦和养性，方能却病延年，寿跻大耋。倘因事相争，一朝之忿，祸及其身。又如先富后贫，穷途落魄，未免忧心殷殷，怨尤交集。或有意外风波，惊惶失措，无端灾祸，愤懑填胸。或生离死别之悲伤，或忧谗畏讥而憔悴。以上种种情由，皆人所难免。既摧挫其志气，复损耗其精神，每为致病之端。世人当知逆旅之暂居，警醒三仇之诱惑。即横逆纷乘，贫病交迫，可忧可惧之事，仍须善为排解。失志切勿抑郁自伤，得志亦勿纵情恣欲。古训所谓"求其放心"，又曰"养心莫善于寡欲"。务使平旦之气，不至牿亡，则清明在躬，自获康强衍庆矣。

地球四面，皆有天气冒护，人畜赖以生活，如鱼在水中赖水以养活也。昼夜之间，每一咪呢呼吸十八次，每一点钟，计呼吸一千零十八次，则二十四点钟内，收入天气甚多。天气中具淡、养二质，约五分中淡气居四，而养气居一。每百分约淡气七十六分，故养气不至过烈。倘若淡气少而养气多，则猛烈损人。不论高山深谷，其天气均如数相和，且和之甚匀。故天空清气，人收之而有益。因肺体内有无数微丝气管，该处兼有无数血管，得收天气中之养气，则黑血化为赤血。故血必经肺得入养气，方能养人。其赤血之功用有二：一能养脏腑、筋骨、肌肉、皮肤；二能养人身之暖。及吸入养气与血内炭质相合（上文食物中浆、糖、油，皆函炭质），则成炭养气。人之肺体，每一吸收入天气中养气，以化生赤血，每一呼则将血内之炭养气隔出。倘此气不能隔出，有毒便能损人。

核炭养气之法：用玻璃瓶贮清石灰水，入以玻璃管或竹管吹之，其水渐成白色，状同牛乳，是其据也。但既云清气益人甚多，养生家最关切要，而天气中有不洁之气相混，使杂而不纯，呼吸即能致害。如人多聚居，室不通风，或卧处设炉火，或地方积秽，蒸变为霉毒气之类皆是。但食品水泉，世人或可粗知其概。至吸入天气中之淡气、养气，相和相济，又呼出炭养气之毒，一呼一吸，皆关生命之原。循环无端，弥纶六合，取之无禁，用之不竭。此即天地生物之理，运化神妙，不可思议者也。①

齐家本乎修身，故整理全家，不外养身之要。扩而充之，不复胪陈次第，以省重复。凡创建住家房屋，务宜高爽通风，不可多人团聚。故西国富家，特建宽阔合住之屋，为贫者租赁，而租价极平。盖非为利，亦便益于贫者耳。其家中日用饮食，买入各物，及烹饪调和，分别美恶，如何合宜，皆当家长管理吩示，各人遵办。一家内外，应时洗扫，不可堆积垢秽之物。粪溺要日日倾泻远方，以免臭污熏触。家中所用之水必须洁净。四处低洼，渠水通流，不令壅塞，家长亦应管理。睡房毋使逼聚，及炉火熏炙伤人。所睡床帐毡被，俱宜洗晾干洁，以免积

---

① 澡浴所以除垢……不可思议者也：录自〔美〕嘉约翰《卫生要旨·辨正〈食物本草〉》。

垢生虱，或成癣疥之患。衣服亦然。各样工夫，起止俱有时候，不可夜间操作过度，耗损元神。倘有天行痘疮瘟疫，容易传染之病，亦宜早为之所，令病者迁往医局或宽僻之处，免致合家传染。妇人生产，须预备临盆事宜，以保全其胎产。上均日用平常之事，家所必有。一家之中，无论人多人少，当遵家长之命而行。谚云：家有千口，主事一人。则家长操权之人，若不安排妥当，井井有条可乎？倘自己骄惰，贪图安逸，委任别人，权既分移，诸多龃龉，则阳奉阴违，互相推诿，以致庭生茅棘而不除，尘积蛛丝而不扫，蚊蚋蚁蝇，随处纷扰。且一家之饮食衣服，嗜好不同，睡时迟早靡定，甚者赌钱熬夜，鸦片通宵。此等弊端，不止病患易生，抑且灾祸丛集。将此管理一家之事，有关于卫生之道者，恺切言之，望中国治家诸君子，留意于此，举而行之，切勿以为米盐琐碎，不屑经营而轻忽之。任其纷淆错乱，芜秽荒凉，以贻一家之害，是谁之咎也？为家督者，可不警醒欤！

时疫等症病后，宜将其人之衣服，与所用之器具，应付火焙者，如出痘、出红痧、热证、喉咙发炎、生假皮等，盖以免其毒气传染他人也。夫病人之毒，莫甚于呕之涎潦，与大小便之秽浊，以其由病人脏腑所出，闻其臭气，最易发病。故其痰盂，及大小便之器具，宜放解毒之药也。

一法：用石绿置病人各器具内，其渐发之绿气，自可祛毒。

又法：用锃绿（此即火柴盒边能炎者，俗名锃板，以盐强水浸之至化，剩者即锃绿），此药以一两，开水四两，放入病人痰罐、粪溺器内，既可解毒，并逐臭恶。

又法：以药铺所卖之锃绿，用三钱四分，以开水八钱和匀，每用一钱，放入痰罐等处，亦可解毒。

又法：用铁磺养_四①（十二两），开水（一斤半），每用三四两，放病人痰盂等处。或用加播匿酸（浓而色黑价廉者），以之放入厕所或粪溺具中。若用水开之，则宜以水一百分，加播匿酸一分，以之洗病人房屋、桌、椅、床各样。

又法：用泥斫烂，放入痰罐、厕所，亦可解毒辟秽。若在病人房，则宜于风口，或别处放些鏀质或鏀酒，可免毒气流散内外。或以布浸鏀绿水，或石绿水，或鍟绿水，挂于屋内风口各处，亦可解之。病人用过之床铺衣巾，或用火焙，或以磺养_二酸②四围放置，待其酸发，则毒自灭。至于器具及墙门，则宜以鍟绿水，或加播匿酸水洗之。

以上各法，不但出痘疫证当照法祛避，即凡遇病，亦应如是。既病固应加意检点，即平居附近之处，沟渠粪秽，均宜时时清洁，以免积沤发毒，能除却伤生之患，即所以卫民生也。③

清积秽以肃观瞻，免发毒染，一也；禁病猪、坏牛，认真严罚，以免生病，二也；引导山泉，以饮以濯，免井水苦咸杂质之弊，三也；设医局以重民命，四也；挑清粪溺，祛除病毒，以免传染，五也；所司责成乡正、保正，六也。但管理一乡之事，较难于一家，管理一城，更难于一乡。且城市墟镇，商贾辐辏，往来云集，闲杂之人既多，其粪溺堆积，菜皮果核，动若丘陵，瓦砾灰泥，倾满街巷，通渠淤积，雨过弥漫。况夏季地气炎蒸，一干一湿，积秽远扬，令人触之呕闷，疠疫由之而起，转相传染，惨不可言。即痘疮之患，传染甚危，若不创设痘局，以调理此证，不知伊于胡底。古者市廛有司，一以查禁

---

① 铁磺养_四：七水合硫酸亚铁，又称绿矾。

② 磺养_二酸：二氧化硫。

③ 齐家本乎修身……即所以卫民生也：录自［美］嘉约翰《卫生要旨·论整饬全家》。

非时之物，一以警斥诈伪之私。至市上所卖牛羊豚肉，若系病坏者，必然有毒伤人，须立法稽查屠户。其倒毙及有病之牛羊猪口，不准摆卖。非时未熟之生果，一切死鱼烂虾，热毒油炸之食物，均一律查禁，著为法令，倘敢故违，严惩不贷。以上各种致病之由，相沿已久，非一时骤能改革，况禁阻之权，非一家可能操。所谓有善法，尤贵有善人，要在亲民之官，吩示街正、墟正、乡正人等，认真巡察，一有此等弊端，置之重罚。庶使贪财之心，反为失利，因畏罚而不敢害人，则一乡一邑之民，日用饮食，不至因价贱之物，而犯病伤生。

至于饮水，以清泉为上，江河次之。兹者香港不惜工费，凿石渠以引山泉，分流各街铺户，民皆赖之。盖民生一日之内，用水最多。城市井水，内函不洁之杂质，日日用之，无有不被其害者。故西国医生，专司民间时症流行，以及有碍之事。诸般不洁之芜秽，容易起病之端倪，责成查街差役，每有见闻，辄报医生。各医生每礼拜会集参议各种弭病之方，预防祛毒传染之法，杜渐防微，无不周密。若依此而行之，将见民风丕变，食德饮和，贫富均受其益矣。①

人欲保养全身，须察识全身内外功用，不可稍有偏缺。所以精调饮食，期与脏腑相宜，易于消化，则血脉流行，血体健旺，非徒八珍五鼎，饰外观而夸侈靡也。假如饮食不察精粗损益，或只图可口而不顾伤身，则气血日亏，精神怯弱，诸病生矣。盖人生肢体，目能辨色，耳能听音，呼吸别香臭，而咀嚼食物之功用，则口与舌也。五官皆取益于外而畅于四肢，内适外和，病从何生？至脏腑各部，高下位置不同，功用各别，另有专书备述（查阅《全体阐微》，便知其详），姑略言之，以见

---

① 清积秽以肃观瞻……贫富均受其益矣：录自［美］嘉约翰《卫生要旨·论推爱乡邑》。

一斑。心体之下，有膈膜一层，心、肺居膈膜之上，肝与肚、大小肠、内肾、膀胱，居膈膜之下。心体之内有四房，血由左下房而出，行遍四肢，乃从回血管而转入心之右上房，由右上房转入右下房，而传于肺。凡人呼吸之气，至肺则止，血到肺与养气相合，乃转鲜红色。然后从肺转回心之左上房，而返入左下房，流行周身，以养筋骨皮肉。倘血未经肺，则蓝黑色耳。人可不知气血之流转与五脏之部位，而自加保养其身耶？

目为司视，职在于明，实为一身之要领，以佐元首之鉴观。故双眸炯照，全身皆光；眸子眊然，全身皆暗。何以护之？自童年始，凡出麻出痘，最关紧要，其目起膜起点及烂湿眼，盖皮之患，皆从此起。幼年看书，不可将书逼近（约离一尺左右无妨），或因地方黑暗，或夜间灯火不明，以近观为惯，眼目易坏。又初起眼热，不可再令劳视细微之物，及近光热之旁，静以养之，方易散而痊也。剃头匠于剃发后，以小刀洗眼，云去目之瑕垢，实属有损之事。城市之人，夏天头不戴帽，往来日光之下，冬季帽亦无檐，不能遮额，皆无益于目。又喜观夜剧者，最为伤目。凡写字俯首，低不及一尺. 及夜间写红纸小楷书者皆然，夜醉尤甚。凡在房内煮食，柴炭熏灼，或点火水灯过猛，无玻罩者，其烟熏久，目必失明。以及忿怒忧郁过度，必坏于目。故妇女家道不和，境况艰苦者居多，是可悯也。

耳为司听，职在于聪。明目达聪，视听并重，缺一不可也。童年耳聋者甚少，必因有故，然后成患。有因病热后耳聋者，有误被炮轰而聋者，有因剃发匠取挖耳垢而渐聋者，有因泅水太久水入耳内而聋者，有用掌重拍小儿耳门致掌风撞坏耳底膜而成聋者，儿童戏用小竹签入耳淘挖刺伤耳底而坏者，种种多端，不可不慎。至云社酒可治聋，恐未必然也。

但目有所宜之益，如春园小步，嫩树青葱，芳草杂花，乱飞蝴蝶，雨后看山，苍翠欲滴，或武夷深处，九曲泉飞，或泰岱高峰，五更日出，气象爽然，令人发幽旷之想，足以娱目。

耳有所宜之益，如闻韶乐，如听松风，或夜雨山窗，或高秋爽籁，或琴瑟和谐，宫商迭奏，或柳阴莺啭，高树蝉吟，或清夜钟声，或晚风渔唱，皆足以醒豁尘心，针砭俗耳。

口舌之益，则与名人硕士，清谈论道，上下千古，开拓胸襟。或登高舒啸，或临流咏诗，以写一时之逸兴；或吩咐园丁灌花洗竹，以活万象之生机。至宣讲圣经，指示大道，诚可谓舌代天工，爱人以德矣。又岂饮食五味之益可同日语哉？

鼻观闻之而有益者，则莫如清晨时呼吸温和之天气，或室有芝兰，或书丛芸草。春则杂花生树，自发幽芳；夏则荷沼凉生，花田如雪；秋则菊畦芳逸，岩桂飘香；冬则梅雪争妍，清芬韵致。在山林，则携锄采药，馥郁难名；居廊庙，则正笏垂绅，御炉浓染。此又鼻嗅之益，而市井鲍鱼所可悬拟者也。①

余尝阅泰西《男女交合论》一书，历言交媾之时，其夫行为性善，必生善良之儿；其夫行为性恶，必生凶恶之儿。如乘醉交媾，必生痴骏之儿。有疾病者，必生疾病之儿，喜歌唱者，必生歌唱之儿。盖儿之性质，皆父母所遗传。虽其善恶之念，仅在一时，然而如响斯应。世之为父母者，欲知子之贤不肖、体质之强弱，当思结胎年月，自己行状若何，交合合法，是生良儿，交合失道，是生败子，可不惧乎？可不慎乎？

父母之行状气质，与儿相关如此。则制儿之前、制儿之时，当修德行之。夫妻之间，宜相亲爱，决不可忿争，使儿受其气

---

① 人欲保养全身……所可悬拟者也：录自［美］嘉约翰《卫生要旨·论内外集益》。

质。如何则传善性，如何则传恶性，宜勤求也。夫爱子之心人所同，有病则怜之，饥饿则忧之，虽无道之人，不愿有败子。然胎教之法，可不讲乎？

英医南奢云：上期月经与下期月经之间，前半期生女，后半期生男。《医家新报》云：月经净后二日至五日内妊娠，则生女，五日至十二日内妊娠，则生男，过十二日后交媾，则成孕甚难云。

月经净后如交媾，则生女者，毕竟为女子势盛，而不必拘时期也明矣。余以为男子情欲盛于女子者，必生男，女子情欲盛于男子者，必生女。由是观之，欲得女者，则月经净后，可使其妇盛其情欲而为之；欲得男者，则经后六七日，其夫当盛其情欲而为之。男子并可卧于妇人右侧，多用右部力。

美医士霍立克云：欲生子，夫年大于妇数岁，平时不妄交，候至经净后五六日而始交。如欲交媾，男必先一日留心饮食补养，而令身强，女必先一日劳力，而令身稍弱，所谓情不胜于男者，则生男之分数必多也。余考先哲讲求种子之法，固要寡欲，尤要知法窍，五至俱见。法窍，即子宫。五至，即心、肝、脾、肺、肾之气发见也。

妇人阴核内，电气足，春情发动，万难自禁。欲止其淫心，惟有将其核割去，此法医院常有之事，割得极合法，无论年之老少，割多割少，割后淫心骤减也。

磁石能吸铁，能引针，人尽知之。至于兼能养人之身，则知者鲜矣。考磁石之力，与电气异而实同。凡动物之一动一静，皆藉此二气以相养。近由西医究出此理，谓人之身体欠健，精神欠足，可佩磁石以收养助之功。盖磁石无论佩在何体，均能使之强而有力，食可消于肠胃，血可行于脉络，是以西人多将此石裹佩于绒腰带中，取其能养胃增力也。尝有某少妇，佣于业磁石者之家，料理针线活计之事。一日患眩晕症，主人使归家调养，越数日回店，头眩未愈，加以胃口不开，夜不成寐。主人即易其工程，使将磁石之失性而减力者，磨铁养石，俾复原性。法用一钢条，安置几上，手捧失性之磁石，往复磋砺，务使钢条与石互相感吸，则其石自必逐渐增力，如病人之服补剂者然。该少妇自操此事之后，气体日强，精神日足，月余面现红光，如桃花之映日矣。继念针线活计，工价善于磨铁养石，复理针线活计之事，冀获多资，而力减神衰，远不及前。主人始悟，前此之强健，殆因磁石有养人之功之故。再使磨石，未几精神气力，果然还原。遂嘱其身佩磁石，仍作针线活计，从无衰弱气象矣。惟查所佩之石，如过一年或一年有半，必须用阴阳之石力，方能复原，否则恐渐失其性云。

节录 《卫生学问答》 十条

问：修短既无一定之数，卫生尚有可凭之理，试举其最简要者。

答：法京某印书馆主人，特捐酬金，刊刻告白，请人撰拟保养之法十条。一时应命者约有五百余人之多，经主人选定一卷，最为简要，兹录于下。

第一条，大例。早起早睡，时常习勤操劳。凡睡宜有定时，小孩以十点钟为度，成人以八点钟为度（大率晚十点钟睡，早六点钟起）。黎明即起，不可既觉且睡。

第二条，呼吸。一饮一食，皆为养生之物。清气阳光，尤为保养精神所必需。凡人出入居处，宜多吸清气，多受阳光。

第三条，脏腑。节饮食，毋贪口腹，戒醉以养德，寡欲以养精，窒忿以养气，息虑以养神。

第四条，皮肤。宜常洗浴，务使清洁，不杂垢污。机器不锈，则为经久，人身亦然。

第五条，睡卧。凡睡至适可而止，则神宁气足，大为有益。多睡则身体软弱，志气昏惰。又睡宜侧毋仰，一足伸，一足缩，一手枕头，一手靠腹。醒后宜转侧，毋卧执一边，必使气血流通，不致阻滞。

第六条，衣服。宜顺天时更换，勿使过冷过热。履袜渍湿，亦必换干燥者。

第七条，房屋。收拾整齐，居人和乐，即成有福之象（水缸勤清，便器勤洁；污不停满，唾不留地。男女无混，尊卑叙礼；三姑六婆，不许入室）。

第八条，品行。凡人勤则善心生，佚则恶心起，魔障得以乘间而入。故古人谓民生在勤也。尤贵处世以和，待人以恕，则无往不宜矣。

第九条，养心。心情悦豫，则长寿可期，精神可增。若多忧愁，有厌恶人世之意，使人易老。

第十条，职业。劳心者，不可不劳手足；劳力者，不可不养精神。身心二者，当兼养不可偏废也。

以上采录泰西各国名医卫生要语，补吾国卫生之理所未逮。如论光、论热、论空气、论水、论饮食五种，发前人之所未发。吾人只知讲究水与饮食，而不知房屋中宜通日光，更不知养气、空气与人生之关系。故卧室不开窗漏光，遂生潮湿。街道污浊，阴沟粪坑及动植物腐烂之臭气，令人难闻，恬不为意，未知其中最毒，身弱者感之则生疾病。爰不禁大声疾呼，为吾人当头棒喝也。

香山郑官应谨识

《中外卫生要旨》卷四终

《中外卫生要旨》卷五续编序

　　泰西格致日精，各西医以其格致之学，考求人之脏腑百骸，详论变硬、变板不灵各种老境，皆由于土性盐类结聚所致。如钟表用久则各轮俱松，又为尘垢积滞，渐至停摆。各举所见，布告天下，余采录为养生者参考。窃思所服蒸水磷质，兼食果子，可解土性盐类结聚，未必尽可免疾病、延年却老也。盖果性寒，磷性热，人有强弱，胃有寒热，宜于彼不宜于此者。况磷药非处处可买，蒸水之法非人人能用，究不若教人养心性，寡嗜欲，慎寒暑，节饮食，戒恼怒，兼行按摩导引之法，无论贫富，皆可行之。果能于上数事勤行不辍，自然血管不塞不硬，身体恒无血乏之患，未有不登上寿者也。

　　西法虽精求卫生之道，全在形质上考求，不知无质生质、无形生形之妙。我国讲求修养之术者，如洞悉真阴、真阳造化之旨，服气延年，非但不患土性盐类结聚，且能返老还童，岂西医之所能知？纵知亦不信而大笑也。惟愿其格致日精，终知神仙之道。修行者，立功立德，同登阆苑；不修行者，无灾无病，亦享遐龄，岂非五大洲一大快事哉！

　　时光绪乙未年冬至日罗浮偫鹤山人郑官应识于海上居易书屋

《中外卫生要旨》卷五续编

香山郑官应编辑

美国名医爱凡士，深明格致养生之理，谓慎寒暑，节饮食，居处通气，开沟泄秽，并衣服等事，悉与益寿之理，大有关系。人能慎行有益于身之事，庶免损害身心，自然克享大年，因著《延年益寿论》六篇。一论人衰老之故及天然之死，二论人老死聚质之根源。三论人与动植物有益之案，四论免病之法，甚有裨于人生。论理论法，皆本实事，大非泛论矜奇者可比。其论理率取医学，而究与医学异论。法近乎卫生，又与卫生不同。大旨以免病为主，延年为宗。照法导养，虽不能寿比周彭，要可筹添海屋云。

近今格致家，考求新理新法，已查得者，指不胜屈。然仍有多事，尚未能剖析明白，如延年益寿之法，终未深究其至极，大为憾事。静观宇宙万物，时显变化而成事功，欲查察其理，必以试验为凭。试验者，诘问也，以所疑之事理，问于万物，万物往往复明。兹姑以人老为问，则知身体老时，与幼年大异。盖幼年体内流质多，而活泼灵动，五官百骸，亦灵活敏捷，所谓血气方刚之时也。及其老也，血气既衰，体内多变定质，皮骨筋肉，变硬而笨，转移不活，动作不良，逐渐迟久衰老而死，是所谓天然死也。凡万物变化，各有缘故，而人生之初生，既长变老归死，岂能无故而然乎？故如虚心耐性，问此各变化之故，万物亦不能不答复也。

人究何以老耶？其首要之故，体内结聚非布里尼质，与直辣的尼质（即胶质），与土类质也。土类质者，大半为钙养磷养五①与钙养炭养二②也，另有钙养硫养三③与镁养④之各土质。有云：质体变硬者，因有土盐类聚结也。所以聚结者，因年老也。然此说于理未合。盖如年老能令质体变硬，则凡同年之老人，身内质体似应同变为硬也。然每半百之年，已老不堪，较之他人八十岁之老，殆有甚焉者，可见身内质体变硬之故，并非因老而然。

骨骼何为老耶？查幼年与老年者，百体所有分别，则知中年者，每骨百分，略有六十六分七为土质，而生物质或胶质，每百分含水略十分，如以婴与壮老各骨等分烧尽（此就死骨而言），细称其炭，则知人愈老，骨含土质愈多，含胶质即直辣的尼等愈少。婴儿之骨，屈之可弯，曲之不折，因骨质柔韧，有凹凸力也。老则骨硬质脆，曲屈易断。婴初生骨未全成，及三十骨始全，后则渐硬。少时分长之骨，渐有合连之处。不合连之骨端节，紧急活转失灵，俱因骨内，多含土质之故。

肌肉何为老耶？查中年之人，肌丰肉肥，色深红，易涨缩。老则肌肤缩小，肉渐变硬难缩，色变淡红，间变白或黄色。如将老少二肌等重详试，则知老人之肌含土质更多。

脑髓何为老耶？查人之脑，自冲幼以至四十岁则渐长而大，亦最重。过四十则渐减重，约略每十年，减重一两。又老年脑之尺寸与少年者比，其纵横二径，亦有小差。又年愈老，脑之圈纹，愈不分明，而脑之质体，含流质少而定质多，脑内之发血管变厚，内径变小，皆因有结存之质也。即各大小血管，亦

---

① 钙养磷养五：磷酸钙。

② 钙养炭养二：碳酸钙。

③ 钙养硫养三：硫酸钙。

④ 镁养：氧化镁。

皆如此。故脑内所通之血，愈老愈少。如此则脑经失职，记性衰残，理事不能认真，运思不能灵敏，往事健忘，后事无心。至于周身血管内结层衣，微带白色为油质，或土质所成血管质，渐变硬，久之成平滑光管，若空心骨管然。即极微之血管，亦无不然。

脑内发血管所结各质，得自何处？乃由血内积存也。如此不惟脑体改变，而脑气筋亦渐变韧而硬，脊髓因之缩小。老者脑内含磷亦少，故不甚灵。有医士云：人至六十以上，发血管已有数处，存土质而变硬。

查回血管，亦有缩细之事，通血更少。回血管受发血管之压力，令其管涨大而质料变薄，则成血胀之病。再查人之心，其质亦有变硬，结存土质之事。如将幼老二心料等重烧之，则得土质老多于幼。凡人四十至五十岁时，其心发血之力渐减，故易成多病。如痔疮、肝病、心病、羊头疯、风瘫、风湿、酒狂等症是也。

肺脏何为老耶？肺张呼吸，本有凹凸之力。人渐老，肺渐失凹凸力，而质变硬，密内各空气膛与细微管放大，故易生痰症与气喘等症。

口津何为老耶？口津生于六核，人渐老，核亦变硬而质缩小。所成之津，或不足用，食物入口，不能遍润，最难下咽；或生津过多，垂涎时流；或津含水过多，有失润食之职。皆因生津之核变硬之故。

胃经何为老耶？胃消食物，在乎胃汁。胃汁过淡，所含伯布西尼①质太小，则消化之力，起首即弱。胃力既弱，里皮即难照法舒缩，因此则令食物触动之力不足。所成胃养汁，入肠

---

① 伯布西尼：胃蛋白酶（pepsin）的音译。

最缓，少年时入肠则最速。是胃老者，亦因胃质变硬之故。

肝经何为老耶？肝之职，不独令血有数变化之事，犹能变成胆汁。胆汁本从血内分出，血行过微血管，有肝汁膛收蓄，年老则微血管变硬缩小，肝汁膛亦变硬，则变成肝汁过小，肝亦变硬。即不能如少壮时之松活，血即不能经过其硬微管，势必腹与二腿之血管受其压力而肿胀。年老者不能消化油汁，亦因肝核变硬，所生肝汁不足用也。

肠经何为老耶？年老者，肠内各核各窝亦变硬，或闭塞失职，或变厚不通光，肠内绒刺亦变硬，不能吸食物所有养身之料，则食物消化不合法，身体不得其全益。

外肾何为老耶？年老者，外肾缩小，精液变化，渐致于枯，阳痿不举，而失种子之职。膀底精核亦松而大，精管内结聚小核，大如小米，即钙养炭养等所结成者，亦因其质变硬之故。

子宫何为老耶？妇女子宫，年愈老愈缩而小，色变淡黄，质亦变硬。原为三角形，老亦改变其全形，与幼年者迥异，俱因体质变硬之故。

子核何为老耶？子核之职，主生精珠，按时孕珠通入子管。自十四岁以至四十或五十岁，常供此职。后因子核变硬，精珠不能迸裂，则留闭核内，久之缩小而枯。亦因变硬之故，而不能孕子也。

膀胱、内肾何为老耶？亦因变硬失职，内肾不合法生溺，膀胱皮变厚硬，难于舒缩，则溺不能制也。

膏脂何为老耶？人年愈老，体内油质愈少而变愈稀，色亦更深。所有丝纹网质亦变密而脆，失其幼年之凹凸力矣。

丝纹质何为老耶？因其变韧或硬，间有变为骨者。又丝纹质与胶质渐多，而蛋白质减少。又因通血迟，而脑气筋之力减少，体内生热更少。肺与肤所放水气，亦比幼年更少。

以上诘问人身之五脏六腑何以致老，皆覆以质体变硬之故。再一一讯之五官，则知目也、耳也、舌也、鼻也、肤也，皆渐失灵，而质体变硬，以人老也。

目官何为老耶？目为人身之宝，其职主视。人老时目之前房水渐少，眼明衣归平，瞳仁放大，晴光外散，目渐昏花，是已变为老眼矣。其眼脑衣变厚，难通光明，或发点变为古铜色，间有变硬如骨者。晴珠两面略变平，带黄色或琥珀色，渐韧而硬。又年老者，晴珠常生白盖，名珠虫症，不透光，因晴珠已死，不能再光明也。或因晴珠内有结成之质，年幼者此症只生于一目，年老则二目双盲。又眼明衣，亦变形而硬，难通光。有老妇死后，医者细查其目之尺寸，略居好眼一半，内已变硬，质如石。又于他死人目中得骨，重约二厘，居眼明衣之中。惟此各案，难定言为老而成者。然老人之眼定渐变硬，而脑气筋迟钝，常人大都如此，可无庸疑。间有已老而目仍无病者，然不及幼年之灵明。

耳官何为老耶？人年愈老，耳之各质亦渐变硬，外廓之骨本脆者，渐变而硬。耳蜡之核本大者，渐变而小，成蜡不足润耳。耳膜变厚而硬，振动不灵，声入不通。耳内三小骨之筋络，亦变硬如骨。耳管耳螺之质，皆变坚硬，以致全耳失灵，不能供职。

舌官何为老耶？舌能尝味，犹能摩物，二职俱赖舌面所生芒刺。人老则舌皮韧而刺硬，遇味不知辛酸，触物莫辨光毛，亦失其职也。

鼻官何为老耶？鼻体之骨本脆，老则渐硬。幼时呼吸，鼻孔能舒缩，老则质硬不能舒缩。生涕之核亦变硬，生涕甚少，或几无，或稀而过多。闻味之脑气筋硬而失灵，香臭莫辨。饮食触之，亦不知其美恶。

　　皮肤何为老耶？皮分三层，外层有微刺，内层有汗核、油核，与毛发之窝刺，长略百分寸之一，手足掌较他处更大。每刺内布一脑气筋或多脑气筋，人老则脑气筋变硬而失灵，几不觉痛痒。油核、汗核亦变硬，不能供职，则油少汗稀，肤干而松。各筋节处变更硬，面多绉纹，身多皱花。如将老人皮化分之，则知含土性盐类较年幼者更多。

　　齿牙何为老耶？人幼年生乳牙一副，及十余岁渐退而换新者。牙心能通血，有脑气筋，能渐长大而硬，及十三四岁，新牙渐全，而最后之大牙，生于十七岁至二十五岁之间。人愈老则牙心通血管愈缩小而硬。牙中多有结存土类之质，而脑气筋即渐缩小，以至几无牙通血，则无质补养。牙头消磨而下不能再生新料，俨若砺石，日有所亏，久之，肉腐根枯，不坏自脱，亦因质体变硬之故。

　　毛发何为老耶？发分数层，内层质软如通草，含色料，发根入皮内之窝，窝底有一小刺，养发料由刺而出，渐通发之各处。可见每发全赖小刺养之，令有色料。如小刺得血不足，则发难生长，必渐枯，或变色。人多思虑，或过勤读，或过忧愁，则脑内需血多而不及养发窝小刺，发不死，能自脱，或变白。间有受大惊恐致血管缩小者，一夜中发尽变白，或尽脱落。人老则小刺变硬，通血甚少，发乃不长，渐致变白。

　　以上各款，已将百体要件，一一问得其变老之故，并指明百体老少之别与变化之理。知人幼时百体各质松软，具凹凸力，至老则变脆而硬，或变为骨。五官亦至失灵，记性变坏，能力渐缺。此各改变之事，其故有二：一因变内渐结聚丝纹质与胶质，而失去蛋白质；二因体内结聚数种土质，大半为钙养磷养$_5$与钙养炭养$_2$二质，俱以石灰为本。此二故并显其变化，则渐令大血管缩小，小血管变微，微血管变无。百体内经此各变化，则渐紧密韧硬，不能供职，本流质者变而为定，具凹凸力者变为板定，灵活者变为呆滞，韧软者变为骨实。人因此则智能短少，才力缺乏。全体百窍，似乎全为所塞，血不流通，人成废物，则一生之事毕矣。苟能无痛无病，渐至于僵夫然，可谓天然之死也。常人以为体内结聚丝纹质、胶质、骨质等，为老年所致而生，命渐减至末则无矣。然此意大误。盖生活之力，本主于脑及脑髓、脑气筋，脑质渐缺者，因脑髓、脑气筋所得之血，不足补养，则渐失其力。土类质趁此无力之际，凝结存留，不肯移动，因此百体渐硬，久之变为骨质，此理详于下。

常人又以为胎内胎珠，受形之始，即得生活。生活之力，有一定界限，百体渐长，即用此原得生活之力，用尽之后，力即渐退。作事用力愈大，力愈缺乏，犹之灯内燃油若干，其焰愈大，油竭愈早。然此意亦大误。静焉思之，其理易明。即如有数病症，令人体软筋弱，气息奄奄，生力几减，仅悬一丝。此丝一断，人即归冥，亲朋以为已死，绝无他望。待数刻时，病退人苏，体渐健，力渐复，心思灵敏，更胜于前。细查生活力之根源，知非传自父母。生活之力，如日少一日，何能分此力传于子女，而自犹生活耶？可见怀孕能生活者，虽原传自父母，然其力不惟不能渐少，反渐增大，以至中年最健时而止。过此则生活之力渐退，其何为渐退耶？问之百体，即知其故。又可知有法能令其退之迟缓，即能减其生活力欲退之缘故。

总之，人身百体，自胎孕起，以至中年止，能自修补所废之料。过中年以后，体内血管渐变硬，通血不足，不能补养百体，故废料多而补料少，则身体生活之力，由此渐缺也。

以上论人衰老之故及天然之死。

考万物内原质六十余种，要以养气为最多。水一物也，养气居九分之八。空气一物也，养气居四分之一。地球之质，每一分亦有一分为养气细核。空气每百分，含养气二十二分，淡气七十分，此二气乃相融和，而非化合空气。各变化之事，俱藉养气。养气与各原质，皆能化合。惟弗气①不能与之化合。人身所有变化之事，或行动之事，俱以养气为最要之质。如肺呼吸，则收空气之养气，放炭养二气。中年者，日吸养气略四万立方寸，此养气在肺与心及发血管内，俱有正电之性，在皮肤与回血管及肺内，则有负电之信，而各变化俱赖此正负二电以成。

凡动物活时，体内恒有变化，即因养气而有废料，因食物而得补料。发血管运输血液，内含养气，遍通百体，即为废料之根源。回血管收蚀淡气与炭质，运回心肺，即为废养气所变成之质，由肺呼出为炭养二气。可见百体内之料，时与养气化合为废料。食物时与养气化合为补料，由此化合二事，体能得暖。每呼吸一次，则肺放血内之炭养二气，而收空气内之养气。养气入血，发通全身行经微血管，则收废料，与之化合，故回血有炭养二气。惟肺所吸空气内之淡气，不改形，不变性，与血内分出之炭养二气，一并呼出，而养气一分，代炭养二气，通入发血管，使回血管之紫血，仍变为赤。赤血遍通百体，仍成各种变化。

查血内有二种质，一蛋白质，一丝纹质，西名非布里尼，内含养气，比蛋白质更多。试将鸡蛋白滤清之，密盖器内，令不遇空气，每日将养气若干，通过其内，历四日至七日，至蛋白面上结有白皮。此皮不能消化于冷水，其形性与血内非布里尼相类，故可疑蛋白质，合以养气，则变成非布里尼也。

凡食物入胃，消化之后，则吸液管收其养身之质。此质或

----

① 弗气：氟气。

为蛋白形，或为极细之点，由吸液管通入总液管，渐添非布里尼质，所以然者，必因收合养气也。凡血每百分，含蛋白质七分，入肺则渐收养气，变为非布里尼。如试令肺减其呼吸，则血含非布里尼甚少，即所变成者，较常为少也。血内之非布里尼，冷则易凝，热在若干度时，则为流质，能在血内行动于极微之血管，几经行动，能补养百体，消除废料。然有几分渐聚于发血管之里，令发血管内径渐小，而质渐硬。计血每百分，仅含非布里尼三分，每月、每年所聚结者亦甚少。惟为恒有之事，不难积少成多。果能设法，使非布里尼不凝于血管之内，则自有益于长寿。

人老时体内不独有结聚之非布里尼质，犹有直辣的尼，即胶质也。此质不见于植物之内，人血内亦不见其质。惟人身内此质颇多，必系在人体内变化成也。于鸡蛋内，能见此种变化。鸡蛋内原止含蛋白，并无胶质。然由蛋变成之雏，含直辣的尼颇多，此质从何得耶？蛋为壳包，止湿气与养气，能由壳透入，其直辣的尼，必因蛋白质遇养气变化而成。

直辣的尼每百分含蛋质五十分，轻气七分，淡气十八分，养气二十五分，可见直辣的尼含养气比非布里尼含者更多。非布里尼为蛋白质合养气所成，而直辣的尼又为非布里尼合养气所成。故人老时，体内多含直辣的尼者，实因血内先结成非布里尼，非布里尼与养气化合，乃成直辣的尼。人身内所成非布里尼与直辣的尼，犹大半化分成淡轻四养①与尿酸，经内肾变化而后便出。惟化分消散者，不及变化结成者多，故久之聚成有余，而年愈老，存聚愈多。

从上说可见，人年老时，多聚非布里尼与直辣的尼者，俱

_____

① 淡轻四养：氨。

由空气内养气所致。养气常出入体内，行动不息，遇各体质，或致朽败，或令灭毁。常言养气为养生之要品，无养气则不能补养身体，故谓之"养气"，其实为毁内各质之败气。

土性盐类，前言人愈老，含之愈多，然同岁老人，含者未能尽同，故疑人身所含土性盐类，其故在各人不同，或其故相同而轻重亦异。如以壶煮水，数月之后，内结白皮一层，常人以为成皮之故，因水沸时有结成石灰等质，留于壶之内面而成此皮。其石灰等质，乃倾入之水，内所含钙养盐类①，本消化而后分出凝结于内。然详试此事，乃知所成之皮，大半非由此故，实由入壶之水，必有若干化散为汽，而土性盐类不能化汽，则结留壶内，即因水含盐类饱足有余，不得不分出而结皮也。

由上说之理，可推知人身所有之变化。人出汗或呼吸，亦不过分出体内之流质而消散也。凡生物体内，其各流质以水为本，水含钙养盐类，消化于内，人出汗或呼气，水即分出外散，犹之水壶之水，分化升散也。如此体内必有结存钙养之质，虽所结者，能由大小便而出，然不能消除净尽。水有若干余存，体内渐聚，久之，体为之累，身为之弱，人则变老而臻天然死界。

肺内有气管分布极细，谓之微气管。管端有小腔，腔边有极细微血管，腔之膜质最薄，空气通过此膜质入血，膜质之面积，较全体皮积大三十倍，故肺常放出体内所余炭养二气与水气甚多。

人肺所放水气，视天气之燥湿及用力之多寡，照常计之，每一日夜，放水少则七两，多则三十一两。肺内不惟能放炭养二与水气，犹能放他种自散之质。惟土性盐类，不能自散，

---

① 钙养盐类：碳酸钙类无机盐。

故不能由肺放出，势必积留体内。

人之皮肤，亦能放散各质，大半为水与炭养$_二$气，及淡气与淡轻$_四$养乳酸，淡轻$_四$养乳酸又能放碱性土盐类少许，大半随汗而出。平日每二十四点汗出三两，天热或大用力，汗出更多。内肾之职，乃收食物、饮物内流质、定质无用之一分，运出身外。又将百体各种废料由发血分出，消蚀运化，按时溺出。故每尿千分有水九百五十分。而余五十分，即为生物质，若尿酸、乳酸、锂替亚酸、淡轻$_四$养盐类①等是也。又有死物质若干，如炭养$_二$、硫养$_三$、轻绿、磷养$_五$各配质②，合以钠养③，或钾养④，或镁养⑤，或钙养⑥等本质是也。将尿化去，其余定质，每千分则有土性盐类质十六分。

每一昼夜，尿中所放定质，消化于尿内者，约一两半。设此为中数，则外肾每日夜放出土性盐类，略二十一厘，人之粪内所放土性盐类，每日夜约居尿内者四分之一，即略五厘为中数。间有更多更少者，大半由食物分出也。

人之食物，不一其类。汤饮之物，亦非一种。多出力而动作者，肤与肾分出血内之质多；安静无为者，分出血内之质少。可见每日体内所收土性盐类，最难定其确数。如一人试一次，或数人各试一次，仍难得其足恃之数。余尝试本身，细称所食所饮之物，详推入腹所含土性盐类，复称大小便所含土性盐类

① 淡轻$_四$养盐类：铵盐。
② 炭养$_二$、硫养$_三$、轻绿、磷养$_五$各配质：碳酸根、硫酸根、盐酸根、磷酸根离子。
③ 钠养：氧化钠。
④ 钾养：氧化钾。
⑤ 镁养：氧化镁。
⑥ 钙养：氧化钙。

质，连行数十日，往往进体内之土性盐类，较运出体外者更多。惟其数，日日不同，设使每日有其微数存留体内，历年积聚，自必渐多，足令百体渐硬，而有前章所言之各变化矣。

如将人血化去其水，使成定质，烧之为灰，则每定质千分，得灰十二分半至十五分，内含钠养或钾养合于轻绿，或钠养合于炭养$_二$，或磷养$_五$或钾养合于硫养$_三$，或钙养或镁养合于磷养$_五$，或成钙养炭养$_二$，或镁养炭养$_二$①，或铁$_二$养$_三$②等质。法国有名化学家，化分人血，每千分得钙养或镁养或铁盐类二分一，可见人血内含石灰之盐类，有若干分也。

人之血液，由肠养汁变化而成，化分肠养汁，亦含土性盐类。肠养汁由胃养汁变化而成，化分胃养汁，亦含土性盐类。如化分胃内所含之食物、饮物，亦有土性盐类，可见人老时百体变硬，血管变实，血不通，体渐弱，卒归天然死者，俱因土性盐类所致。总之，人血受养气变化而放水气，体内因之结聚土性盐类，与水壶内结皮者同也。血本得之肠养汁，肠养汁得之胃养汁，胃养汁得之胃内由口所入之饮食物，是人欲生活，必赖食饮，食饮乃必致人于死。此说初视似属无稽，久实总该以上一切之理。

食饮物内，既含令人变老之料，是人不能不饮食，即人不能不老也。然有否饮食物不含令人变老之料者，此事必藉化学法方能确知。考化学书，乃知人常饮食之物，内含土性盐类甚多，间有含之不多不少者，亦有含之较少者，又有含之极少者。然无论用何种食物、饮物，所含土性盐类，俱出自一个根源，即植物均由泥土内收取者也。

---

① 镁养炭养$_二$：碳酸镁。
② 铁$_二$养$_三$：氧化铁。

所食植物，其内土性盐类，既均得之泥土，而动物食植物，则肉内所含土性盐类，亦为得之土中。故人肉食亦不免有土性盐类，无论海内之鱼，空中之鸟，地面之兽，莫不由所食之物得土性盐类。人身之内，无论何体，皆不能自造原质，故所含土性盐类，亦必得之泥土中。

从上各说可知，如能制使食物、饮物所含土性盐类，适足长养百骨而无余存，则体内筋肉肌膜不致变硬而渐老，发血之管亦不致变硬而缩细，微丝血管亦不致泯灭而不通脑髓，脑筋亦不致缩小而变轻。目力可不缺，官骸不滞呆，须发不变白，皮肤不干皱，身健体柔，灵活若少年，心思仍清爽，是年虽老而体不老也。

如不能得无土性盐类之饮物、食物，可择其含之最少者以为饮食之物。如此则体内余多之土性盐类结聚之时能长，而人之寿算即可延年月。兹将此理收拢论之如下：

前言人老而臻天然之死，厥有二故：一因空气之养气，能消蚀身体内质，令结成非布里尼与直辣的尼二质；二因体内结聚土性盐类，渐使百体变硬。可见如能制服此二缘故，则人可得最长之寿。然如何能使空气之养气不侵坏身体，如何能使土性盐类不结留体内，而销出身外耶？此二事固无法全成，然可成功几分。或驳之云：古今来从无此理，亦无此法，恐难成此事。殊不知，按格致考求，确有此理此法。既有此理此法，又何患而不能成耶？

考格致理法，在西国已成新奇之事极多，如汽机代人力，电气供人役，照像留人形，传声达人语。此所成者，均前人所未肯信者。推之将来，恐能成之事，亦为今人所不信者。后之视今，亦犹今之视昔，其致实一也。再查动物内之鸟兽鱼虫，造化巧妙，生动灵便。惟人复具识见，禀赋智慧，知觉蕴于一身，才干备于百体，人之为人，实万物之灵也。如以格致之法，用其聪明才智，几乎无所不可。搜求《旧约书》云：洪水以前，人寿最长，数百岁者，犹为常寿，间有长至九百余岁（然则周彭八百，何亥千年，信不诬矣）。不知此各古人施用何法，届此遐龄。果有其法，虽不能起古人而问之，今格致家当能考出，或能考出新理新法，尤出古人之法，亦未可知。要之，此事必在乎饮食各物，宜择含土性盐类最少者食用。故于下章论及食饮物之原质，指明某食物含若干土性盐类，人不难择而用之矣。

以上论人老死聚质之根源。

欲考食物形性与其原质，先应略论人身之造法与百体之关切，以便指证应有长寿之端。凡人不论同类异类，不计肤色，但于地处风俗水土详为查验，则知身体大同小异。盖百体之造化功用，人尽同也。是知人有此身，本全美善，得自好生之天。另具灵慧，人既有此灵慧，自应勤勉施用，以究查本身巧妙，增各见识，以致身恒全美，允协天心可也。可见人之生也，分当详究身体一切作用，与其理法，发隐烛幽，以求其极。苟有未明之理，不可画地自限，心以为足。详考百体，原皆善美，似能永行不息，运用无停，即使高明医士，细验人身，有否应死之意，如医者不预知人必有死，则不能从查验身体得知有死之事。故如体无疾病，不遭险难，不受重伤，似应永不有死。然查人身最健旺时，百体全善，各行职司，无差无惰，彼此关切，相配相助，而其不能永生不死者，实难窥其何故，是死人所不免。惟冀将来寿可渐长，人预知身体宝贵与保卫调养之理法，则寿长者多而夭折者少矣。总之，凡身体耗散之物与补养之物能常相等，则人不能因老而死。苟有死者，必因遇险或伤所致。

　　上各说之理，俱出自名人书内。可见人之身体常有变化，每秒时即有耗费之者，亦有滋补之者。耗费者，因受养气变化；滋补者，因收食物运化。惟食物内常含损物，即土性盐类质。人于上半世血气正刚，饮食有力，百体能补其费；下半世脉管渐塞，血液不通，百体润养不周。如能设一法，使血管不塞不硬，则心能跳动如常，脑能运思不变。运思不变，心跳仍常，彼此相济，互相为用，所有费料，常能滋补，则身体恒无血乏，则寿几能永长，而无一定之限，即不能有过限之时。此以格致学论之也。

　　纽约《格致报》云：人情苦则悲，乐则笑。悲哀最足伤人，人所共知。而欢喜最能益人，人或未知。今有格致士考得，人之欢笑若不过度，则能补脑髓，活筋络，舒营卫，消食滞，远胜于服食药饵。今人之过为凝重者，每禁孩子嬉笑，是诚窒碍孩子之生机。至若成人，如欲免疾病者，则不论其劳心劳力，每日应有片刻闲暇，逢场作戏，以资笑乐可也。若终岁抱忧，毫无乐趣，我知其寿数尚不能永，安能保其无疾病耶？

　　查五谷则知各处土性有异，而壅粪与播种灌润之法，亦各不同。故烧之成灰，不免亦异。试知麦每百分有灰一分六，豆有灰三分五，大麦灰四分二，粗麦灰三分，麰麦灰一分七四，波罗蜜灰一分，米灰半分，荞麦灰一分，番薯灰九分，萝卜灰半分，红萝卜灰一分，山芋灰二分九。

　　以上各物，含蛋白质与糖、与小粉、与水、与胶、与哥路登①等质，亦多寡不同。至于肉内所含各质，亦有灰不少。如牛肉百分含灰五分，羊肉含灰三分五，猪肉含灰一分半，鱼含灰六分至七分，鸡含灰五分五一，乳饼含灰六分五，乳含盐类

---

① 哥路登：谷蛋白（gluten）的音译，即面筋。

一分，含灰三分至四分，鱼肉含盐类较六畜肉更少，每百分略一分二至一分四。各肉另含非布里尼与直辣的尼、与蛋白质各若干分，亦多寡不等。

各种水果，比菜类含土性质更少，而含水最多。其水最洁，内稍含消化之蛋白质。惟不含蛋白合养气之质，即非布里尼与直辣的尼质也。果类多含酸质，如柠檬果酸、苹果酸等是也。食此种水果，血变更稀，在体内易于流通。人年愈老，微血管愈细，必稀血方易通入。各酸能减人身热度，则养气侵削体内各质之事亦必更少。各酸化分之，大半为炭与轻养二气，相合而成，此种料在体内，能全消化而无余质，故津液内及大小便与出汗内，皆不能查其微迹。有数果含树皮酸①，此酸能令蛋白质、直辣的尼质变韧如树皮，不能为养气侵蚀消化。又大半果类，不独含酸质，又含盐类，当为钾养。在果内成钾养、果酸钾养、柠檬酸等。其柠檬酸、果酸等在体内化分，而盐类消化于血，能令蛋白质与非布里尼质消化，可免其结存微血管内，塞而不通。果内含淡气最少，较所称养身食物者远逊。有化学家与医学家推查人身应需淡气若干，方能生活。考求此数之法，先查所食之物含淡气若干，再查大小便与汗液含淡气若干，较其所余，即为体内所须之数。然体内愈进淡气，而销去之淡气亦愈多，常有食物过多时，应销去淡气之体，不及奏功，无已必由皮肤散出。可见止查入口与便出之淡气较之，不能悉体内应须之淡气数。前人论者，大有误会。欲查之，不必以绕道法，可径试之。即先食一种食物若干日，后食他物若干日，皆细称所食入者及所便出者，并细称身体之重，而查其加减重数，以此法能知养身所必需食物之大略，即足令所补所费质料，彼此

––––––––––

① 树皮酸：鞣酸，又称丹宁。

相平。

　　余尝试查本身，并多戚友及热地土人，乃知养人身，使得最精神者，所需淡气最少，即水果所含之数，几足养身之用。有医士云：植物胶质五两至六两，内俱含炭轻养①，惟淡气最少，或几无足为二十四点钟食物之用。又有游览产树胶之回地者，日食塞尼他勒树胶，几不他食，亦足养身。有游阿比西尼亚②者，云有一族人，共一千名，行经旷野，阅两月之久，尽食树胶。又有数处土人，性喜食糖甘，愿以糖代肉，而得淡气极少。阿非利加西鄙，有数族人所食之物，亦含淡气甚少。

　　植物所含淡气，大半取之空气。如将植物以淡轻㎝养水浇之，则常应变小粉之处，乃变为哥路登。哥路登为含淡气之质，与蛋白同，而小粉乃不含淡气。或云：果实含淡气甚少，不足养身。其说亦无可凭之据，反能试知单食果实，足以养身，而得上好之精神。有人验知血含淡气多于肠养汁，而血由肠养汁变成，其含淡气更多者，必于肠养汁之外有他来源。只有二路能进，一肺一肤，俱与空气相遇。格致家兑飞云：验试淡气，得知人身一昼夜，收淡气二千二百四十六厘。

　　淡气凡遇初生轻气，易成淡轻㎝养。肠经与微血管并身体各处，常有膜质费坏时，生出轻气，遇淡气即成淡轻㎝养，与体内小粉类，即不含淡气之质相遇则成蛋白质。或此各质，因含炭轻养，亦可直与淡气合成蛋白质。

　　各水果能养身者，因含炭轻养，而大半含淡气甚少。如水果含淡气不足，人吸空气与肤遇空气，含淡气有五分之四，肺经面积大于全体皮肤二十倍，则易收空气之淡气使足用。

　　尝试热地土人及英人，乃知实有此事。又查刍豢之兽，所

────────────

① 炭轻养：碳水化合物，由碳、氢、氧三种元素组成。
② 阿比西尼亚：今译作"埃塞俄比亚"。

食之草亦含淡气甚少，然其肉含淡气，与肉食之兽肉含者略等。虽肉食之兽，食淡气甚多，而刍食之兽，食淡气甚少，然二兽肉含淡气数仍相同。

古希腊人著书，多云人食水果与五谷，皆由地产，最足养身。罗马人卢克里提由司著诗，亦载此意。论太古人云：食物之要兮，为橡之子。苹果嫣红兮，及他果食。藉养四肢兮，筋力坚实。身神焕发兮，寿届芝眉。春回岁转兮，常在少时。主人命之神兮，恒司度而不胜疲。调寒热之变兮，即感冒难侵肌理。安居有恒兮，人几忘死。体骨轻健兮，未变弱质。任力按捺兮，难缩寸咫。

万物中凡各动物，能变成生长养活者，俱赖蛋白质。盖胎胚内初生胚珠，原为蛋白质，胚珠渐大，亦赖蛋白质养之。人身内之硬质，亦为蛋白质合养气所变成。所食之物，皆含蛋白质，如食植物，蛋白质得之植物；食肉脯，蛋白质得之肉脯。生活时，血内恒有蛋白质运养百体，如非蛋白则必为易变成蛋白者。总之，照万物公理，成就人身。原为植物蛋白质，除碱性盐类、土性盐类之外，百体各处，无非蛋白质所成、所养。可见太古之人，食水果者，为天之原意，事简而奇，克顺天心。今如能得水果足用，专食以生，而精神能胜于常人。凡熟嘉果，终不为致病之根。果内所含酸质，又能减全体之热，使收养气之事更少，而体内耗费之料亦少。体不疲困，睡时可少，身神清灵敏捷，不甚觉倦，不多觉渴，体犹畅快。因果内含土性盐类甚少，而人不易变老也。且寿可引长年，至七十犹不形老。

余尝连五日食橘，身热减而仍觉暖，每日夜仅睡三四点钟，亦足宁神。（按：西人食煎炙牛羊等肉，胃热者多，故专食生果，体尤畅快。华人胃寒者多，食生果则易生痰饮，或泄泻、黄疸之症。中西人饮食气质不同，未可执一例百也。）

水果之外，含土性盐类最少者为肉。肉内所含土性盐类，亦有二故：一在其兽所食之物；二在兽之老嫩。嫩兽之肉，含土性盐类比老者少，故小牛肉含土性盐类比大牛肉略居四分之一。小兽肉内含磷养$_五$亦多。可见食肉以嫩为要。盖肉愈嫩，含令体变硬之质愈少，故食肉必择嫩兽，或适长足之兽。凡老兽之肉，不食为佳。至于鱼肉以及有翅、有鳞者，含土性盐类比兽肉尤少，故比兽肉更能益寿。鱼类、蛤类，含磷亦多。惟蛤类含土性盐类比有翅鳞者更多。

肉与直辣的尼或动物胶质，虽含淡气，大略相同。然独食肉尚可养身，而专食直辣的尼或动物胶质，则不能养身。因胃与肠之力，不足使其变蛋白质也。尝以犬试验此事，使数犬专食直辣的尼，使数犬专食蛋白质，食直辣的尼者不久即死，食蛋白者犹活数月。

美国土人，冬日专食干野牛肉而不食植物，尚可生活，可知蛋白质足养人身也。

牛乳含盐类颇多，乳饼含盐类略与熬浓之牛乳同。每百分有盐类五分，而余各质大有养身之功。乳油每百分含盐类约二分，乳油并非牛身内变成之油质。有法将青草径变成油，与乳油同。鸡蛋每百分，含盐类一分半，比牛羊肉者更少。植物根类，含盐类颇多，如山芋百分，含盐类九分，含蛋白质一分四，含小粉十五分五。另含糖与油，及不化合之柠檬酸、葱头，亦大有养身功用。其余各菜与山芋大同小异，惟含水较多，小粉较少耳。黄瓜及菌类，则与水果相同。

五谷之属，所含土性盐类，视地土而异，大半含之甚多。故以益寿而论，五谷为最不合之食物。然馒头虽出于五谷，而众人常赖以为食。专馒头而不他食，固有损于人寿，盖含淡气甚少故也。有司狱官云：重犯被囚，多不服监规，因令专食馒头与水也。此种食物，不能久养人身。有试之者，专以上等麦面馒头饲狗，阅四十日而狗毙。又以不去麸皮之麦粉馒头饲一狗，乃久活而无病。是盖麦类养身之料，大半为哥路登，麸皮含此质为多，故易养人。豆类养身，较麦尤好。（按：亚洲北方人食麦，南方人食饭，寿至百余岁者颇多，岂亚洲五谷所含土盐类较欧洲轻乎?）

磷养$_五$与碱类，其性最奇。于养动植事内，职大而要。至于土性盐类，虽能令动物骨体变成，然变成之后，乃聚结而令百体变硬，渐至于死。故人身已长足时，所食之物含土性盐类愈少愈妙。

有农工化学家，详试植物，得三要理：一、凡菜与五谷，产在土性盐类少之地土，则含土盐类亦少。二、动物食物内含土性盐类愈多，则津液内含者亦多，肉质含者更多。三、动物食物内含土性盐类愈少，津液内含之亦少，肉质内含之亦少。可见此说，与以上说之理相合。

从上说可见，凡养人身所需五谷与菜果类，或饲六畜所食植物等，不可用石灰等壅田肥土，以致植物多含土性盐类，人不合食。而碱类质不能在人身内聚结，用以壅田则无妨碍。

试将各食物依延人寿命之优劣，次第列之如下：一、果实。二、鱼鲜。三、肉脯，若肉蛋乳等。四、菜蔬。五、谷麦。凡此五者，视食何种为多，则可定其人之寿算。太古之人，本食果实，乃有最长之寿。后渐食肉鱼，则寿渐促。最后习操农业，树艺菜谷，尽田力以为食，视古人为技巧。近来复用石灰粪田，使菜与谷麦含钙养等土性盐类更多，人畜日食，寿为之促，是此法更恶于前矣。

万物之中，皆具升降消长之理。如太阳由东而出，亦必由西而入。物抛向上，亦必降而向下。钟摆向左行若干远，必再向右回行若干远。潮汐涨而复落，落而再涨。国家盛而后衰，乱极必治，此皆消长之理也。依同理，人之寿命亦有升降，居今之世，是已降至最低之时矣。欲使归原复初，必将食物返本，始获遐龄。搜查书史，已知人寿逐渐减长，将来自应逐渐引伸，寿算更长。此事俱赖饮食调改，更变胃肠，惟必以渐，如忽全改，人将难堪。犹之用惯鸦片或烟之人，日久瘾深，如忽戒断，苦不可堪。依同理，如将各国人民所惯用之食物饮食，忽使禁绝，而易以他物，谁甘听信？孰乐服从乎？只能逐渐更改，调和胃肠服食，久之寿命自渐增长，讵非大造人生之福耶？

考天然养育动物之法，最为简便。如禽兽食物，并非用多工备制，亦非分多种类，逐日食用，生病者少。生番野人，不耕而食，体壮神足，百病不生。文邦化民，日供甘旨，体脆神疲，多缠病苦，此何故耶？盖野人食饮，法最简便，寡情欲，少思虑，又多运动，甚合天然之理。文教之民，多生病者，情欲纷繁，思虑过度，且饮食过多过繁，易招疾病也。故人食物愈简洁，则人愈觉矍铄，体骨益能奋扬。惟今各国之人，不能一跃而登彼岸，只能渐改缓变，逐步留神，随时努力，遵行改正之路。即常繁食珍错之人，辄改其章，虽不合理，然能逐渐更变，则于本人实大有益。肌餐益寿之品，渴饮种寿之泉，若之何而不松鹤之年耶？

考各食物，大概贯乎一理，即愈能养身之质，含土质盐类愈多；养身功用愈少之质，所含土性盐类亦少。凡养身之料，含淡气者居多，含淡气最多之质，养身所需者可少。反之含淡气最少之质，养身所需者必多。如乳含淡气较多于米，而含土性盐类亦更多。食乳饼少许，即足养身；食米必多，方足养身。故使一人食乳饼少许，一人食米颇多，则二人所得含淡气质相等，而所食土性盐类，亦略相等。惟果实不在此说。如使一人专食馒头，一人专食羊肉，食馒头人必比食肉人重加一倍，而所食土性盐类，乃多至二倍有半。

一人身体，照常分两尺寸，应重一百四十至一百五十磅，高五尺七寸至五尺八寸。每身重二十分，一日夜需食饮一分重，即每日须食饮物七磅至七磅半，计略定质一磅半，而余皆流质。有医士云：每壮人日夜须食饮八磅，即定质二磅，流质六磅，此各数由详查人身所进所出之质知之，如不到此数，则身内进不平，人必有损。凡人多有贪食之癖，自幼习惯，自然未免老饕，甚至食足而不知停。殊不知多食致病，不若减食清神。前有意大里人名科挐路者，素行不端，心迷花柳，略四十岁，体甚羸弱，俨成不起之灾。请医诊治，医云病入膏肓，恐难延活两月，勿须药矣。惟能节饮食，或可多延时日。因遵医言，饮食甚少，久之自觉奏效。阅数年不独沉疴尽除，尤见体健于壮年，略六十岁内，日仅食定质十二两，流质十三两。寿届八旬，亲友劝以加餐，乃日增定质二两，流质三两，阅十日，辄觉烦闷，心不畅适，乃仍照前数饮食，始无病苦。至八十三岁，犹能健行高山不疲，且心性与平常老人不同。如此节制，寿至百岁而终。可见嗜食贪饮，虽非国律所禁，而天然理法，能责其错误，施以痛苦，促其寿龄。多食之人，不惟不能丰肥，反致瘦损荏弱也。（按：勉强加餐，辄觉烦闷，乃伤食之故。历观中外之人，有多食长寿者，有少食长寿者，多食少食，视乎人之体气强弱，脾胃盛衰，不宜过饱耳。如健食者，强节减少，人反瘦矣。胃弱脾虚之人，不能运化，勉强加餐，必生疾病矣。其说以减食为延寿之法，于理不足信。古人身健却缘餐饭少，必为瘦怯之人，未可执一例百，须知人之寿考，关乎神气与能保养而已。）

从上各案可见，能得长寿之动物，如虫鱼鸟兽等，知有四要事如下：一、呼吸空气之养气甚少，而受养气之变化甚少，则愈能长寿。二、愈能脱除身体之土类质、胶性质与非布里尼等质，则愈能长寿。三、所食之物，含土类质愈少，则愈利于长寿。四、食物少，或不常食物，则益于长寿。

植物之类，长年不枯者，亦属不少。有数处其树长六百年至三千年。阿非利加有一树，数其横剖面之圈纹，知有五千七百年。柏树之类常千余年，栗树九百余年，橡树二千年，橘树五六百年，苹果树二百余年，皆有确据可考。昔奈端①坐苹果树下，忽见苹果坠下，因考得摄力之理，时西历一千六百六十五年事也，迄今已二百五十五年矣。其树仍在。尚有他树能活数百年者，俱有凭可据，此章不必枚举矣。

总之，凡动植物天然死之根源，与人天然死之根源大同小异。试看最老之树，乃数代或数十代，高祖所常见者。久之必枯死，其故何耶？俱因其木质渐变硬密，实而不通，则流质不得运行，而缺养木之汁，因此质渐硬，木渐死。实与人及动物之死有同故焉。（以上论何饮食用何重数延年）

人之生也，鲜不有死。然所死之人，大半非天然老死，而因病因伤者居多。其病其伤，亦大半由识见少，或不留慎所致。故此书既剖明延年益寿之法，自应论及致病、致伤之源，用以劝人，易知所戒矣。人居房屋，有六要事：一、开阴沟，用瓦管或铁管，以疏泄恶秽。二、泄余水管，应一面通外空气，一面通大阴沟。三、通自来水与煤气之管，不可与阴沟同埋一处，应离地面愈近愈好。四、恭厕不可居房之正中，宜备门窗开通至房外，冲下之水，亦不可与日用之水有相通处。五、存水之箱，必常刷净。六、凡租居房屋，必先请明者验看房宅，有否

---

① 奈端：今译作"牛顿"。

碍人生命之处，宜先整备各事无误，然后迁入以居。

　　房屋通风，亦为要事。然通风过多，人易致病，如伤风、发热等是也。虽然屋内，必有通风之法，常进风若干，足为人呼吸之用，又足为冲出呼气之炭养二气。因人吸炭养二气，则令血变坏，而肺染病，易生微虫，西名巴西里①，即肺痨之根。已患此病之人，呼出之气，亦含微虫，他人吸入，肺即生痨病，故不可不慎此事。盖空气败旧，甚于败水，人之卧室，更以通风为要。日内人能行动以接外气，夜中人静卧一室，如不通换新气，岂不易致病耶？至于屋内热度，不可过大过小，常以六七十度为宜。得热最便之法，以管通热水，较火炉更佳。

　　身体以洁为要，凡不洁者，每难长寿。如皮肤洁则人舒畅，衣服洁则神清爽，房屋洁则体安适，皆所以保护人身而致长寿也，故比他法更为紧要。人应每日一浴，浴以冷水，则不易伤风。人病可浴以温水，并以布揩擦皮肤，每七日以温水与肥皂濯洗一次。居海边者，浴以海水，亦甚有益。惟有数病者，不可用此法。身体宜活动，不可枯寂。每日行于露天十里以外之程，则大获益。或骑马，或行脚踏车，或打球等事，亦大有益于身而利于寿。近来多设马路、铁路、轮船等法，人常走路过少，则血脉难通，食物难消，神疲身倦，必用资补，始能支持，俱因不常活动之故。又一年内，宜一二次迁换水土，或移乡居，或迁海边。如不能外迁，则改换卧室，或迁易住屋，亦为有益。

　　睡可养神，有关人寿。每日应按时早眠早起，顺乎天然。明动晦休，古有明训。考夜中电气及空气之性，与日内不同。俾昼作夜，大损于身。入夜以八点钟睡，夜膳不可太晚。有人胃空难睡，可于睡之前两点钟稍食食物。所用盖被，以轻为要，

_____

① 巴西里：细菌（bacteria）的音译。

太多太厚，人受困压，即为致病之根。

衣服亦关人寿，所以衣者非徒取章身，亦欲身体得热。周年相同，过冷过热，皆易致病。衣之正用，实欲遮护人身，热不外散，羊毛护热，好于丝棉，因其散热更少也。松衣护热，亦甚于紧衣。盖衣紧则肢体有碍，血脉难通。彼喜紧身箍体，徒取无谓耳。人身之热，周年应略九十八度二分，如过此数，则皮肤发汗而减其热。所出之汗，无论能见与否，皮肤常自发出。如此汗过少，则易生病。如发热等，常为无汗之症，可见时寒，须添衣以阻寒。汗出过多，时热，须减衣，以散身热。有数处人，略周年同衣，亦有按四季而配衣者，其实依寒暑表而配为最宜。

育养婴儿，为极要事。女之生也，为之母者，宜详教之以育婴之法，长而适人，自善抚婴，免致愚母遗误之失。婴食人乳，本为最佳，驴乳次之，牛肉略不合食。哺以牛乳，每三分应加水一分，糖少许，始能与人乳相仿。母乳不足，则补食牛乳少许，亦无大碍。阅七月，可哺以米粥，或馒头粥，周岁可添食牛肉汤，或嫩鸡蛋。满三岁始可食肉，犹不可多食。交八九岁则食，可与大人同。冲幼时，尤以多食牛乳为佳。

婚娶之事，亦关人寿算。所有格外高寿之人，皆半有妻室。所以然者，因夫妇调和，彼此资助，喜乐日多，思虑日少。

调教幼童，不独须料理其学业，使易成人。犹须慎理其身体，一切相关之事，使勿病侵。如读时过长，而久不活动，则身体易弱，不能坚壮。凡童男、童女十余龄，知识渐开，已通人道，为父母者，尤宜格外慎护，不使习于下流，否则大有妨于寿命也。（以上论人生免病之法）

前论言明，人所以变老之故，因体内有结聚数种质料所致，如能免此各料结聚，或已结聚者能消除之，斯为最善。能得成此二事之料，则必利于长寿。

消除体内所聚土性盐类质者，以消化之料为要。消化之料，以水为首。惟水鲜有净者，如雨水由天降下，经过空气，则收空气之异质，遇地面，则消化地面之质，入地内，则消化各盐类质，故河水、泉水内含异质更多。河泉入海，聚集愈咸，日热熏蒸，复腾云致雨，以成循环，是各水皆不能甚净也。故欲得净水，必以甑蒸成，蒸时甑内遗下之质，为土性盐类，各水含者，多寡不等。蒸出之水，本应极净，然甑内面之质，亦易为水消化，如将水屡蒸之，每次甑内，必遗有定质。将寻常泉水或河水以壶煮之，则水内所含钙养之质，几全结留壶内，成衣一层。水内所含咸类，在人身内不能结聚，故不惟无害，反属有益。每有长寿之人，常多饮水，即为长寿之故，实有理也。前人以为雨降于山，而取其水，即有益于长寿，亦至理也。如饮蒸水，则直收入血，血内有消化之盐类，即为涤除，不使结聚。故多用蒸水，或泡茶，或作汤，日常饮食，则能消除体内所聚土性盐类。人当四五十岁时，此种盐类起首，令人变老。日用蒸水，则令体内变老之质，消化由大小便及汗液发出，因此即有益于长寿。又常用蒸水，可免膀胱所致石淋、砂淋之症，并体内所聚蒸器，名曰甑，应以铁为之，不可以玻璃或瓷为之。

水之外，更有乳酸，亦利长寿。乳酸为乳发酵而成，净者似糖浆，无臭，能明光。置甑内抽出空气，则不变化而能蒸出。

乳内另有一质，西名加西衣尼。乳内本含盐类，此质即消化于内。如加酸质入乳，减其咸性，则加西衣尼即自分出成豆腐形，压之即成乳饼。即所谓干酪也。乳内所含土性盐类，大半在此乳饼内。乳内所含油质，分出之，则成乳油，大有益于养身。出油之后，则为乳水，亦有益于养身。有多人得长寿者，常饮此去油之乳水。又有数质料，能免身体耗费。盖身体活动时，受空气内养气之变化过速，即有耗费。有数质能使其变化较缓，而耗费即少，树皮酸类，此功最大。其在体内能令蛋白质、胶质变硬，使消化迟缓。茶与咖啡含树皮酸颇多，各国人喜饮茶与咖啡，或相类之物者，盖因此也。然茶用过浓，则有害于胃，致食物不消。西人饮茶与咖啡每极浓，故必添牛乳与糖，始免其树皮酸过多之弊。咸类之质，如钾养与钠养等，能消化蛋白质与非布里尼质，使不凝结，故于人身有益。惟常用钠养，则有弊病。如用钾养五滴至十滴，多水冲淡，则能消化土性盐类，甚有益于身。而植物酸质，无论独用，或和咸类用之，皆大利于长寿，因能减身体之热，令耗费少。且植物酸质在体内，能化分放其咸类，使蛋白质与非布里尼，更易消化而不结聚。近有德人设法多食柠檬汁，能利长寿。其书云：每日食柠檬果三四枚，必享大年。其说虽颇有理，然不能视为必然之据。

能免体内土性盐类结聚，或已结聚者，能使消除之料颇多，足恃者厥惟一种，即磷是也。磷在身内，与养气有大爱力，故遇养气，即与化合，可减体内耗费。又能成酸类质，以免土性盐类结聚，已结聚者，则能助其消去。

磷与养气爱力既大，则自然独成者，几不可得。常与养气化合为配质，另与碱类或土性之土质，合成盐类，如钙养磷养$_5$等。有数处地内，可以开得钙养磷养$_5$，及他土性盐类，能在动植体内结聚，令变硬变老而死。

磷之形性与其取法，已载化学诸书。其法繁，其事险，此不及详。然磷在人身，其功甚大。人身所含之磷，原得自食物，脑内含磷，比他处更多。脑能运思，盖恃此所含磷质。凡一思念，辄觉费磷若干。格致家疑磷与养气化合而生电气，脑筋之能知觉，即赖此电气。血中之磷分输于脑，用脑愈多费磷亦愈

多。惟磷与脑之能思，脑筋之能知觉，所有相关，尚未详究确
凿，议论虽多，究无实据。有数格致家云：生命赖乎电气，电
气赖乎磷质，故磷在人身内为极要之质。人年愈老，脑髓收养
气愈多，则含磷亦愈少。

人之能生，虽非直赖磷质，然与磷必有相关。如能得简法
以补血内之磷，则人虽老，而身力脑神仍可不衰。西医已多年
列磷为要药，大能补神，使人头脑清爽。然食磷之剂，从无妥
便之法，或和蜜蜡为丸，或化以以脱①，或哥罗方②，或酒醇，
或合以橄榄油、鱼肝油服之，然此各法，俱有大弊。盖服其蜡
丸，不能消化于血；服其定质，易令肠胃发炎；服油化者，亦
惹身体令生皮肤发炎等症，用以脱或酒醇化者，见水磷即结成。
可见此各用磷之法，多有失宜之处。

浓糖浆或树胶等，特法配制，使消化磷，则磷不结。如将
硫以脱化磷，至饱以三十滴至六十滴，加入浓糖浆一升内摇动
之，使以脱化散澄清，倾出明浆，弃其遗渣，明浆所含之磷，
即可服食，而有益于身。以一钱至二钱为一服，后小便与汗液
内含磷养$_五$之盐类③，能增更多。如用各里司里尼④以代糖浆，
能含磷益多，更能收人体内。惟只可用小服，因其磷无耗散也。
他含磷之药，磷收入血，仅一小分，余多耗散矣。

现各西国办事，务期捷速。如轮船、火车、电报、传声诸
法，俱显其急促之性，喜速不喜缓也。而通商贸易、制造工艺
各事，亦以急为要，成则速成，败则速败矣。思虑多而办事速，
一日所成，足抵前昔十日之力。读书亦必比前人更多更深，成

---

① 以脱：今译作"乙醚"。
② 哥罗方：今译作"氯仿"。
③ 磷养$_五$之盐类：磷酸盐。
④ 各里司里尼：甘油（glycerin）的音译。

此各事，俱赖脑髓中所费磷质。磷为脑中要质，如将人鲜脑髓
或六畜之新脑，浸无水醇，或硫以脱，或橄榄油内，则化出脑
中之质，夜能发光。燃磷养$_5$盐类，或磷$_2$养$_3$盐类①，俱不发
亮。发亮者，惟净磷，可见脑内有不化合之净磷矣。人身动作，
一切凝想运思，俱赖脑髓。脑髓之灵，实赖磷质，思虑过多，
愁闷过度，或多懊恼，或过诵读，或力勤苦，则大小便内遗磷
养$_5$盐类，较他时更多。说者谓用心读书三点钟，所费身力，
更多于四肢尽日之操劳。

　　每有人自觉脑缺，全体不畅，乃以酒，或烟，或鸦片等，
感动其脑，以为能安神适性，殊不知此各毒质，实无益于脑，
只能感惹，或催其力，或减其力，致全体脑筋不平。故愈用此
各毒质，身体愈显不平。必增以酒或鸦片之数，方能安心感脑。

　　人身所得磷质，略先收入血一分，由血输于脑，变为思念，
或脑筋所感动之各事。余一分通至全身各处路中，与养气化合
变为磷$_2$养$_5$②，后变为磷养$_5$，亦能免体料之耗费。磷养$_5$合于
碱类，或土质，或土性盐类成中立性盐类，使结质或变为能消
化之质，流通于血内，由小便遗出。如此能免体内结聚土性盐
类，或已结者能使消除。可见磷与养气，有大爱力，则能使非
布里尼与直辣的尼二质不多结于体内，且变为磷养$_5$时，能消
除土性盐类，即使人变老而臻天然死之质。可见磷之一质，于
益寿延年，大有相关。又磷$_2$养$_3$③，亦有相类之性，能收血内
养气，变为磷养$_5$盐类，如此可免体料过费。故含磷$_2$养$_3$之盐
类质，于肺痨病内，大为有益。

────────────

①　磷$_2$养$_3$盐类：亚磷酸盐。

②　磷$_2$养$_5$：五氧化二磷。

③　磷$_2$养$_3$：三氧化二磷。

磷养五在体内，止一功用，即能免土性盐类结聚，已结聚者，能使消除。可见人欲益寿延年，最便之法，以二事为要：一饮蒸水，一服磷剂。慎此二事，自应寿长。其磷质以糖浆或各里司里尼，照前法消化，以一钱至二钱为一服。或用碱性磷二养三盐类。或用最淡磷养五，俱以少服为度。日服一二次，可当食物，不以为药。再照前各法，留慎食饮之物，兼服磷剂之法，则身体变老最缓，心神常清爽，百体恒灵动，享年自永，而延年益寿，届遐龄矣。（以上论益寿可用之物）

凡烧料合以养气，能烧之净尽。人身呼吸，亦收养气与体料化合，亦似乎烧料。烧渐缺，必补以饮食，始可相继。又人工所造极大房屋，极坚炮台，以及宫殿城郭，庙宇搭院，俱因养气侵蚀而渐毁灭，变为土尘。又铁桥石柱，牌坊碑碣，为体既大，为料亦坚，似应永存，无所毁坏。然无论制以何料，配以何法，久之，其体必败，而养气必胜。罗马人有谚语云：万物为时候所食，然时内无养气，则无能食。又云：少年变老，体内之变化，为时所成，其实由养气所致。因养气消耗，人身质料，必由食物补之。食物内含土质与凝结之质，渐聚于百体，变硬而不灵活，皮肤变粗硬而皱纹，心力渐减少而停动，块然一身，人成死物，皆养气为之灾也。人无养气，固无能生。既有养气，又催人死。为其养生也，可美之曰养气；为其致死也，可詈之曰败气。同一气也，何以能养人，复能害人？虽君子不以养人者害人，其奈天何？

婴与幼孩，身尚脆弱，体未健朗，合食者为乳能养身，可成乳饼，西名加西衣尼，与人血之质，已有相同之处，内以蛋白质为多。婴孩食人乳，较食牛羊乳者，体更坚壮。因牛羊乳各质之比例，与人乳各质比例之不同。牛乳养身之一分，含土性盐类比人乳多三倍。人自婴时，以至长足，所历之时，比小牛长足之时，多四五倍，是牛骨长成，必更速于人骨，故牛乳含土性盐类，比人乳更多也。如婴儿食牛乳，复食馒头或米等含土性盐类更多者，则身体不胜其累，而不及专食人乳者壮。常有此种孩提，腿骨赢弱，不能起立，或行路蹒跚，或股弯不直，并非因土性盐类不足于用，实以体弱不能纳之入百体内。而牛羊等畜食物，如含土性盐类甚多，则体不能茁壮硕大。有数处日用之水，多含土性盐类，人则体矮而弱，寿亦最促。其骨长成过速，高仅四尺有半，即停而不长，头颅之壳，幼已变硬，不能再长。因而识见浅陋，思念不灵，嗜饮贪食，时萌淫念，间有识见，小于上等禽兽，寿届三旬者少，俱因本处之水为之害也。数代如此，甚为可惜。

从上可见，婴儿之食人乳为贵。断乳之后，亦不应全食馒头或饭等五谷之料，应兼食果实与肉，且食果实与肉，应更多于五谷。又以活动身体为要。凡人之品行作为诸事，欲与他人往来，晋接酬应，学会六艺礼仪，及家中日用有益之事，致渐增识见，广益智慧，能如此者，惟在身体坚壮。

至于人之食饮，每日应食几餐，应食几何，常有人忽略此事。甚至日食四五餐，未免过量。按日三餐，已为最多，能只二餐更好。水果类，虽大能养生，然含淡气，常不足用。所缺者，能由空气内补之。因果实含土性盐类甚少，故为益寿最好之食。惟忽改此俗，大为不易。如使一人，忽禁肉食、谷食，专赖果实养生，其不便处，可想而知，甚或反益为害，人将不堪。故不得已，必逐渐更改，如下三法，庶为妥便。一、食物须少。盖食物之用，欲使进身内之料与出身外之料相平，出入有差，则必遗害。二、每日饮食，不可过乎三餐。三、馒头及面所制点心，不可多食。另有更稳之法，每饭先食熟果，食之不饱，则再添以常食，至足而止。

人食物不含土性盐类，不含凝结异质，身体自能耐久不变。犹之喷水源，常喷净水，可永不息。如水含土质，路为渐塞，水喷渐少，久之则停，因喷水之嘴渐塞密也。可见水果之类，为最有益于人之食物，且可周年得食。或为本土所产，或由他处运来，如无鲜者，可备干者，或以糖制存者。故劝人多食水果，多种果树、果草，则为莫大善功。发热等病，能得橘或柠檬汁食之，比他药更能奏效。茹素之人，以为食谷与菜，能有大益，食肉则有损于身。殊不知以益寿论之，谷食、肉食无甚差别。以清神论之，亦无甚异。然以果为食，必能多免疾病而增寿算。人如能令养气在身内之变化减少，则食物可省。食磷可免土质结聚，已结者能渐消除。饮蒸水可爽神，此俱能益人寿算，多历年所。照常说，人以言语文字为学问，如有实而可据之事，则不多理会。或以上说无甚确据，而不入信。则必另设一法，能活至百余年，方知此书之法，果验与否。近来各学，最有益于人者为医学。医学之传，由来旧矣。递代考究，为功已久，原欲使人得益，免人灾苦，果能查得益寿之学，岂非更驾医学之上乎？七百年前，百加摩城，有名医加仑者，论医理云：治病之端，不外二事，一曰补虚，一曰去积。迄今尚未有更明于此说者。今之人，只能知人身何质为缺，何质为余，欲补欲去，法犹未善。果得善法，则医学可谓全矣，必为诸学之冠也。夫人身所缺者何？磷而已。人身所余者何？土性盐类而已。能补能去，即为益寿延年之要端。可见古加仑之所求者，已得夫医旨矣。从此意再推论之，则各病之根源，或与此二事，俱有相关。惟其所以然之故，必待医学再精，方能深悉。

西国各大城中，富贵人之居处，房屋宽大，街道清洁，有自来水以便日用，开通阴沟以泄秽气，嘉固嘉矣。然若附近有穷民居处，房屋破小，街道狭隘，无阴沟与自来水之便，而周围积有腐臭之物，气味不堪，人过掩臭，此等住处，即为百病之根，瘟疫起发，即在此处。势必延及遍城，无分贫富，胥受其害。不独人多之处，易有此弊，即乡间大地，亦易有之。即如小户农工之家，房屋破坏，就土为地，无涤秽阴沟，终日不堪其苦。多人共居一屋，间有与猪狗同居者，雨遭屋漏，冬无火烘。但此贫民住屋，均系富人产业，富人只知按月收租，绝不念及住者之艰苦，亦可慨已。因以上各等事，故各国每年死者，难以数计。如每年因发虚热死者，较兵乱饥荒死者更多。

城镇人密之处，难以选择地位。遇有空地一方，即不能问其合意与否，常有舍此则无他处可造者。然乡间择地较易，故不独须视其足用与否，亦须查其周遭情景如何。凡过低之处，或山谷之底，俱非所宜。如能稍斜稍高之处，则为妥便。然周围有更高之处，亦非所宜。恐有高山遮阻，风气难通，或忽来大风，或过冷过热，俱属不便。又地须与大路相近，或水或陆，而日用之水米、柴薪等物，易于搬运。如有树绕村屋，则比近水更妙。盖夏可遮炎日之威，冬可御烈风之寒，春秋佳日，亦多景趣。惟周有高山，一年内必有数月不便，虽能遮一二面之风，亦间有来风甚猛，而不能遮者。有人喜居凹处，以为无风可到，亦属无理。因难开阴沟以泄浊水，且所来之风，或与高处大同小异，因山谷贴地之风，常有大于两边者。亦有人喜在湖边，或大水傍造屋，以为有杨柳等树可以悦目，流水悠悠可以畅心。但近水未必有清神之益，体弱之人，居近水之处，每易生病。如屋基与水面略平或更低，更非所宜，因易生潮湿也。又于大斜面底，或石崖相近处造屋，亦非合宜。有人以为可得其遮掩之益，而忘流水必经其屋。且其烟囱难于出烟，因大风扑过屋面，令烟不能上升也。

如已得合宜地位，又必审其地面何处最宜，以为屋基。故

必于其地周围，步望四面山水，何处能见最好之景致。大约屋
之前面，以对东南之向为佳。因其卧室能早得朝曦，令人清爽。
盖光少之处，难以清神。屋之窗户，多向东南，少对西方，取
其午后亦得多光也。如其地有树，或于空处欲种树，则树与屋
之相关，须预计及。如屋前太多，屋后过少，亦非所宜，因树
在屋后，比在屋前更壮景色。与屋过近，则遮风阻光，屋中易
潮湿，难免生病，故树与屋稍离为佳。造屋地面，为何泥土亦
有关系。如为粗砂、碎石之类，则为最佳。含白石粉者次之，
硬而不渗水之韧泥，至不宜。如松土或沙，必碍于地基之坚固。
每有初挖起之泥，似软石之形，及遇空气则渐变松疏，亦属失
宜。城镇处有以积年垃圾堆铺平为屋基者，此最有碍于清神之
事。因其历久必烂，而发恶气，致人生病。如无阴沟，更属可
怕，因雨水渗入垃圾，即洗出其腐烂之质。如垃圾堆下，有不
通水之泥，尤为险事。每有此等屋基，住者常病，以为运气不
佳而迁徙之。及后之来者，亦复如此，则曰此屋不吉，渐至无
人税居，房主尚不知为何故也。

养生之系乎饮食尚矣。间考名医著述，有与六旬以外最宜
者，反本而已。（按："反本"二字甚好。惜仅于饮食讲求，而
未知人之初生，混混沌沌，欲窦未开，情伪未起。老子曰：含
德之厚，比于赤子。乃真返本还原之道。惟以食果为法，老年
阴虚火旺之体，尚觉有益，倘阳虚挟饮之人，岂不有大害哉？）
反本者，反乎上古人之所食也。上古之人，嗜食鲜果果仁、肉
与蔬菜，其后起者也，橙橘、苹果、肥果、葡萄、香蕉以及番
茄之属。凡果之熟而甘者，少淡气，少土质盐质。果仁如杏仁、
榛子、胡桃等，皆极滋补，能发体内元阳。若鱼与鸡子，乳与
酥酪等，则仅俱盘餐之选而已。其次若乳酪之渣，与家禽之属，
则聊备一格，非上选也。饼饵之干者，较果肉难化且胶塞，致

食肠干燥，故多食烤焦馒首，恒致虚弱。因干硬之物，经腹中热气，先成胶料，俟胃火变为格罗考司①，其甜果与蜂蜜内之糖料，始易消化。茶、酒、咖啡、大麦水，与浓烈之酒，不过感动脑气，纵能滋补，亦极微细，故以少饮为宜。无已，惟饮乳较佳。然食时徐为咀嚼，则津液自生，虽废饮可也。惟食果者，兼可代饮。米麦干饵，类皆燥血，得果中所吸天然清露以调剂之，则血清而肠润，宜其为上选也。面食者燥血，而蔬食者又难以养生，必戒绝干饵，少食米面。每食必以鲜果果仁为君，旁及羔犊，与一切稚幼畜肉，以幼稚则少土质盐质，而后能收滋养之全功，宣发本体元阳之妙用也。脱令鲜果不能常得，则以热水浸润果干，使复其初而食之，亦佳。俗喜食麸面不脱，虽难消化，而能磨去胃中之垢，亦有可取。

至论糖料果汁所结者，一至胃之上层即化，而甘蔗、苋菜、黍米、萝卜所成者，必须经胃之内层，始能消化。又盐与椒类，凡辛热之品，皆为震荡血脉之用，调养适宜者，不用为贵。闻之居法一生，取法于猿猴，不血食，亦不谷食，专食果与果仁，其时讲动物学者，共齮之，以为人固果食之动物也。医博士爱汶司所著《延年益寿编》，见第五年《格致汇编》。化分食物，究其利害，列表二十余纸，土质盐质，以果肉、果仁为最少，畜类之肉次之，蔬菜又次之，五谷豆属最多。果中无含养气之蛋白质，一名胶质与微丝质，此质结聚血管，易致人老。且多半含有酸质，如柠檬酸、苹果酸、葡萄酸等。此酸及胶质与微丝质，能使血不重浊而助消化。凡人年愈老，回血管之功用愈衰，血不重浊，则畅行无碍，周回便捷。兼能凉血，不使血之热度与天气悬殊，遇冷畏缩，而养气与有益之料，耗散自少。

---

① 格罗考司：葡萄糖（glucose）的音译。

米饭亦为易化，但含土质盐质亦多。果品非但至胃即化，而所含滋养之料，多半至胃即化入血肉，非如五谷饵饼，必历胃之上中下三层，始能将养料化入血内，故养生家以食果品、瘦肉为最宜。空腹切勿过劳，凡事量力而行，莫伤筋骨。居常多备汽水，蒸白水为汽，而收其露，为饮啜烹调之用。沙漏所沥之雨水，虽不甚清洁，亦佳。矿水颇贵，惟葡萄功用酷似之，历验不爽。而葡萄尤能滋补，培精血，生津液，平肝益肾，宽肠利气，且磷酸极多，利于补，脑气流行则肢体灵动。其糖料入胃，即化于血内膏料，又能生胃汁，助胃消化。食蔬之人，每喜葡萄，此其证。其他助火之品，虽助消化，不如使胃火常足，而无藉乎此，尤为养生上策。

欧美两洲养生家，详考各种人患病，半系病虫传染。但无论何种疾病，何种体质，欲求调养，欲求强健，必以高山之峰，海洋之外，为却病卫生之福地。岂以山风干燥，海水滋润，遂能有益于人身欤？当知痨虫、疫虫，与各种病虫，无不藉湿浊以为养生。山明水秀之区，浊邪湿热，一扫而空，则虫命绝而虫类尽矣。虽浮海者，暗舱作卧室，气未必畅，联床促膝，常觉热闷。虽居山者，入夜防寒，窗户亦须紧闭，沟渠藩溷，向日则秽气蒸腾，且时有扬沙飞灰，扑人面目，然上下四旁之气候，皆与休养身体及患病者有益也。

所谓浮海，非近人烟凑集之口岸，须远去岸际，择一温暖和平，无甚暴冷、暴热者居之。夫论海中与陆地，有纬线同居之处，纬线同而气候则不同。至赤道左近外海，与内地共一纬线者，水面嫌热，地面已汗洗气蒸，喘闷欲绝，知水较陆，终觉清凉耳。近赤道洋中，以百十二度寒暑表验之，热不过七十二，或八十四度，每月一二次，午刻至八十六度。陆地常多数度，百度湿气表，常在七十三四五度，夜分又多数度。地湿较海湿度数，常少若干。然海湿虽重，其间空气，陆地难比其清。且略含盐气，从无杂项浊尘，骚扰其间。即风火盐气略多，仍不似陆间污浊，妨人呼吸。因知此种清气，能使诸病减轻矣。

小住山海，其间之大益有二：其一在气候之清洁也。城市中育虫乱飞，尘网遍落，毛发草屑，车脂马溺，及病人坏痰，触处皆是。若山海则凤障全蠲，遣兴临风，如入清凉世界，养生之功，令人不可思议。一免人事之烦扰也。渊渟岳峙，清净堪娱。凡昔日陈迹，牵人思虑，移人性情者，如新报时事不平，电信净战风声，书简往来，朋友酬酢，向所嗜好，无中想望，凡百累坠，去我远矣。城市中万头攒动，人多于鲫，此呼彼吸，炭气①侵人，脏腑尸臭，毒恶难保。山高水深间，不惟无此，即吹过死水之风，晒热湿地之日，亦未偶着肌肤，爻占勿药，良有以也。

凡人呼吸之气清，最能养筋活血，振精神，勤动作，醒则轻灵活泼，睡则安枕酣眠。猬务不亲，复燕安自得，一饮一食，不使兼吞并咽，致损脾胃，则政内政外之道全，而疾病缠扰之患除矣。

论山水之乡，其气候能却病延年如此，故医者谓不独初患痨瘵，或新瘥未壮之人，宜仿照此法。即遇劳虑过度，筋骨不强，伤脑筋，短心血，善惧健忘，惊悸怔忡证，皆当入此境界，以求福免灾，人母河汉斯言也可。

凡人夜睡不足，日损精神，为患最甚。兹有人想出一宁睡之法，此法全靠自己，以身试之，全无所害。其第一法，系长吸一肚气，至将不能抵受而止，然后徐徐呼出。凡不能入寐者，依此法行二三次，必能忘却百事，熟睡至次早。其理易明，睡

---

① 炭气：二氧化碳。

系由于脑中须补所致，人寐时，血流入脑浆，补益所缺，故血必加增乃可。凡人满吸肺气，则血旺入首，血行较速。倘不信，试观怒气时，其头筋加倍饱壮，是其证也。更有不得睡之缘由，不可不知。惯用高枕者，若难睡，即将枕改低少许，自然安睡，此西人之法也。余友颇精养生之理，谓老人得高枕则易睡，低则多不能睡，且易生头面浮肿之患；嘱勿信睡低枕，是有益于肺，无内伤之症也。又谓勿因不能睡而生虑，在床辗转，自虑其不能睡，则不能睡矣。又思不能睡，不可专注一事，及临睡时食少许易消之物，皆安稳无碍之法。且睡不可偏于左，亦不可偏于右，如偏重一边，则血不流通，易成偏枯之疾。小孩有翻身覆睡者，尤于脏腑有伤，宜诫之。

饮食与卫生相关之理

一、所食之物，必以能养身体为最佳。

二、食物必须从缓，令其逐渐入胃。

三、咀嚼食物，须令口津足以润之。

四、硬物有伤牙齿，慎勿轻于咬试。

五、极冷与极热之食物，均于牙齿有损，不可遽食。

六、牙齿须常洗刷洁净。

七、食物味辣者，易耗口津，不宜多食。

八、嚼树胶等物，尤耗口津，宜急戒之。

九、用烟之人，身既软弱，人尤可憎，宜早戒绝。

十、饮各种酒，则令体内流质与织质，不能合法行其职司，尤宜猛省。

酒醇与卫生相关之理

一、生物必腐烂，有一定公例，所以合用之食物，间有弊处，如饭、馒头等发霉之后，人断不可食。

二、含糖之流质，发酵之后，则变为酒，成酒之后，必含醇毒，人断不可饮。

三、天生之饮物，如净水与牛乳等，俱大有益于人，渴时饮之，可以解渴。

四、酒醇为醉性毒质，饮之则五官四肢，均受其害，人勿轻于尝试。

五、饮酒少许，已有危险，饮之不已，即可成瘾。甚至受酒之害，辄易致死，盖早自严禁。

六、凡食物不可以酒调和，取其味变可口。盖酒调食物，不但易成酒瘾，即畏酒害而禁绝者，亦必仍令复原，此防微之道也。

酒、烟与卫生相关之理

一、水果压出之汁，待略六点钟，或更少时，则汁内所含之糖，变为酒醇，饮之最易成瘾。

二、酒性能移人之性情，如聪明者变为愚蠢，纯谨者变为轻浮是也。间有习气染坏，善恶不分者，皆可为饮酒者之殷鉴。

三、水果之汁，以葡萄、苹果为最佳，饮之适口，且无害，因其内含糖质，足以养人。惟变为酒醇，则足以害人。

四、家酿各酒，大半用发酵法，变成酒醇，饮之均足为害。

五、最淡之酒，亦必含醇若干，最易合人饮之成瘾。彼无知者，谓饮淡酒无妨，实非确说。

六、造做馒头，亦有发酵之事。惟蒸或烘馒头时，一经熟透，醇则全散，食之有益。惟食未熟透之馒头，则难于消化。

七、谷类所成之酒，皆系误人之具。故饮之者，初时尚无大病，久则受害甚深。

八、间有人谓，家造谷类之酒，与市所酿者不同，饮之似无妨碍。不知此乃无稽之谈。盖谷非发酵不能成酒，谷既发酵，必皆含醇，醇为毒质，岂可轻忽食之。

九、谷发酵则成酒，酒发酵则成醋。以醋入食物，虽可得其酸味，令人适口而无危险，然不如柠檬与橘之酸，较为有益。

十、凡物已经发酵，则性情改变，率多含醇。然熬煮水果成糕，虽可发酵，决不成醇，故人皆可食之。惟物已变坏，乃不可食。

十一、西人喜嚼烟饼，不但惹人厌嫌，实亦有害于身。盖烟内含一种毒性油质，西名尼古低尼①，嚼时其质为口津消化，收入血内，则全体均受其害。

十二、烟之害人，纸烟为最。孩童受害，甚于成人。因孩童血气未定，如吸纸烟，则肌肉变弱，不畅其生，其害不可胜言。故他种毒物，间有用以入药治病者，而烟则毫不能入药，因无一病，能以治之，适足以增病耳。

消化与卫生相关之理

大抵消化之具，有作必有息，与他体同。如作而不息，则力易乏，不能行其应行之职。所以卫生者，宜将此理并下十事，详细味焉。

一、所食之物，应令一一消化。

二、预备食物，必求易消化者。

三、食物不宜过少，亦不宜过多。

四、食物须有定时，俾消化之具，得以休息。

五、食物入胃，尚未化尽，不可多饮水或茶等流质。

六、食物之有害于肠者，未熟之果等，不可食。

七、烟叶有害于口津，并有害于胃汁，不可用。

八、酒醇有碍于胃脾消化之职，不可饮。

九、酒能惹胃内膜，坏其胃汁，兼令食物变硬，消化尤难。

---

① 尼古低尼：今译作"尼古丁"。

十、鸦片与莫尔非尼①、格罗拉等，均为醉性毒质，稍服数次，即可成瘾。

呼吸与卫生相关之理

一、鼻中闻有恶臭，则知为已坏之空气，不可吸之。

二、本人呼气，或别呼气，俱足令空气变坏，不可吸。

三、房屋居人甚多，不可久在其内，必设有通风妙法方可。

四、卧房不可过小，小则尤宜有通风妙法。

五、人在屋内，空气变坏，原不自知。若从外面走入，则立觉其气浊，故于长居之屋，必勤开门窗进净空气，因空气已坏，人不易知，惟此法可以免弊耳。

六、凡断流积污之水，必放恶气，须远避之。

七、凡房屋近处，不可有腐烂动植物质。

八、凡阴沟积秽之处，或坑厕等，放有恶臭，不可吸。

九、酒醇、烟叶，均令人口内易放恶臭，故不可用。

十、呼吸便法，在胸能任意涨缩。若衣服过紧，则有碍呼吸。

十一、遍身衣服，宜以两肩任之。故下体衣服，不可用带围扎而复拖曳，因有碍于呼吸也。

十二、凡人或立或坐，勿使胸膈不舒，致呼吸空气不能全足。

血与卫生相关之理

一、人必谨慎吸净空气，又必屡次用力呼吸，令血能全提净。

二、凡足以阻挠心动或混乱养身之各物料，断不可用。

三、人于每日按时行动，或因事出力，亦可免心格外用力

---

① 莫尔非尼：吗啡（morphine）的音译。

之苦。

四、如心已觉劳，则须卧以将息。

五、每日用麻丝或粗布力擦遍身皮肤，亦能助血流通。

六、饮酒之人，易令司血流之脑气筋麻木不仁，渐致血涨过多，血管放大，不能复原，故不宜多饮，免生疾病。

肌肉与卫生相关之理

一、所食之肉，须有益于身体，无过不及，肌肉始能坚壮。

二、全身肌肉，须勤操练，则全身可保无病。

三、常令肌肉操练，则血脉流通，可省心思而增气力。

四、操练肌肉时，不可用尽全力，令肌力易乏。

五、各种操练肌肉之法，均不可过限，过限则无益有损。

六、肌肉行动一日，必须歇息一日以补养之。若久用力工作，则歇息将养，时亦须久。

七、凡孩童坐立动作，所呈态度，不可有碍肌肉之行动与生长，而衣服亦然。

八、孩童无论坐于何处，体必端正，不可歪斜。

九、孩童行路时，体态须文雅，使人见而羡爱。

十、凡操练身体各法，不但令孩童练身有力，并可使其举止端方。所以学堂内，更当有操练善法。

十一、孩童于操练身体之外，仍宜用法玩耍，务令肌肉无患。

十二、以上各法，如均无危险，则凡男孩，均宜常习。

十三、凡女孩操练身体，无他要法，惟抛球、骑马、跳绳等事，颇可习练。

十四、凡人工作，须多用两肩向前之肌肉，操练则应多用两肩向后之肌肉。

十五、酒不宜多饮，多饮则令无病之肌肉，变为油质。

十六、人不可吸用烟与鸦片，因系醉毒之质，易令肌肉变软，且减其行动之力。

骨与卫生相关之理

一、凡人食饮物内，须含石灰，足为养骨之用。

二、孩童骨尚未坚，不可使任重力，及他大小压力。

三、欲骨生长合法，须时常操练，以得所应有之健力。

四、脚骨列成拱形，原可藉其簧力，俾骨伸张，足任全体之重，便于行走。然如所穿之靴鞋太小，则趾被挤紧，殊难长足。中国女孩，喜令缠足，受害尤甚。

五、胁骨外围腰处，衣服不可过紧，紧则有碍于呼吸。惟将下衣用带挂于肩头，勿令约束胁骨，则可免害。

六、凡人无论行立，俱以端正为要。若耸肩低头，久则骨为改变，形状异人，必不能直立矣。

七、人无论写字或工作，不可使左右两肩显判高低，因此事易令脊骨成左右弯转形也。

八、凡骨受伤，或筋节受过大之力，难遽复原，须于数日内静养勿动，候至痊愈为度。

皮肤与卫生相关之理

皮肤内微孔甚多，能放出体内废料，亦能收入体外各质，所以其微孔以常开通为要。因皮肤包裹全体，各处应柔软能涨缩，不可令皮肤内极细器具受挤压之害。从上各说，可得皮肤中卫生之理。卫生之理，约十三款，开列于下：

一、皮肤务须收拾洁净，使易放出体内废料。

二、应操练身体气力，使血在皮肤内，合法行动。

三、皮肤须日日按摩，助血流通，并令皮肤内之油变成血液，以滋润皮肤，令能柔软。

四、如房屋内有冷风吹入之处，受之则令血离皮肤，微孔闭塞，其害非浅，必设法免之方妙。

五、凡用手取各毒质，勿令惹着皮肤破坏之处，因易收入为害也。

六、人之身体，无论因何故软而无力，均不可用冷水洗浴。因浴后恐身体不能复暖，则有险患。

七、发以坚壮无病为佳，然必常梳洗洁净，或刷理整齐，如能剪去其端，足令坚壮无病。

八、头皮外面，除常梳洗外，仍应勤于揩抹，以遂养发之气，不必用膏油及生发之药。

九、人欲容颜洁净光泽，毫无疵弊，务在禁酒。

十、人身所用衣服，须合天气之冷热，使皮肤不受过冷过热之患。

十一、人身近体亵衣，最易惹赞，故须勤换。日内所用衣服，不可穿以睡卧；睡时所用衣服，不可日内仍穿。

十二、衣服不可过紧，过紧必令血离皮肤，而不合法流通，又有碍于呼吸及肌肉之行动。

十三、身体不可受冷，稍觉冷即须加添衣服，或进和暖屋内，或用他法使得和暖为度。

脑筋与卫生相关之理

脑筋主理身体一切行动之事，无论为知觉，或自和者皆然。所以养育百体，保护生命，罔不攸赖。惟人分所应为者，须令脑筋无病。凡有害于脑筋之事，概不可行。

一、脑髓脑筋，如欲恃洁净之心，随时养育，则消化各事，宜最谨慎。

二、人不可呼吸浊气，因吸浊气则血不洁，必致脑髓有疯癫之患，不能行其所职。

三、人必日用脑髓以增其力，如运思、读书等事，则能免病。

四、人身所有脑筋，亦宜日加操练，如勤工作，偶玩耍，皆能免病。

五、操练知觉脑筋，必看物，或拿物，或摩物，或考究多种物性，而备悉其情形。

六、欲使司动之脑筋、脑髓无病行职，不但须勤工作，犹须用工于有益之处，适称心意者，否则操之无趣。

七、凡人身体觉倦，则必憩息，因脑筋力乏，不合再用也。所以每日工作，则夜必睡歇，此乃天然之法。又必合时连睡，至脑筋力复原为限。

八、读最难之书，想最难之事，乃脑筋最大用力之时，常宜在上半日内。

九、人如觉倦欲睡，则不可运思或读书，因其急欲睡歇之心，较欲增智慧，为尤急也。况人已倦，虽强力运思、读书，并无大益乎。

十、凡须多费思索之工，不可连作弗辍，因脑过劳则弱，甚至全为变坏。

十一、脑筋倦甚，虽不即睡，而所工作思索之事，必须暂停，至脑力复还为限。

十二、凡人日夜诵读不辍，则害脑筋，较常日读少许，为尤巨也。

十三、凡人一生所操之事，须择善而习，惯自为之，则有益于本身，并有益于众人。

十四、人不可惯作恶事，至为害于本人或众人，因恶事习惯后，甚难改易也。

五官与卫生相关之理

一、食物如味不佳，应详查其故。必先得无害凭据，然后始可入口。

二、人断不可用烟与他味辣之物，致有害于尝味之官。

三、凡恶臭之物，须远而避之。

四、人嗅香料，身体每觉清爽，因感动脑筋有益处也。

五、人之耳内，断不可入以极硬之物。

六、凡人坐时，不可与日光逼近。

七、光不足用，切勿使眼看书或工作。

八、如房屋内，光从两方向而入，有大小之别，亦不可读书或作精细之工。

九、眼力已乏，至欲睡，或略痛，则不可强再用力。

十、口发声音，以平匀为要。不可久发大声，无论言语歌唱，皆宜节制。

十一、男孩将及成人，声音由高变低，此时不可大声言语或歌唱。若喉内发炎，更须格外留慎。

　　　　　　　　　　　　　　《中外卫生要旨》卷五终